新型冠状病毒感染
临床用药手册

主　编　曹永孝　吕　毅　董亚琳
副主编　蔡　艳　史小莲　曹　蕾　陶小军

U0310667

人民卫生出版社
·北　京·

版权所有，侵权必究！

图书在版编目（CIP）数据

新型冠状病毒感染临床用药手册 / 曹永孝，吕毅，董亚琳主编 . —北京：人民卫生出版社，2023.4

ISBN 978-7-117-34718-1

Ⅰ. ①新⋯　Ⅱ. ①曹⋯　②吕⋯　③董⋯　Ⅲ. ①新型冠状病毒 – 病毒病 – 用药法 – 手册　Ⅳ. ①R512.930.5–62

中国国家版本馆 CIP 数据核字（2023）第 060371 号

人卫智网	www.ipmph.com	医学教育、学术、考试、健康，购书智慧智能综合服务平台
人卫官网	www.pmph.com	人卫官方资讯发布平台

新型冠状病毒感染临床用药手册

Xinxing Guanzhuang Bingdu Ganran
Linchuang Yongyao Shouce

主　　编：曹永孝　吕　毅　董亚琳
出版发行：人民卫生出版社（中继线 010-59780011）
地　　址：北京市朝阳区潘家园南里 19 号
邮　　编：100021
E - mail：pmph @ pmph.com
购书热线：010-59787592　010-59787584　010-65264830
印　　刷：北京顶佳世纪印刷有限公司
经　　销：新华书店
开　　本：889 × 1194　1/32　印张：13.5
字　　数：280 千字
版　　次：2023 年 4 月第 1 版
印　　次：2023 年 5 月第 1 次印刷
标准书号：ISBN 978-7-117-34718-1
定　　价：59.00 元

打击盗版举报电话：010-59787491　E-mail：WQ @ pmph.com
质量问题联系电话：010-59787234　E-mail：zhiliang @ pmph.com
数字融合服务电话：4001118166　E-mail：zengzhi @ pmph.com

编者（按姓氏汉语拼音排序）

蔡 艳　西安交通大学第二附属医院

曹 蕾　西安交通大学第二附属医院

曹永孝　西安交通大学医学部

陈敬国　西安交通大学第二附属医院

董亚琳　西安交通大学第一附属医院

黄婷婷　西安交通大学医学部

赖 珺　赣州市人民医院

李 静　陕西省人民医院

刘 庆　西安交通大学医学部

刘东正　澳大利亚西悉尼大学

刘启兵　海南医学院第一附属医院

刘燕妮　西安交通大学医学部

龙丽辉　西安医学院第一附属医院

吕 毅　西安交通大学第一附属医院

米燕妮　西安交通大学医学部

秦 琦　西安交通大学医学部

史小莲　西安交通大学医学部

陶小军　辽宁中医药大学

王 荣　西安医学院

闫萍萍　西安交通大学医学部

姚 彤　西安交通大学第二附属医院

姚鸿萍　西安交通大学第一附属医院

张小君　西安交通大学医学部

赵万红　湖北医药学院

主编简介

曹永孝

博士,教授,博士生导师。兼任国家卫生健康委员会医师资格考试委员会委员、陕西省老年医学会药学专业委员会主任委员,国际杂志 *Toxicology & Applied Pharmacology* 副主编。从事药理学教学科研 40 余年,主持国家级线上一流课程《药理学》,主持 *Pharmacology* 国际在线开放课程。获陕西省自然科学奖等省厅级奖 9 项,获王宽诚育才奖。主持参与国家级、省部级科研基金项目 20 余项。发表科研、教学论文 330 余篇,SCI 收录80 余篇,主编及参编教材、专著 30 余部。

吕　毅

博士,教授,主任医师,博士生导师。西安交通大学副校长,西安交通大学第一附属医院院长,精准外科与再生医学国家地方联合工程研究中心主任。兼任教育部科学技术委员会交叉科学与未来技术专门委员会委员等。在国际上首次提出磁外科学概念,建立磁外科体系。发起并举办第一至五届国际磁外科大会。以第一完成人获国家科技进步奖二等奖、中华医学科技奖、教育部技术发明奖及陕西省科学技术奖一等奖等。承担国家多项磁外科相关大项目且成果转化。发表SCI论文300余篇,主编及参编教材、专著20余部。

董亚琳

博士,教授,主任药师,博士生导师。西安交通大学第一附属医院科技部部长。兼任国家卫生健康委员会药事管理与药物治疗学委员会委员、中华医学会医学科学研究管理学分会常务委员、中国药学会医院药学专业委员会委员、中国药理学会治疗药物监测研究专业委员会副主任委员。主要从事医院临床药学实践和研究工作。主持国家自然科学基金3项;发表论文310余篇,SCI收录120余篇。获第十三届吴阶平-保罗·杨森医学药学奖;获陕西省科学技术奖一等奖1项,二等奖2项。

前　言

　　自 2019 年底开始,新型冠状病毒经历了多次变异,出现了阿尔法(Alpha)、贝塔(Beta)、伽玛(Gamma)、德尔塔(Delta)、奥密克戎(Omicron)等变异株。随着新冠病毒的变异,病毒的传染性和致病性发生了巨大变化。目前的新冠病毒 Omicron 与原始株和其他变异株相比,免疫逃逸能力增加,传播速度加快;而致病性和毒性显著减弱,多感染上呼吸道,无症状和轻症者居多,住院和死亡风险显著降低。

　　2023 年 1 月 8 日起,我国对新型冠状病毒感染实施“乙类乙管”,感染者数量大幅增加,加重了医院就医压力,医院出现了跨科室、跨专业治疗现象。许多感染者也会选择居家自我治疗。药物治疗是首选和主要的治疗新冠病毒感染的方法,能缓解症状,促进恢复。但目前尚缺乏针对新冠病毒感染治疗药物的系统介绍,不合理用药的风险必然会增加。需要注意的是,药物在治疗疾病的同时均会发生不良反应,在不合理用药特别是不合理联合用药的情况下,会产生危害。目前,药源性疾病发生率约为 30%,医源性疾病也占 16%,即使大家认为安全的中药制剂,其不良反应报告率其实也不低。因此,很有可能在缺乏用药指导的情况下,药源性疾病的危害会大幅度增加。

基于此,我们组织了临床、药学、药理学方面的20余位专家,依据国家卫生健康委办公厅和国家中医药局综合司《新型冠状病毒感染诊疗方案(试行第十版)》、国务院应对新型冠状病毒肺炎疫情联防联控机制综合组《新冠病毒感染者居家治疗指南》、国家中医药管理局中医疫病防治专家委员会《新冠病毒感染者居家中医药干预指引》、中华医学会呼吸病学分会哮喘学组和国家呼吸医学中心《新型冠状病毒感染咳嗽的诊断与治疗专家共识》、北京市卫生健康委员会《新冠病毒感染者用药目录(第一版)》以及最新的研究成果,编写了这本《新型冠状病毒感染临床用药手册》。该书介绍了相关药物的药理作用、作用机制、功能主治、临床应用,重点介绍药物的不良反应,同时突出用法用量和注意事项,可为广大新冠病毒感染者提供选药、用药指导,也能作为医护人员的参考。

限于编者的学识和水平,加之时间仓促,不足之处在所难免,敬请读者批评指正。

曹永孝　吕　毅　董亚琳
2023 年 1 月

目　录

第一部分

新型冠状病毒感染及其常用药物概要

一、新型冠状病毒

新型冠状病毒(SARS-CoV-2,以下简称新冠病毒)是新型冠状病毒感染的病原体,在一代代的复制过程中,病毒不断变异。新冠病毒自发现 3 年来,出现了阿尔法(Alpha)、贝塔(Beta)、伽玛(Gamma)、德尔塔(Delta)、奥密克戎(Omicron)等变异株。随着变异,其传染性增强,而致病力减弱。目前流行的新冠病毒奥密克戎变异株传染性最强,致病力大大减弱,其导致的住院率、重症率和病死率与之前的毒株相比都已大幅降低。

1. 病原学特点 新冠病毒是单链 RNA 病毒,能编码四种特异性结构蛋白,即刺突(spike,S)蛋白、包膜(envelope,E)蛋白、膜(membrane,M)蛋白和核壳(nucleocapsid,N)蛋白。新冠病毒的生命周期大致分为黏附入胞、遗传物质释放、遗传物质传递、病毒粒子组装、出胞几个阶段。S 蛋白参与病毒黏附入胞,E 蛋白和 M 蛋白参与病毒组装,N 蛋白可被整合到病毒 RNA 中,参与 RNA 的复制和转录。S 蛋白能与人体细胞的血管紧张素转化酶2(ACE2)受体结合,介导病毒进入细胞。当病毒侵入宿主细胞后,脱壳并释放出病毒RNA,随后结合到粗面内质网,翻译成病毒复制所需的大型复制酶:多聚蛋白(polyprotein,pp)和RNA依赖性的RNA聚合酶(RNA-dependent RNA polymeras,RdRp)。多聚蛋白1a(pp1a)和多聚蛋白1ab(pp1ab),同时编码能剪切复制酶多肽的剪切酶:木瓜蛋白酶样蛋白酶(papainlike protease,PLpro)和3C样蛋白酶(3-chymotrypsin-like protease,3CLpro)。多聚蛋白经过3C样蛋白酶和木瓜蛋白酶样蛋白酶裂解,产生非结构蛋白,参与RNA复制酶-转录酶复合物(replicasetranscriptase complex,RTC)的形成,催化RNA复制和亚基因组RNA转录。转录成功后,新合成的子代病毒粒子,通过胞吐排出细胞,再寻找其他细胞进行新一轮的感染。

2. **抗病毒的时间** 病毒感染细胞之初是病毒的快速复制期,病毒在细胞内大量复制,出胞后再感染更多的细胞,致使细胞死亡和组织损伤,这是病毒对机体的直接损害。刚开始时,虽然病毒复制快,但对细胞的损伤小,还没有出现症状,这段时间称为潜伏期。当损伤达到一定程度时,症状出现,并逐渐明显。随着病毒感染所导致的组织器官炎症反应和机体免疫功能逐渐加强,病毒复制得到遏制,大概7~10天病毒复制逐渐停止。在这段时间内,使用抗病毒药物,作为对因治疗,能够显著减少病毒的直接损伤。因此,从刚开始感染到出现症状的3~5天是使用抗病毒药物的最佳时间(图1-1)。

3. **抗新冠病毒药物** 具有抗新冠病毒作用的药物按照病毒的生命周期顺序大致包括:①阻止病毒进入人体细胞

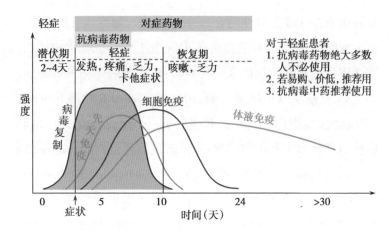

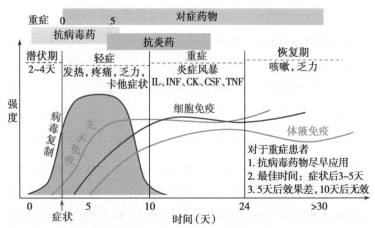

图 1-1　抗新冠病毒药用药时机

的安巴韦单抗/罗米司韦单抗注射液;②抑制病毒复制的奈玛特韦片/利托那韦片(帕克洛维)、阿兹夫定片、莫诺拉韦胶囊;③兼有多种作用的静注 COVID-19 人免疫球蛋白和恢复期血浆等。

（1）阻止病毒入侵的药物:单抗即单克隆中和抗体,是最早研发的新冠病毒蛋白类药物,能与新冠病毒结合,阻止病毒进入细胞。2020年末以来,有多种单克隆抗体类药物被紧急授权使用,但是,由于新冠病毒变异迅速,多个单抗对新变异株丧失了中和能力,使用授权撤回。安巴韦单抗注射液(BRⅡ-196)/罗米司韦单抗注射液(BRⅡ-198)对新冠病毒奥密克戎变异株等仍有较好的中和作用,其能与病毒刺突蛋白的受体结合区域结合,使刺突蛋白不能与人体细胞的ACE2受体结合,阻断病毒进入人体细胞(图1-2)。国家药品监督管理局于2021年12月应急批准注册申请生产使用单克隆抗体类药物,以满足我国的临床需求。

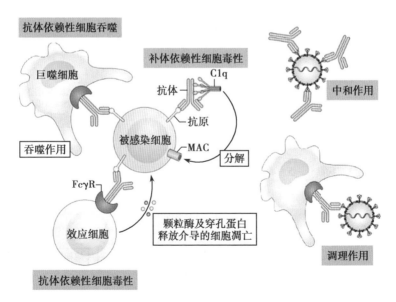

图 1-2　安巴韦单抗/罗米司韦单抗的抗新冠病毒的机制

（2）抑制病毒复制的药物：能够抑制病毒在细胞内复制的药物有奈玛特韦片/利托那韦片（帕克洛维）、阿兹夫定片、莫诺拉韦胶囊等。

1）奈玛特韦/利托那韦：是两药的组合药，商品名为帕克洛维（paxlovid）。奈玛特韦（nirmatrelvir）是病毒 3C 样蛋白酶（又称主酶，Mpro）抑制剂，3C 样蛋白酶在病毒复制、组装过程中起重要作用。奈玛特韦能抑制 3C 样蛋白酶，阻断新冠病毒复制。但奈玛特韦很容易被肝药酶 CYP3A4 氧化而失活。利托那韦是 CYP3A4 抑制剂，能降低 CYP3A4 的活性，从而减少奈玛特韦的代谢，增加奈玛特韦的血药浓度，延长作用时间，增强奈玛特韦的抗病毒效果（图 1-3）。

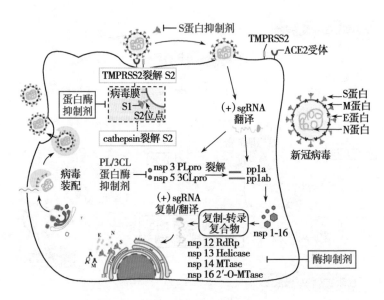

图 1-3　奈玛特韦的抗新冠病毒作用

2）恩赛特韦（ensitrelvir）：是一种非共价结合的 3C 样蛋白酶抑制剂（图 1-4），其口服生物利用度高，单独使用，不需要利托那韦等辅助，药物相互作用的可能性相对奈玛特韦/利托那韦较低。

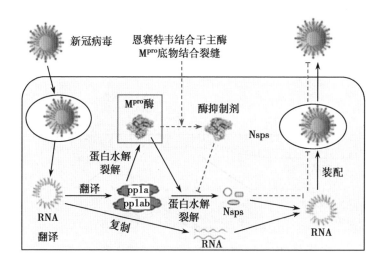

图 1-4　恩赛特韦的抗新冠病毒作用

3）阿兹夫定（azvudine）：是一种核苷类似物前体药物。药物进入宿主细胞后，经激酶催化转化为活性化合物核苷三磷酸，在病毒 RNA 合成时嵌入到病毒 RNA 中，导致病毒 RNA 链合成终止，抑制病毒复制。阿兹夫定除抑制艾滋病病毒外，也能抑制新冠病毒复制。

4）莫诺拉韦（molnupiravir）：是核苷类似物的前体药物，在体内转化成核苷酸类似物 β-D-N4-hydroxycytidine（NHC），NHC 的三磷酸形式 MTP 与 CTP、UTP 的结构类似，更易与 RdRp 结合，且 NHC 与碱基 G 和 A 均能形成稳定的碱基对。当 RdRp 使用正链基因组 RNA 模板合成负链 RNA 时,大量的 M 替代 C 和 U。当使用含有 M 的负链 RNA 作为模板合成正链基因组 RNA 时,由于 G 和 A 均可以与 M 配对,会随机产生大量的 G→A 突变和 A→G 突变。正链 RNA 产物突变,无法形成完整的子代病毒,抑制了病毒的正常复制(图 1-5)。莫诺拉韦对委内瑞拉马脑炎病毒、流感病毒、新冠病毒等多种 RNA 病毒有抑制作用。

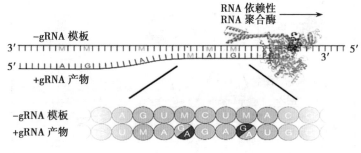

图 1-5　莫诺拉韦的抗新冠病毒作用

5)瑞德西韦(remdesivir):是腺苷类似物的前体,进入细胞后经磷酸化生成活性代谢物三磷酸瑞德西韦(remdesivir triphosphate),能与病毒 RNA 依赖的 RNA 聚合酶(RdRp)结合,抑制酶活性,从而抑制病毒的复制(图 1-6)。

(3)人免疫球蛋白和恢复期血浆

1)静注 COVID-19 人免疫球蛋白:含有高效价新冠病毒中和抗体,可封闭病毒 S 蛋白,阻止新冠病毒与 ACE2 受体结合,使病毒不能入侵细胞,失去感染性;还具有抗炎活性,减轻炎症反应,以及具有免疫调节作用。

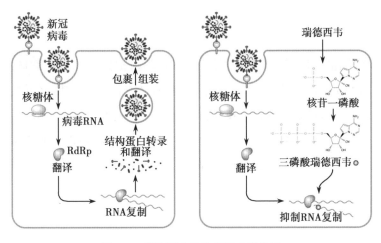

图 1-6　瑞德西韦的抗新冠病毒作用

2) 恢复期血浆：具有抗病毒、免疫调节、抗炎和抗血栓等多种活性。恢复期血浆中的抗体能干扰新冠病毒与 ACE2 受体结合；激活补体、诱导感染的细胞死亡，诱导巨噬细胞吞噬感染细胞并降解病毒。

4. **抗病毒药物注意事项**　机体有强大的抗病毒机制，当感染病毒后，机体会产生一系列防御反应。免疫细胞吞噬病毒，局部细胞释放炎症因子(如白介素、肿瘤坏死因子等)，诱导相应的炎症反应；产生中和病毒的抗体，围攻、降解病毒。病毒及其毒素刺激中性粒细胞，释放内源性致热原，抑制下丘脑体温调控的功能，使机体产热增加、散热减少而体温升高；局部血管扩张，血流加快，增强抗病毒作用。流涕、咳嗽、打喷嚏促进病毒排出。由于机体强大的抗病毒作用，绝大多数的新冠病毒感染者仅表现为轻症或无症状。这部分感染者即使不使用抗病毒药物，对症治疗即可自愈。而对于有发展为重症的高风险人群（如伴高龄、肥胖、慢性肾脏疾病、糖尿病、严重心血管疾病、慢性肺疾病、活动性癌症等）应及时使用抗病毒药物，减少体内病毒载量，帮助机体尽快清除体内病毒，减轻病毒的直接损伤作用，降低机体对病毒的炎症和免疫反应，降低住院率和死亡风险。另外，需要注意的是，在病毒感染的后期，由于体内病毒复制已经明显减慢，抗病毒药物的效果会显著降低。

二、病毒感染引起的炎症

1. **炎症** 是机体重要的防御反应。病毒在细胞内复制可导致细胞损伤、坏死，引发炎症，产生积极的防御作用：炎性渗出物中的纤维素交织成网，可限制病原微生物的扩散；液体和白细胞的渗出可稀释毒素、消灭致炎因子和清除坏死组织；炎症局部的细胞增生，修复损伤，恢复组织和器官功能。但机体的炎症反应往往会矫枉过正，大量的炎症反应在抗病毒、清除损伤细胞的同时，也会攻击正常的组织和细胞，甚至其损伤作用大于病毒的直接损伤作用。新冠病毒通过多条通路导致炎症因子释放：①IL-6/JAK-STAT 信号通路；②干扰素信号通路；③TNF-α、NF-κB 信号通路；④Toll 样受体信号通路；⑤T 细胞受体信号通路。重症患者往往抵抗力低，免疫系统调节功能不全，负反馈调节功能不足，正反馈作用无限放大。各类炎症因子如 INF、IL、CK、CSF、TNF 等过度释放，导致机体严重的炎症因子风暴（炎症风暴）。炎症风暴产生的原因可能是免疫系统对新冠病毒产生过激反应，使调控失衡、负反馈缺失和正反馈不断放大，使得炎症因子异常增多的结果。新冠病毒感染重症患者组织病理学以渗出、出血、炎细胞浸润、肺泡上皮细胞损伤及纤维化为主要特征,大量免疫细胞和组织液聚集肺部,阻塞肺泡与毛细血管间的气体交换,大量渗出液聚集使气道阻塞,导致急性呼吸窘迫综合征(acute respiratory distress syndrome,ARDS)、缺氧、休克,甚至死亡。大量细胞因子诱发免疫病理损伤,是引起 ARDS 和多器官衰竭的重要原因(图 1-7)。

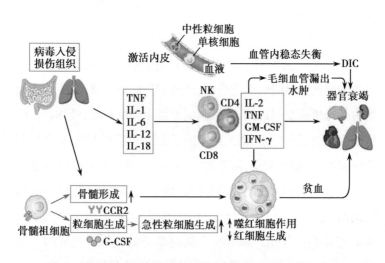

图 1-7　新冠病毒引起炎症风暴导致器官衰竭的机制示意图

2. 药物　新冠病毒引起的炎症风暴和患者存在的凝血功能障碍是新冠病毒感染患者死亡的最主要原因。因此抗炎和抗凝药物治疗很重要。常用的抗炎药物有糖皮质激素(地塞米松和甲泼尼龙)、托珠单抗、JAK 抑制剂(巴瑞替尼或托法替尼),抗凝药物主要是肝素和低分子量肝素。

（1）托珠单抗：IL-6 是细胞因子风暴的关键因子，通过其受体介导效应。托珠单抗是针对 IL-6 受体的抗体，能够干扰 IL-6 受体的可溶性和膜结合位点，抑制 IL-6 的信号转导，阻断 IL-6 的促炎作用，从而缓解病毒感染引起的细胞因子风暴。

（2）糖皮质激素：通过其强大的抗炎、抑制免疫、抗内毒素和抗休克作用，对氧合指标进行性恶化、影像学进展迅速、炎症反应过度激活的重型和危重型新冠病毒感染患者有明显缓解作用，可降低病死率。疗效显著的糖皮质激素是地塞米松和甲泼尼龙。

（3）JAK 抑制剂：JAK-STAT 通路参与众多细胞因子如 IL-6、IL-2、IL-7、G-CSF、TNF-α 的受体后信号转导，在炎症反应、免疫等过程中发挥关键作用。JAK 抑制剂巴瑞替尼（baricitinib）或托法替尼（tofacitinib）可阻止 JAK-STAT 通路的激活，从而发挥全身抗炎与免疫抑制作用。

（4）肝素和低分子量肝素：新冠病毒感染患者静脉血栓栓塞症（venous thromboembolism，VTE）等血栓事件风险升高，肝素抗凝作用迅速而强大，其增强抗凝血酶Ⅲ功能和抗血小板作用，能够预防新冠病毒感染患者高凝状态诱发的静脉血栓形成。低分子量肝素抗血栓作用突出，具有特异性抗凝血因子 Xa 的活性，而对凝血酶及其他凝血因子影响较小。肝素还能减少 IL-6 释放，抑制淋巴细胞增加，可以延缓或阻断炎症因子风暴。

三、新冠病毒奥密克戎感染的症状

奥密克戎感染者无症状和轻型(无肺炎表现)约占90%,潜伏期一般为2~4天。感染奥密克戎后病毒和毒素入血,多数感染者表现为咽干、咽痛、咳嗽、发热、头痛、全身酸痛、乏力等。在发热初期,机体产热增加,虽然体温升高,但感觉身冷。在产热和散热基本平衡时,感觉发热。发热时间多不超过3天,随着机体的防御能力迅速增强,体温逐渐恢复至正常,全身不适逐渐减轻。局部症状常表现为鼻塞、咽干痛、流涕、咳嗽、嗅(味)觉减退等。部分感染者可表现为无症状,或仅出现轻微上呼吸道卡他症状。很少数感染者在发病5~7天出现呼吸困难和/或低氧血症,甚至出现多器官功能衰竭,发展为重型或危重型。

新冠病毒感染具有一定的自限性,对于无症状感染者,无须药物治疗。若出现了相关症状,如发热、咳嗽、咳痰、咽痛、咽干等,可以选用对症药物以缓解症状。对于不同的症状可以选择不同的药物,重型感染者须住院治疗。

四、常用的解热镇痛药

(一) 用于发热和/或疼痛

这类药物兼有退热和镇痛作用,适用于只有发热和/或有头痛、全身痛的患者。体温低于38.5℃,可用物理降温缓解。当体温高于38.5℃,或体温不到38.5℃,但有明显不适时,可用解热镇痛药。解热镇痛药大多都含有对乙酰氨基酚或布洛芬,如果只发热,其他的症状不明显,可选单一药物。常用的药物有阿司匹林泡腾片、对乙酰氨基酚片(缓释片、颗粒、混悬剂、口服液)、布洛芬片(缓释胶囊、滴剂、颗粒、混悬液、栓)、精氨酸布洛芬颗粒、双氯芬酸钠缓释片(肠溶片、缓释胶囊、栓)、吲哚美辛栓、洛索洛芬钠片、安乃近片、米格来宁片、去痛片、复方对乙酰氨基酚片等。中成药安宫牛黄丸、羚羊角口服液和紫雪胶囊等也可使用。

(二) 用于发热和/或疼痛伴呼吸道症状

对于发热、疼痛等全身症状还未消退,又伴随多种局部症状如鼻塞、咽干痛、流涕、咳嗽等的感染者，单药不能满足要求，而一些复方制剂能很好缓解这些症状。

1. 用于解热、镇痛、通鼻、止喷嚏药 氯芬黄敏片、复方氨酚烷胺胶囊有解热镇痛，缓解鼻塞、流涕、咽痛、打喷嚏的作用。

2. 用于解热、镇痛、通鼻、止喷嚏、镇咳药 氨酚麻美干混悬剂、美敏伪麻口服溶液、酚麻美敏混悬液、复方氨酚甲麻口服液、氨酚伪麻美芬片具有解热、镇痛，同时有缓解鼻塞、流涕、打喷嚏、咽痛及镇咳作用。

3. 用于解热、镇痛、通鼻、止喷嚏、抗惊厥药 氨咖黄敏胶囊和小儿氨酚黄那敏颗粒能解热、镇痛、通鼻、止喷嚏，含有的人工牛黄还有抗惊厥作用，可以预防小儿高热惊厥。

五、常用缓解呼吸道局部症状的药物

多数患者在感染奥密克戎 3~5 天后体温逐渐降至正常，全身不适逐渐减轻，而上呼吸道的局部症状突出，如咳嗽、鼻塞、流涕、咽痛等。这些症状可用相应的药物对症治疗。

1. 镇咳、祛痰、通鼻药物 对于同时有咳嗽、鼻塞、流涕、多痰的患者，可选择复方福尔可定口服液。复方中的福尔可定有中枢镇咳作用；伪麻黄碱可减轻鼻黏膜充血，缓解鼻塞；苯丙烯啶能对抗组胺引起的毛细血管扩张和通透性增加，能收缩血管，减轻局部水肿，降低气道高反应性，有中枢镇静作用；愈创甘油醚、海葱流浸液和远志流浸液有祛痰和镇咳作用。

2. 通鼻药 赛洛唑啉滴鼻液是肾上腺素受体激动药，激动鼻黏膜血管上的肾上腺素 α 受体，收缩血管，消除鼻黏膜充血肿胀，缓解鼻塞。

3. 镇咳药 多数患者表现为干咳，严重者影响睡眠。磷酸可待因、氢溴酸右美沙芬、福尔可定和喷托维林等口服药均为中枢性镇咳药，通过抑制延脑咳嗽中枢，产生镇咳作用，对呼吸中枢无抑制,无依赖性和耐受性。苯丙哌林阻断肺-胸膜牵张感受器产生强大的镇咳作用。

4. **缓解咽痛药**　地喹氯铵含片是季铵类阳离子表面活性剂,具有广谱抗菌作用,能缓解咽喉肿痛,预防病程中的细菌感染。

5. **祛痰药**　少数患者后期可出现咳痰,痰量增加,痰多不易咳出时,需要使用化痰药,如愈创木酚甘油醚、桉柠蒎肠溶胶囊、羧甲司坦口服溶液、福多司坦口服溶液(片)、氨溴特罗口服液,也可以用溴己新、氨溴索、愈创甘油醚、乙酰半胱氨酸等制剂,可帮助稀释和溶解痰液,使痰顺利咳出。

六、缓解腹泻的药物

少数患者特别是奥密克戎变异毒株 XBB1.5 感染者表现为恶心、呕吐和腹泻等胃肠功能障碍,蒙脱石散能固定、吸附消化道内的病毒、毒素、气体,使之随肠蠕动排出体外,保护消化道黏膜,缓解腹泻症状。

七、中成药

针对新冠病毒感染的特点,具有疏风清热、化湿解毒功效的中成药都有疗效。尤其对轻、中型新冠病毒感染患者,中医药可以缩短病程,改善症状。应根据不同临床表现选用不同的中成药。

1. 以治疗发热、咽痛、全身痛、舌苔黄为主的中成药 对于风热疫毒犯卫出现发热、乏力、头痛、咽痛、全身酸痛、舌苔黄的患者,可使用清热解毒类中成药,如疏风解毒胶囊(颗粒)、连花清瘟颗粒(胶囊)、清肺排毒颗粒、化湿败毒颗粒、宣肺败毒颗粒、金花清感颗粒、双黄连口服液(颗粒)、金莲清热颗粒、清热解毒口服液、抗病毒口服液、柴银颗粒(口服液)、银翘解毒丸(软胶囊)、小柴胡颗粒(片)、抗感颗粒、桑菊感冒片(颗粒)、板蓝根颗粒、复方银花解毒颗粒、银丹解毒颗粒、清开灵颗粒(片、胶囊、软胶囊)、小儿豉翘清热颗粒、维 C 银翘片(胶囊、颗粒)等。

2. 以治疗怕冷、发热、全身痛、流涕为主或伴咽痛的中成药 对于外感风寒疫毒所致的恶寒、发热、全身痛、流清涕为主或伴咽痛的患者,可用具有疏风散寒,兼有解毒作用的中成药,如散寒化湿颗粒、感冒清热颗粒(胶囊、口服液、片)、正柴胡饮颗粒、荆防颗粒(合剂)、九味羌活丸(颗粒、口服液、片)、感冒疏风丸(颗粒、片)、四季感冒片、感冒软胶囊、芎菊上清丸、祖卡木颗粒、儿感清口服液、小儿柴桂退热口服液(颗粒)等。

3. **以治疗咽痛、发热、舌苔黄为主的中成药** 病毒侵犯咽喉黏膜,引起咽干、咽痛,甚至犹如刀割,毒素入血,引起发热、舌苔黄等,此时可用清热解毒、利咽消肿类中成药,如六神丸(胶囊)、蓝芩口服液、蒲地蓝消炎口服液、西瓜霜润喉片、金嗓子喉片、金喉健喷雾剂、穿心莲内酯滴丸、牛黄上清丸(胶囊、片)、牛黄解毒片(丸、胶囊、软胶囊)、牛黄清火丸、新癀片、清咽滴丸等。

4. **以治疗咳嗽、黄痰、舌苔黄为主的中成药** 在感染的后期或恢复期,全身症状基本消失,但咳嗽仍频繁,甚至影响睡眠。当合并细菌感染时,会咳黄痰,舌苔黄,应该适当使用抗菌药,也可以使用清热化痰、清肺止咳的中成药,如复方鲜竹沥液、急支糖浆、肺力咳合剂(胶囊、颗粒剂、片剂)、射麻口服液、牛黄蛇胆川贝液(散、滴丸、胶囊)、通宣理肺丸(片、膏、胶囊、颗粒、口服液)、羚羊清肺颗粒(丸)、清肺抑火丸、川贝枇杷膏(糖浆、颗粒、露、片、口服液)、儿童清肺口服液、小儿肺热咳喘口服液、金振口服液、小儿清肺化痰颗粒、止咳橘红颗粒(丸、口服液、胶囊)、百蕊颗粒(片)等。

5. **以治疗咽喉干痛、干咳少痰、少苔或无苔为主的中成药** 在新冠病毒感染的后期,患者主要表现为咽喉干痛,干咳、少痰,或无痰,舌苔少甚至无苔,可以选用养阴润燥、止咳利咽的中成药,如:强力枇杷露(膏、胶囊、颗粒)、养阴清肺丸(口服液、糖浆、膏、颗粒)等。

6. 缓解恶心、呕吐和腹泻的中成药　少数患者可影响胃肠功能,出现恶心、呕吐和腹泻。一般不需特别处理,可以自愈。服用藿香正气胶囊(软胶囊、丸、水、口服液、颗粒、片、合剂、滴丸)能调节胃肠功能,有抗病毒、抗炎、调节免疫的作用,能缓解胃肠不适、恶心、呕吐、腹泻。

7. 以治疗高热、预防惊厥为主的中成药　少数新冠病毒感染患者出现超高热或持续高热时可诱发惊厥。安宫牛黄丸有解热、护脑、抗惊厥作用,适用于成人重型、危重型高热者。儿童轻型、中型新冠病毒感染伴持续高热不退、神昏谵妄,有重症倾向的,酌情加用安宫牛黄丸。羚羊角口服液(胶囊)和紫雪胶囊(颗粒、散、丹)有解热、镇静、抗惊厥作用,推荐用于高热患者。

(曹永孝)

参 考 文 献

[1] 江晶晶,冯富娟,高春,等.新型冠状病毒肺炎的药物治疗研究进展[J].实用医学杂志,2022,38(7):786-790.

[2] 熊微,冉京燕,谢雪佳,等.治疗新型冠状病毒肺炎中成药的药理作用与临床应用[J].医药导报,2020,39(4):465-476.

[3] 武刚,王军志.治疗性新型冠状病毒抗体的研究进展[J].中国新药杂志,2022,31(21):2073-2081.

[4] 祝晟,ANDREAS NÜSSLER.从过度炎症反应认识重症新冠肺炎[J].实用休克杂志,2020,4(6):331-333.

第二部分

化 学 药 物

一、抗病毒药

新冠病毒是新冠病毒感染患者的病原体,抗病毒药物针对病因治疗,能从根源上治疗疾病。具有抗新冠病毒作用的药物包括阻止病毒进入人体细胞的安巴韦单抗/罗米司韦单抗注射液,抑制病毒复制的奈玛特韦片/利托那韦片、阿兹夫定片、莫诺拉韦胶囊,以及兼有多种作用的静注 COVID-19 人免疫球蛋白和恢复期血浆。

安巴韦单抗/罗米司韦单抗注射液

安巴韦单抗/罗米司韦单抗(BRⅡ-196/BRⅡ-198)是一种从新冠病毒肺炎康复期患者中获得的单克隆中和抗体。

【药理作用】冠状病毒的生命周期包括黏附、入胞、遗传物质释放、传递、病毒粒子组装、出胞过程。新冠病毒通过刺突蛋白受体结合区域与宿主细胞血管紧张素转化酶 2(ACE2)受体结合,介导病毒进入人体细胞,在细胞内复制后再感染新细胞。因此,阻断病毒与 ACE2 受体结合,可防止病毒感染。

安巴韦单抗(BRⅡ-196)/罗米司韦单抗(BRⅡ-198)属于IgG1亚型抗体药物。抗体由2条相同的重链和2条相同的轻链连接,分为抗原结合片段和可结晶片段。抗体的抗原结合片段能与刺突蛋白的受体结合区域结合,使刺突蛋白不能与人体细胞的ACE2受体结合,阻断病毒进入人体细胞(图2-1)。同时,还能促进病毒刺突蛋白上的受体结合区域的S1亚基脱落,导致新冠病毒无法进入细胞。也可以通过可结晶片段发挥抗体依赖细胞介导的细胞毒作用、依赖抗体的吞噬作用、补体依赖的细胞毒性作用。抗体药物具有特异、高效和安全的特点,能特异性结合相关抗原,同时有较长的半衰期。

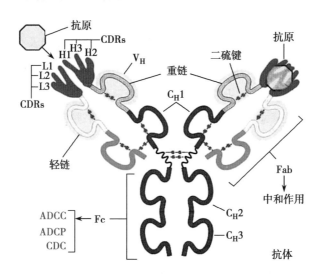

图2-1 抗体药物与抗原结合示意图

【临床应用】《新型冠状病毒感染诊疗方案(试行第十版)》推荐安巴韦单抗/罗米司韦单抗注射液联合用于治疗轻、中型且伴有进展为重症高风险因素的成人和青少年患者。其中,青少年适应证人群为附条件批准,暂无临床试验数据。

【用法用量】两药的用量均为每次 1 000mg。给药前两药分别以 100mL 生理盐水稀释配制,不混合。两药经静脉序贯滴注给药,速度不超过 4mL/min。两药之间用生理盐水 100mL 冲管。单次给药即可完成治疗疗程。

【注意事项】输注期间对患者进行监测,并在输注完后至少观察 1 小时。

(曹永孝)

参 考 文 献

[1] 单思思,王若珂,张绮,等. 安巴韦单抗注射液(BRII-196)及罗米司韦单抗注射液(BRII-198)——中国首个自主知识产权新冠病毒中和抗体联合治疗药物[J]. 中国医药导刊,2022,24(1):2-8.

[2] 武刚,王军志. 治疗性新型冠状病毒抗体的研究进展[J]. 中国新药杂志,2022,31(21):2073-2081.

奈玛特韦片/利托那韦片

【成分】本品是奈玛特韦片(nirmatrelvir)和利托那韦片(ritonavir)的组合药。

【药理作用】奈玛特韦能抑制新冠病毒复制,利托那韦减少奈玛特韦的代谢,增强奈玛特韦的抗病毒作用。

1. 奈玛特韦抑制病毒复制 新冠病毒的刺突蛋白与宿主细胞的 ACE2 受体结合,使病毒与宿主细胞膜融合,侵入细胞。病毒进入细胞后释放RNA,释放出的RNA借助宿主细胞的核糖体翻译成多聚蛋白1a和多聚蛋白1ab,同时编码木瓜蛋白酶样蛋白酶(PLpro)和3C样蛋白酶(3CLpro),并复制基因组RNA。多聚蛋白在3C样蛋白酶和木瓜蛋白酶样蛋白酶作用下,裂解形成能够完成病毒转录和复制的酶,重组后形成复制-转录复合物,进行病毒基因组的复制和蛋白的合成。新合成的基因组RNA和结构蛋白组装成子代病毒粒子,通过胞吐出胞,再感染新的细胞。病毒大量复制后再感染其他细胞,诱发炎症反应,导致器官损伤,甚至死亡。

C样蛋白酶是病毒编码、剪切、加工RNA的主要酶,其裂解多聚蛋白对病毒复制起重要作用。奈玛特韦能与3C样蛋白酶共价结合,占据其切割长肽链的结合位点,降低酶的活性,抑制病毒复制,从而降低体内的病毒数量(图2-2)。由于3C样蛋白酶在不同属冠状病毒间高度保守,且人体内没有同源的3C样蛋白酶,因此,抑制3C样蛋白酶,对冠状病毒有效,而对人副作用小,治疗指数高。

2. 利托那韦增强奈玛特韦的作用 奈玛特韦在体内被肝微粒体的药物代谢酶CYP3A4氧化而失活。利托那韦是CYP3A4抑制剂,能显著降低CYP3A4的活性,从而减少奈玛特韦的氧化代谢,增加奈玛特韦的血药浓度,延长作用时间,增强奈玛特韦的抗病毒效果。

【临床应用】新冠病毒主要感染上呼吸道,绝大多数患者对症治疗可自愈,不需要使用奈玛特韦片/利托那韦片。《新型冠状病毒感染诊疗方案(试行第十版)》推荐奈玛特韦片/利托那

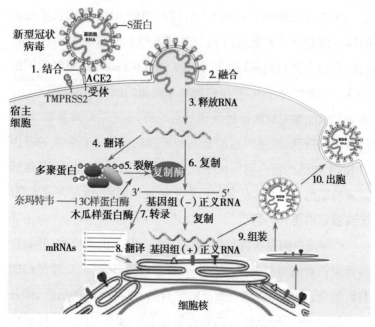

图 2-2　奈玛特韦抑制病毒的机制示意图

韦片用于新冠病毒感染发病 5 天以内的轻、中型且有进展为重症高风险因素的成年患者,能降低住院率和死亡风险。

【不良反应】

1. 副作用　轻微,常见味觉改变、腹泻、血压升高、肌肉疼痛。

2. 药物相互作用　由于抑制了肝药酶,使许多在肝代谢的药物作用增强,可能会产生毒性。奈玛特韦片/利托那韦片不能与高度依赖 CYP3A 代谢,且血浓度升高可能导致严重不良反应的药物联用。如奈玛特韦片/利托那韦片与阿夫唑嗪合用可能会导致严重的低血压,与哌替啶、吡罗昔康、丙氧芬合用会增加严重呼吸抑制、血液系统异常的风险。奈玛特韦片/利托那韦片应避免与以下药物合用：抗凝药、抗癫痫药、抗心律失常药、抗高血压和治疗高胆固醇症药、抗抑郁药和抗焦虑药、免疫抑制药、类固醇类药、艾滋病治疗药和勃起功能障碍治疗药。美国FDA给出的应避免与奈玛特韦片/利托那韦片合用的具体药物如下：阿夫唑嗪（alfuzosin）、洛美他派（lomitapide）、雷诺嗪（ranolazine）、胺碘酮（amiodarone）、洛伐他汀（lovastatin）、利福平（rifampin）、阿帕鲁胺（apalutamide）、鲁玛卡托/依伐卡托（lumacaftor/ivacaftor）、卡马西平（carbamazepine）、鲁拉西酮（lurasidone）、秋水仙碱（colchicine）、甲麦角新碱（methylergonovine）、双氢麦角胺（dihydroergotamine）、西地那非（sildenafil）、咪达唑仑（midazolam）、决奈达隆（dronedarone）、纳洛塞醇（naloxegol）、依来曲普坦（eletriptan）、苯巴比妥（phenobarbital）、西洛多辛（silodosin）、依普利酮（eplerenone）、苯妥英（phenytoin）、辛伐他汀（simvastatin）、麦角胺（ergotamine）、匹莫齐特（pimozide）、托伐普坦（tolvaptan）、非奈利酮（finerenone）、扑米酮（primidone）、三唑仑（triazolam）、氟卡尼（flecainide）、普罗帕酮（propafenone）、乌布吉泮（ubrogepant）、氟立班丝氨（flibanserin）、奎尼丁（quinidine）、伏环孢素（voclosporin）、伊伐布雷定（ivabradine）、贯叶连翘（Hypericum perforatum L.）。

【药动学】口服后，奈玛特韦和利托那韦分别在3小时和约4小时血药浓度达高峰。血浆蛋白结合率奈玛特韦为69%，利托那韦为98%~99%。奈玛特韦主要在肝由CYP3A4代谢。与利托那韦联用时，奈玛特韦主要以原形排泄，其粪便和尿液中的排泄率分别为49.6%和35.3%；利托那韦主要经粪便排泄

(86.4%),少量经尿液排泄(11.3%)。二者消除半衰期约6小时。

【用法用量】奈玛特韦300mg与利托那韦100mg同时服用,每12小时1次,连续服用5日。

【注意事项】

1. 奈玛特韦片/利托那韦片不用于新冠病毒感染的预防。

2. 对于无症状感染者和轻症患者,由于绝大多数可自愈,无须使用。

3. 对于重型/危重型新冠病毒感染者,由于其主要危害源自机体的过度炎症反应,单纯的抗病毒作用效果有限。

4. 目前,奈玛特韦片/利托那韦片在妊娠期妇女、哺乳期妇女和儿童用药中的有效性和安全性尚未确定。目前尚没有关于严重肾、肝功能损害条件下的安全性资料,因此严重肾、肝功能损害者不建议使用。

5. 中度肾功能损害者,应将奈玛特韦减半服用。

6. 奈玛特韦片/利托那韦片可能出现过敏反应。如果出现立即停用。

(曹永孝)

参 考 文 献

[1] 张竞文,胡欣,赵紫楠,等. 新冠病毒治疗药物奈玛特韦片/利托那韦片的作用机制和临床研究情况[J]. 中国药学杂志,2022,57(10):845-850.

[2] COKLEY J A,GIDAL B E,KELLER J A,et al. Paxlovid™ information from FDA and guidance for AES members[J]. Epilepsy Currents,2022, 22(3):201-204.

阿兹夫定片

阿兹夫定(azvudine)是一种核苷类似物,化学名 1-(4-叠氮-2-脱氧-2-氟-β-D-呋喃核糖基)胞嘧啶。

【成分】阿兹夫定。

【药理作用】阿兹夫定进入宿主细胞后,经激酶催化转化为活性化合物核苷三磷酸,在病毒 RNA 合成时嵌入到病毒 RNA 中,合成无功能的病毒 RNA,导致病毒 RNA 不能进一步复制。此外,阿兹夫定还能与病毒 RNA 依赖性 RNA 聚合酶结合,抑制病毒 RNA 依赖性 RNA 聚合酶的活性,导致病毒在逆转录过程中终止,从而抑制病毒复制(图 2-3)。阿兹夫定进入人体后,

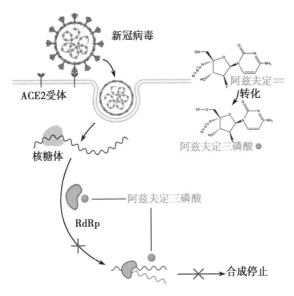

图 2-3　阿兹夫定抗新冠病毒的机制示意图

在胸腺分布最多,在胸腺完成磷酸化,增强免疫功能。阿兹夫定对新冠病毒、HIV病毒等具有抗病毒活性。

【临床应用】

1. 新冠病毒感染　《新型冠状病毒感染诊疗方案(试行第十版)》推荐阿兹夫定用于治疗中型新冠病毒感染的成年患者。

2. HIV-1感染　与核苷逆转录酶抑制剂及非核苷逆转录酶抑制剂联用,用于治疗高病毒载量的成年HIV-1感染患者。

【不良反应】常见氨基转移酶升高,偶见胃肠道反应(呕吐、腹痛、消化不良)、血糖升高、淋巴细胞计数降低、头痛、头晕等。

【用法用量】

1. 新冠病毒感染　空腹吞服,每次5mg,每日1次,疗程不超过14天。

2. HIV感染　每次3mg,每日1次,睡前空腹口服。

【注意事项】不建议妊娠、哺乳期妇女使用。中重度肝、肾功能不全患者,曾患胰腺炎的患者应慎用。乙型肝炎或丙型肝炎的患者合并使用抗逆转录病毒治疗,应定期检查肝功能和监测肝炎病毒复制的标志物,避免用药变化可能导致的肝炎急剧恶化。

（蔡　艳）

参 考 文 献

［1］王晶,徐文峰,金鹏飞. 国内首个自主研发治疗新型冠状病毒肺炎药物——阿兹夫定[J]. 中国药学杂志,2022,57(23):2041-2044.

［2］ZHANG J L,LI Y H,WANG L L,et al. Azvudine is a thymus-homing anti-

SARS-CoV-2 drug effective in treating COVID-19 patients〔J〕. Signal Transduct Target Ther,2021,6(1):414.

［3］ YU B,CHANG J. Azvudine(FNC):a promising clinical candidate for COVID-19 treatment〔J〕. Signal Transduct Target Ther,2020,5(1):236.

［4］ REN Z,LUO H,YU Z,et al. A randomized,open-Label,controlled clinical trial of Azvudine tablets in the treatment of mild and common COVID-19, a pilot study〔J〕. Adv Sci(Weinh),2020,7(19):e2001435.

［5］ YU B,CHANG J. The first Chinese oral anti-COVID-19 drug Azvudine launched〔J〕. Innovation(Camb),2022,3(6):100321.

莫诺拉韦胶囊

莫诺拉韦（molnupiravir）是一种广谱抗病毒药物。

【成分】莫诺拉韦。

【药理作用】莫诺拉韦是 β-D-N4-羟基胞苷(β-D-N4-hydroxycytidine,NHC)核糖核苷前体药物。莫诺拉韦能被血中的酯酶裂解为具有活性的核苷类似物 NHC,然后转化为其相应的 5′-三磷酸盐(NHC-三磷酸盐)。NHC 的三磷酸形式 MTP 与 CTP 和 UTP 的结构类似,代替其与病毒 RNA 依赖性的 RNA 聚合酶(RdRp)结合,且 NHC 与碱基 G 和 A 均能形成稳定的碱基对。当 RdRp 使用正链基因组 RNA 模板合成负链 RNA 时,大量的 M 替代 C 和 U。当使用含有 M 的负链 RNA 作为模板合成正链基因组 RNA 时,由于 G 和 A 均可以与 M 配对,会随机产生大量的 G→A 突变和 A→G 突变。正链 RNA 产物突变,无法形成完整的子代病毒,抑制了病毒的正常复制。诱变过程概括如下：第一步，RdRp 以正链基因组 RNA（+gRNA）为模板合成负链基因组 RNA（–gRNA）；第二步，以含 NHC-三磷酸盐的 RNA 为模板合成 +gRNA 或亚基因组 RNA。–gRNA 中含有 NHC-三磷酸盐的 RNA 导致 +gRNA 中的突变，随后形成亚基因组 RNA，导致对病毒致命的诱变，从而起到抑制或清除病毒的作用（图 2-4）。莫诺拉韦对新冠病毒、流感病毒、丙型肝炎病毒、寨卡病毒等病毒的聚合酶均有抑制作用。

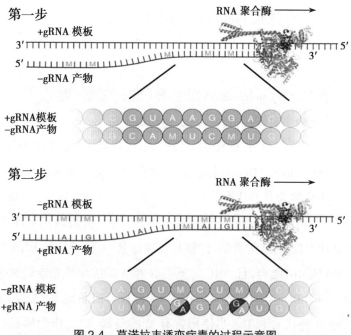

图 2-4 莫诺拉韦诱变病毒的过程示意图

【临床应用】《新型冠状病毒感染诊疗方案（试行第十版）》推荐莫诺拉韦胶囊用于治疗发病 5 天以内的轻、中型且伴有进展为重症高风险因素的成人患者,如伴有高龄、肥胖、慢性肾脏疾病、糖尿病、严重心血管疾病、慢性阻塞性肺疾病、活动性癌症等新冠病毒感染者。

一项随机、双盲、安慰剂对照的Ⅲ期临床试验评估了莫诺拉韦的有效性。莫诺拉韦组住院或死亡的受试者百分比(7.3%)明显低于安慰剂组(14.1%),莫诺拉韦治疗组的病毒载量下降更多。

【药动学】莫诺拉韦口服吸收好。轻、中度肾损伤对莫诺拉韦的药物代谢动力学不产生有意义的影响。

【用法用量】在新冠病毒感染症状出现5天内用药。每次800mg,每12小时口服1次,连续服用5天。

【安全性和特殊人群用药】莫诺拉韦的抗病毒活性与病毒RNA的诱变程度有关,由于RNA和DNA前体具有共同的二磷酸核糖中间体,因此莫诺拉韦理论上可能给宿主带来诱导人体细胞突变的风险,但动物研究显示高剂量的莫诺拉韦并没有增加动物的突变率。

1. 老年人用药 莫诺拉韦不经肝代谢,目前无已知的药物相互作用。正在服用治疗基础疾病药物的患者可同时使用莫诺拉韦。老年患者的药动学参数与年轻患者相似,不需要调整剂量。

2. 孕妇及哺乳期妇女用药 目前尚无孕妇使用莫诺拉韦的数据,不能评价出生缺陷、流产或不良母体或胎儿结局的风险。孕妇使用莫诺拉韦时可能会对胎儿造成潜在伤害。不建议孕妇及哺乳期妇女使用莫诺拉韦。

3. 儿童用药　莫诺拉韦可能会影响骨骼的生长,不用于18岁以下患者。

【不良反应】可见皮肤红斑、皮疹、荨麻疹、过敏反应、血管性水肿等。

【药物相互作用】尚未确定药物相互作用。

(陈敬国)

参 考 文 献

[1] 刘依琳,霍记平,赵志刚.介绍一种口服抗新型冠状病毒肺炎药物:Molnupiravir[J].中国临床药理学杂志,2022,38(20):2492-2496.

[2] 赵锦霞,黄婧,黄琳.口服新型冠状病毒肺炎治疗新药——莫努匹韦[J].临床药物治疗杂志,2022,20(10):1-5.

[3] 陈本川.治疗新型冠状病毒肺炎新药——莫努匹韦(molnupiravir)胶囊[J].医药导报,2022,41(8):1244-1250.

[4] 张竞文,许方婧伟,张云涛.新型冠状病毒肺炎口服药物莫诺拉韦及其对比分析[J].中国新药杂志,2022,31(21):2144-2151.

静注 COVID-19 人免疫球蛋白

COVID-19 人免疫球蛋白是以新冠病毒灭活疫苗免疫后的人血浆为原料,采用蛋白纯化分离法,经病毒灭活及去除,制备成的含有高效价新冠病毒中和抗体的特异性人免疫球蛋白。

【药理作用】COVID-19 人免疫球蛋白具有特异性抗体和人免疫球蛋白特性。人免疫球蛋白(immunoglobulin,Ig)包括 IgA、IgM、IgG 等。新冠病毒入侵人体细胞的靶点是 ACE2 受体,

病毒的 S 蛋白与 ACE2 受体结合,启动病毒入侵。COVID-19
人免疫球蛋白中的特异性抗体,可封闭病毒 S 蛋白,从而阻止
新冠病毒与 ACE2 受体结合,使病毒不能入侵,失去感染性。
COVID-19 人免疫球蛋白的主要成分是 IgG 抗体。IgG 抗体负
责抗原识别的 $F(ab')_2$ 片段和可结晶片段(Fc)两个功能部分。
其中,Fc 片段通过与 B 细胞和其他免疫细胞的 Fcγ 受体作用,
激活免疫应答。同时 COVID-19 人免疫球蛋白还具有抗炎活性,
能抑制炎症介质的释放,减轻炎症反应;其含有多种抗体形成的
复杂免疫网络,具有免疫替代和免疫调节的双重作用。

【临床应用】静注 COVID-19 人免疫球蛋白可在新冠病毒
感染早期用于有高危因素、病毒载量较高、病情进展较快的患
者。高危因素包括:年龄 >60 岁;有心脑血管疾病、慢性肺部疾
病、糖尿病、慢性肝脏疾病、慢性肾脏疾病、肿瘤等基础疾病;免
疫功能缺陷者(如艾滋病患者、长期使用皮质类固醇或其他免
疫抑制药物导致免疫功能减退状态者);肥胖;晚期妊娠和围生
期女性;重度吸烟者。

北京地坛医院使用静注 COVID-19 人免疫球蛋白治疗新冠
病毒肺炎的临床研究显示,静注 COVID-19 人免疫球蛋白可以
缩短普通型住院患者的核酸阳性持续时间和影像学炎症吸收时
间。四川大学华西医院使用静注 COVID-19 人免疫球蛋白成功
治疗 1 例恶性肿瘤且具有免疫功能低下症状的普通型新冠病毒
肺炎患者。

【不良反应】目前,静注 COVID-19 人免疫球蛋白正在临床
试验阶段,尚未有更多研究数据。

【禁忌证】对人免疫球蛋白过敏或有其他严重过敏史者，已出现需要机械通气及出现多器官功能衰竭的新冠病毒感染危重患者，有抗 IgA 抗体的选择性 IgA 缺乏症者，可能存在使用禁忌。

【药物相互作用】尚无药物相互作用的临床研究资料。

【用法用量】使用剂量为轻型 100mg/kg，中型 200mg/kg，重型 400mg/kg，静脉输注。根据患者病情改善情况，次日可再次输注，总次数不超过 5 次。

【注意事项】

1. 静注 COVID-19 人免疫球蛋白须单独输注，不得与任何药物混合使用。

2. 药液出现混浊、沉淀、异物、瓶体裂纹、瓶盖松动、过期等不得使用。

3. 开启后应一次输注完毕，不得分次或给他人输用。

4. 有严重酸碱代谢紊乱的患者慎用。

5. 免疫球蛋白制剂可能导致血栓形成，有血栓风险者应监测症状和体征。

（赖　珺）

参 考 文 献

［1］ALI S，UDDIN S M，ALI A，et al. Production of hyperimmune anti-SARS-CoV-2 intravenous immunoglobulin from pooled COVID-19 convalescent plasma［J］. Immunotherapy，2021，13（5）：397-407.

［2］宋美华，张婷玉，葛子若，等 . 静注新型冠状病毒肺炎人免疫球蛋白治

疗新型冠状病毒肺炎的疗效观察［J］.中国药物警戒,2021,18(10):905-909.

［3］JAWHARA S. Could intravenous immunoglobulin collected from recovered coronavirus patients protect against COVID-19 and strengthen the immune system of new patients?［J］. Int J Mol Sci,2020,21(7):2272.

［4］陈艳芳,邓西龙,梁嘉碧.新型冠状病毒肺炎抗病毒治疗临床药学指引［J］.今日药学,2022,32(8):561-572.

［5］饶亚岚,王延琳,熊文翔,等.抗SARS-CoV-2超免疫球蛋白治疗COVID-19临床试验设计及进展［J］.中国临床药理学杂志,2021,37(21):2993-2998.

［6］ZHOU P,YANG X L,WANG X G,et al. A pneumonia outbreak associated with a new coronavirus of probable bat origin［J］. Nature,2020,579(7798):270-273.

［7］SHI R,SHAN C,DUAN X,et al. A human neutralizing antibody targets the receptor-binding site of SARS-CoV-2［J］. Nature,2020,584(7819):120-124.

恢复期血浆

新冠病毒感染人体后,机体会针对病毒产生相应的特异性抗体,以中和病毒。而恢复期患者的血液中存在足够数量的特异性抗体。通过抽取康复患者的血液,对其血浆进行处理后,输入到患者体内,能发挥保护作用。使用恢复期血浆(convalescent plasma)治疗新冠病毒感染患者属人工被动免疫疗法,是一种治疗新冠病毒感染的策略。

【药理作用】恢复期血浆是患者在感染病毒后,激发机体体液免疫,产生针对病毒的特异性抗体,具有抗病毒、免疫调节、抗炎和抗血栓等多种活性。恢复期血浆中的抗体能干扰新冠病毒棘突蛋白与 ACE2 受体的结合;能激活补体,诱导感染的细胞死亡,诱导巨噬细胞吞噬感染细胞,降解病毒。抗体通过与病毒颗粒结合促进抗原呈递细胞的摄取,并激活细胞介导的免疫反应等途径发挥治疗作用。恢复期血浆含其他保护性成分,包括 IgG、IgM、抗炎细胞因子及其他蛋白质,可抑制致病性抗体驱动的炎症级联反应、补体级联反应激活导致的细胞损伤。但其机制尚未完全明确。

【临床应用】恢复期血浆属于被动免疫,新冠病毒感染患者入院后 72 小时内使用,能降低死亡率和延缓病情进展。《新型冠状病毒感染诊疗方案(试行第十版)》推荐恢复期血浆可在病程早期用于有重症高风险因素、病毒载量较高、病情进展较快的患者。

邵明等分析了 11 例接受恢复期血浆治疗的新冠病毒肺炎患者,4 例重型患者输注恢复期血浆 1~2 天后核酸检测结果转阴;7 例危重型患者中,5 例输注恢复期血浆 2~5 天后核酸转阴,其余 2 例死亡。所有患者在输注恢复期血浆后,动脉氧分压和氧合指数升高,白细胞计数、C 反应蛋白、降钙素原、D-二聚体、N 端脑钠肽前体水平降低,淋巴细胞增高。一项随机、双盲、对照试验中,223 例新冠病毒肺炎重症和危重症患者随机分组,150 例接受恢复期血浆治疗,对照组 73 人接受正常血浆输注。干预组 28 天死亡率(19/150,12.6%)低于对照组(18/73,24.6%)。

但恢复期血浆治疗重症新冠病毒肺炎效果不明显。杨程等纳入了 9 项临床随机对照试验,共 3 461 例患者,结果显示,恢复期血浆在治疗重症新冠病毒肺炎患者的全因死亡率、出院率与常规方案无统计学差异。

【不良反应】恢复期血浆可能会引起中度至重度输血相关反应,包括发热、过敏、支气管痉挛、急性肺损伤及增加有肾脏和心血管疾病患者的循环负荷。

【注意事项】接受恢复期血浆的患者应持续监测,以及时发现不良反应并采取相应措施。

(曹永孝)

参 考 文 献

[1] 江晶晶,冯富娟,高春,等 . 新型冠状病毒肺炎的药物治疗研究进展[J].实用医学杂志,2022,38(7):786-790.

[2] 杨程,冯春露,刘敏,等 . 恢复期血浆治疗重症新型冠状病毒肺炎患者的 Meta 分析[J].实用临床医药杂志,2022,26(11):6-11.

[3] 武刚,王军志 . 治疗性新型冠状病毒抗体的研究进展[J].中国新药杂志,2022,31(21):2073-2081.

二、抗炎抗凝药

新冠病毒刺激机体释放炎症因子引起炎症风暴是新冠病毒感染的病理生理学基础。细胞因子过度产生,免疫系统过度激活,血液呈高凝状态,导致机体缺氧、休克。常用的抗炎药物有糖皮质激素(地塞米松和甲泼尼龙)、托珠单抗、巴瑞替尼、托法替尼;抗凝药物主要是肝素(低分子量肝素或普通肝素)。

糖皮质激素

糖皮质激素是肾上腺皮质束状带分泌的激素,也是临床使用最广泛的抗炎、免疫抑制药物。

【药理作用】

1. 影响物质代谢 糖皮质激素广泛影响糖、脂肪、蛋白质和水盐代谢,能促进糖异生,升高血糖;能促进脂肪分解,抑制其合成,促进体脂重新分布;促进蛋白质分解,抑制蛋白质的合成,形成负氮平衡;能减少肾小管对水的重吸收,潴钠排钾,促进钙、磷流失。

2. **抗炎** 糖皮质激素有强大的抗炎作用,能对抗各种原因引起的炎症。在炎症早期可增加血管紧张性,减轻渗出、水肿、毛细血管扩张、白细胞浸润及吞噬反应,能抑制白细胞功能,减少炎症因子释放,从而改善红、肿、热、痛等症状。在炎症后期可抑制毛细血管和成纤维细胞的增生,延缓肉芽组织生成,防止粘连及瘢痕形成,减轻炎症后遗症。地塞米松能减少炎症因子IL-1、IL-2、IL-6、IL-8、TNF 和 IFN-γ 等的基因转录从而发挥抗炎作用。甲泼尼龙抑制炎症反应,促使肺组织炎症病灶的吸收,减少后遗症,同时预防肺组织间质性改变。

3. **抑制免疫** 糖皮质激素能抑制巨噬细胞对抗原的吞噬和处理,干扰淋巴组织在抗原作用下的分裂和增殖,阻断致敏 T 细胞诱发的单核细胞和巨噬细胞的募集。小剂量糖皮质激素主要抑制细胞免疫,大剂量糖皮质激素抑制 B 细胞转化成浆细胞,减少抗体生成,抑制体液免疫。糖皮质激素能够抑制抗原-抗体引起的过敏介质的释放,减轻过敏症状。

4. **抗毒素** 糖皮质激素可提高机体对内毒素的耐受力,减轻细胞损伤,缓解毒血症症状。

5. **抗休克** 超大剂量的糖皮质激素能抗各种休克,特别是感染中毒性休克。糖皮质激素能抗炎、抗毒素;能增强心脏收缩;能稳定溶酶体膜,减少心肌抑制因子的形成;能扩张痉挛的血管,降低血管对缩血管物质的敏感性,恢复微循环血流动力学,改善休克状态。

【临床应用】

1. **严重感染或炎症** 《新型冠状病毒感染诊疗方案(试行

第十版)》建议对氧合指标进行性恶化、影像学进展迅速、机体炎症反应过度激活的重型和危重型新冠病毒感染患者,短期使用糖皮质激素(地塞米松或甲泼尼龙)。陆富泉等纳入6 326例重型/危重型新冠病毒肺炎患者,以及郭琴琴等纳入7 907例重型/危重型新冠病毒肺炎患者,评价糖皮质激素对病死率的影响。结果显示,地塞米松可降低重型、危重型新冠病毒肺炎患者的病死率。江晶晶等综述认为,短期低、中剂量甲泼尼龙可促进肺部病灶吸收,改善临床症状,避免重症阶段,降低死亡率。但也有资料认为甲泼尼龙虽然能减轻全身炎症反应,缓解疾病严重程度,促进肺部病灶吸收,但在降低病死率方面无统计学意义,有待进一步研究。

2. **免疫相关疾病** 糖皮质激素可用于自身免疫性疾病(如风湿热、风湿性心肌炎等)、过敏性疾病(荨麻疹、支气管哮喘等)、器官移植引起的免疫排斥。

3. **休克** 感染性休克时,在抗菌药物治疗下,可短时间使用大剂量糖皮质激素;对过敏性休克,糖皮质激素可与肾上腺素合用;对低血容量性休克,在补液、补充电解质或输血后,可合用超大剂量糖皮质激素。

4. **替代疗法** 用于肾上腺皮质功能不全或肾上腺皮质激素分泌不足的患者。

【不良反应】

1. **诱发或加重感染** 糖皮质激素抑制炎症,降低了机体的防御和修复功能,长期应用可诱发感染或使体内潜在病灶扩散。

2. **医源性肾上腺皮质功能异常** 长期使用糖皮质激素影

响物质代谢,可出现医源性肾上腺皮质功能亢进,表现为满月脸、水牛背、水肿、低血钾和高血压等。由于其抑制垂体前叶促肾上腺皮质激素的释放,引起肾上腺皮质萎缩,停药后,出现肾上腺皮质功能不全,遇到严重应激情况如感染、创伤、手术时可发生肾上腺危象。

3. **消化系统并发症** 糖皮质激素增加胃酸、胃蛋白酶分泌,抑制胃黏液分泌,降低胃肠黏膜的抵抗力,可诱发或加剧胃、十二指肠溃疡,甚至造成出血或穿孔。

4. **心血管系统并发症** 长期应用糖皮质激素可引起高血压和动脉粥样硬化。

5. **骨质疏松** 长期应用糖皮质激素可使成骨细胞活力下降,骨基质分解,骨盐沉积障碍,诱发骨质疏松。

6. **糖尿病** 长期应用糖皮质激素引起患者体内糖代谢紊乱,出现糖耐量受损和糖尿病。

7. **其他** 妊娠期妇女应用糖皮质激素可诱发胎儿畸形或死胎,还可诱发精神失常和癫痫。

【禁忌证】活动性消化性溃疡、新近胃肠吻合术、骨折、创伤修复期、角膜溃疡、肾上腺皮质功能亢进、严重高血压、糖尿病、抗菌药物不能控制的感染(如水痘、真菌)等患者禁用。孕妇禁用。严重精神病和癫痫患者禁用或慎用。当适应证与禁忌证并存时,应权衡利弊,慎重决定。对于病情危重的适应证患者,虽有禁忌证存在,仍不得不用,待危急情况过后,尽早停药或减量。

【药物相互作用】

1. 糖皮质激素与免疫抑制剂合用,增加感染风险。

2. 糖皮质激素与解热抗炎药合用,减少胃黏液分泌,促进蛋白质分解和抑制蛋白质合成,诱发或加重消化性溃疡等疾病。

3. 糖皮质激素与强心苷类合用,可诱发心律失常,与糖皮质激素引起的水钠潴留和排钾有关。

4. 糖皮质激素影响水、电解质代谢,与碳酸酐酶抑制剂合用后,可导致低血钾;糖皮质激素的水钠潴留作用会减弱利尿药的利尿效应。

5. 糖皮质激素与抗抑郁药合用,加重或诱发中枢神经系统疾病。

6. 糖皮质激素与蛋白质同化激素合用,增加水肿发生率,诱发或加重痤疮。

【用法用量】对氧合指标进行性恶化、影像学进展迅速、炎症反应过度激活状态的重型和危重型新冠病毒感染患者,《新型冠状病毒感染诊疗方案(试行第十版)》建议短期内使用地塞米松 5mg/d 或甲泼尼龙 40mg/d,不超过 10 天。

【注意事项】用糖皮质激素治疗新冠病毒感染,应避免长时间、大剂量使用,以减少不良反应。结合各项检测结果,准确评估疾病进程,密切监测患者生命体征,积极寻找替代药物或替代疗法。

(曹永孝)

参 考 文 献

[1] 陆富泉,张晓波,刘国成. 糖皮质激素降低重型/危重型新型冠状病毒

肺炎病死率的系统评价[J].右江医学,2022,50(4):245-253.

[2] 蔡俊,葛卫红.地塞米松在冠状病毒治疗中的应用[J].医药导报,
2020,39(12):1647-1650.

[3] 郭琴琴.糖皮质激素辅助治疗新型冠状病毒肺炎疗效的 Meta 分析
[D].山西:山西医科大学,2021.

[4] 李新刚,关春爽,鹿星梦,等.糖皮质激素在早期干预快速进展新型冠
状病毒肺炎患者的临床研究[J].中国药物警戒,2021,18(10):910-
914,919.

[5] 罗保卫,彭红兵,李宇,等.糖皮质激素治疗重症新型冠状病毒肺炎临
床疗效观察[J].中南医学科学杂志,2020,48(6):628-632.

[6] 江晶晶,冯富娟,高春,等.新型冠状病毒肺炎的药物治疗研究进展
[J].实用医学杂志,2022,38(7):786-790.

托 珠 单 抗

托珠单抗(tocilizumab)是人源化 IL-6 受体单克隆抗体,美
国食品药品监督管理局(FDA)2017 年批准其用于治疗细胞因
子释放综合征,2021 年批准其用于重型、危重型新冠病毒肺炎。
《新型冠状病毒感染诊疗方案(试行第十版)》推荐其用于新冠病
毒感染重型、危重型的治疗。

【药理作用】新冠病毒进入人体,刺激免疫细胞释放炎症
因子(IL-1β、IL-6、IFN-γ、TNF-α)和趋化因子(CCL-2、CCL-3、
CCL-10),保护病毒损伤的细胞。随后,免疫系统过度激活,产生
的大量细胞因子,在抵抗病毒的同时,也损伤正常细胞,导致全
身炎症反应综合征;过度的炎症能引起缺氧、休克,甚至死亡。

IL-6 是炎症因子风暴的关键因子,激动 IL-6 受体,经 Janus 激酶/STAT 信号等多条通路介导炎症效应。托珠单抗是针对 IL-6 受体的抗体,能够干扰 IL-6 受体的可溶性和膜结合位点,阻断 IL-6 的促炎作用,从而缓解病毒感染引起的炎症风暴(图 2-5),改善重型新冠病毒感染患者的发热和低氧血症,降低 C 反应蛋白等炎症指标,改善肺部影像学表现。

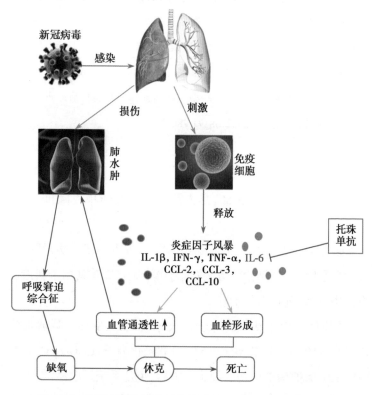

图 2-5　新冠病毒引起的炎症风暴及托珠单抗的作用示意图

【临床应用】

1. 新冠病毒感染 《新型冠状病毒感染诊疗方案(试行第十版)》推荐重型、危重型且 IL-6 水平明显升高者可试用托珠单抗。美国密歇根州的一项随机对照试验,评估托珠单抗治疗对新冠病毒感染患者预后的影响,将 154 例新冠病毒核酸阳性且接受机械通气的患者纳入研究,78 例用托珠单抗治疗,76 例作为对照。结果发现,托珠单抗治疗患者的 D-二聚体较低,血清白蛋白浓度高,生存率更高,病死率低,出院患者数量多,但发生重复感染的可能性是未接受托珠单抗治疗组的两倍以上。表明托珠单抗可提高新冠病毒感染患者的生存率,改善预后,同时须重视重复感染。

在武汉同济医院接受托珠单抗治疗的 15 例新冠病毒肺炎患者中,8 例采用托珠单抗联合巯嘌呤(MP)治疗,5 例患者给予多次托珠单抗治疗,2 例患者给予单次托珠单抗治疗,托珠单抗治疗后 C 反应蛋白水平迅速改善,表明单次托珠单抗治疗对 IL-6 升高 10 倍的中重度新冠病毒肺炎患者有益,对危重度患者或 IL-6 水平极高的患者,应给予重复托珠单抗治疗。

2. 类风湿关节炎 用于抗风湿药物治疗效果不佳的中重度活动性类风湿关节炎的成年患者,托珠单抗与甲氨蝶呤或其他药物联用。

3. 全身幼年型特发性关节炎 用于治疗经非甾体抗炎药和糖皮质激素治疗效果不佳的 2 岁或以上儿童的活动性全身幼年型特发性关节炎,可单药治疗或者与甲氨蝶呤联合使用。

【不良反应】检索了托珠单抗的不良反应个案报道 51 例,

不良反应主要以皮肤及其附件损害(21.6%)和胃肠道损害(21.6%)较多。罗林等收集了托珠单抗的不良反应报告 163 718 份,涉及患者 26 674 例,共挖掘出托珠单抗不良反应信号 747 个,以类风湿关节炎、关节痛、疼痛等较为常见,共发现托珠单抗药品说明书中未记录的不良反应信号 33 种,以血氧饱和度降低、血压降低、心率异常等为主。

【用法用量】

1. 新冠病毒感染重型、危重型且 IL-6 升高者　首次剂量 4~8mg/kg,推荐剂量 400mg,生理盐水稀释至 100mL,输注时间大于 1 小时;首次用药疗效不佳者,可在首剂应用 12 小时后追加应用 1 次(剂量同前),累计给药次数最多 2 次,单次最大剂量不超过 800mg。

2. 类风湿关节炎

(1)托珠单抗成人推荐剂量 8mg/kg,每 4 周静脉滴注 1 次,可与甲氨蝶呤(MTX)或其他抗风湿性药物联用。出现肝药酶异常、中性粒细胞计数降低、血小板计数降低时,可将托珠单抗的剂量减至 4mg/kg。

(2)将托珠单抗用生理盐水稀释至 100mL,静脉滴注 1 小时以上。

(3)体重大于 100kg 的患者,每次静脉滴注剂量不超过 800mg。

3. 全身幼年型特发性关节炎

(1)托珠单抗可以单独应用或与甲氨蝶呤联合使用。推荐每 2 周静脉滴注 1 次,滴注时间 1 小时以上。患者体重 <30kg,

剂量 12mg/kg,每 2 周给药 1 次;患者体重≥30kg,剂量 8mg/kg,每 2 周给药 1 次。

(2) 对于体重≥30kg 的患者,用生理盐水稀释至 100mL,静脉滴注。对于体重 <30kg 的患者,用生理盐水稀释至 50mL,静脉滴注。

【注意事项】

1. 注意过敏反应,有结核等活动性感染者禁用。

2. 出现实验室指标改变(如肝药酶升高、中性粒细胞和血小板减少)时,暂停给药。

(曹永孝)

参 考 文 献

[1] 祝晟,ANDREAS NÜSSLER. 从过度炎症反应认识重症新冠肺炎[J]. 实用休克杂志,2020,4(6):331-333.

[2] 江晶晶,冯富娟,高春,等. 新型冠状病毒肺炎的药物治疗研究进展[J]. 实用医学杂志,2022,38(7):786-790.

[3] 舒冰,蒋威,沈爱宗. 托珠单抗致不良反应文献分析[J]. 中国新药杂志,2021,30(4):369-376.

[4] 罗林,张佳颖,陈力. 基于美国 FAERS 数据库的托珠单抗不良事件信号挖掘[J]. 中国药房,2021,32(15):1874-1879.

[5] 李宗儒,高占成,公丕花. 重型新型冠状病毒肺炎抗炎治疗的研究进展[J]. 中国呼吸与危重监护杂志,2021,20(1):64-69.

[6] 武刚,王军志. 治疗性新型冠状病毒抗体的研究进展[J]. 中国新药杂志,2022,31(21):2073-2080.

巴 瑞 替 尼

美国 FDA2018 年批准巴瑞替尼用于治疗中度至重度活动性类风湿关节炎,2021 年批准用于治疗重症新冠病毒感染患者。

【药理作用】新冠病毒感染可诱发严重的炎症反应,促炎因子 IL-6、TNF-α、IL-8、IL-1β 等引起的炎症因子风暴是诱导重症的主要因素,IL-6 对促进炎症发展起关键作用。

JAK 激酶是细胞的酪氨酸激酶,包括 JAK1、JAK2、JAK3 和 TYK2。其主要底物是信号转导和转录激活因子(STAT)。JAK-STAT 通路参与众多炎症因子(如 IL-6、IL-2、IL-7、G-CSF、TNF-α)的受体后信号转导,在炎症反应、免疫调节等过程中发挥关键作用。炎症因子激动其相应受体后,激活 Janus 激酶/STAT 信号等通路,介导炎症效应。巴瑞替尼是 JAK 激酶抑制剂,通过抑制 JAK1 和 JAK2 酶活性,进而降低 STATs 的磷酸化和活化,使炎症因子不能产生炎症反应,发挥全身抗炎与免疫抑制作用(图 2-6)。

【临床应用】

1. 新冠病毒感染　用于新冠病毒感染重症或危重症患者。巴瑞替尼在亚洲、欧洲、北美洲和南美洲 12 个国家的 101 个中心开展了随机、双盲、安慰剂对照的Ⅲ期临床试验。结果显示,巴瑞替尼显著降低患者全因死亡率,缩短患者临床症状改善时间。巴瑞替尼组进展为氧疗、机械通气比例显著降低(8% vs 13%),死亡率相对降低 38.2%。

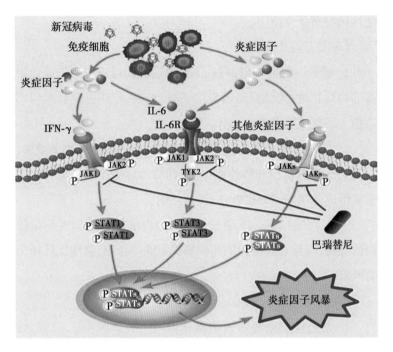

图 2-6　新冠病毒引起的炎症风暴及巴瑞替尼的作用示意图

意大利一项巴瑞替尼治疗中型新冠病毒肺炎的回顾性、多中心研究显示,巴瑞替尼组(113 例)与对照组(78 例)相比,2 周病死率显著降低(0 *vs* 6.4%),入住 ICU 率降低(0.88% *vs* 17.9%),在入院第 1 周和第 2 周的出院率高于对照组(9.7% *vs* 1.3% 和 77.8% *vs* 12.8%)。另一项危重症新冠病毒肺炎患者研究表明,与安慰剂组(50 例)相比,巴瑞替尼组(51 例)28 天的全因死亡率降低(39% *vs* 58%);60 天死亡率也降低(45% *vs* 62%)。

2. **类风湿关节炎**　对抗风湿药疗效不佳或不耐受的中重度活动性类风湿关节炎成年患者,巴瑞替尼可与甲氨蝶呤或其他抗风湿药联合使用。

【不良反应】

1. **感染** 巴瑞替尼抑制了防御性炎症,可诱发感染或使潜在的病灶扩散,感染是最常见的不良反应。使用巴瑞替尼后感染相关不良反应发生率上升。

2. **血液系统** 接受巴瑞替尼治疗的患者血栓形成率增加,主要是深静脉血栓和肺栓塞,也有四肢动脉血栓的报道。对有血栓形成危险因素的患者,应谨慎使用。

3. **肝功能损害** 巴瑞替尼会导致肝脏转氨酶出现剂量依赖性升高,与具有肝毒性的药物如甲氨蝶呤合用,会增加肝损伤的风险。

【用法用量】

1. **重型或危重型新冠病毒感染** 一般每次 4mg,口服,每日 1 次,最多 14 天。

伴有血细胞减少的患者用量:淋巴细胞计数 <200/μL,停用巴瑞替尼。中性粒细绝对计数 <500/μL,停用巴瑞替尼。

对于服用强效 OAT3 抑制剂(如丙磺舒)的患者:将每次 4mg 减至每次 2mg,每日 1 次。如果推荐剂量为每次 2mg,每日 1 次,则减至每次 1mg,每日 1 次。如果推荐剂量为每次 1mg,每日 1 次,考虑停用丙磺舒。

2. **类风湿关节炎** 一般每次 2mg,每日 1 次。对于下述人群,可考虑 4mg,每日 1 次。对传统抗风湿药疗效不佳或不耐受的中重度活动性类风湿关节炎成年患者,或者对肿瘤坏死因子抑制剂疗效不佳的患者。

【注意事项】

1. 孕妇禁用，不建议哺乳期妇女使用。不推荐肌酐清除率 <30mL/min 及重度肝功能损伤的患者使用。

2. 巴瑞替尼可能导致感染风险升高。在活动性、慢性或复发性感染的患者中，使用巴瑞替尼应该考虑风险和获益。巴瑞替尼不用于有活动性结核的患者。

3. 有巴瑞替尼导致淋巴细胞、中性粒细胞及血红蛋白降低的报道，当患者中性粒细胞计数 $<1 \times 10^9/L$、淋巴细胞计数 $<0.5 \times 10^9/L$ 及血红蛋白 <80g/L 时应暂停治疗。

4. 有病毒(如疱疹病毒)再激活的发生。如果患者存在带状疱疹感染，应停止巴瑞替尼治疗。巴瑞替尼治疗前应进行病毒性肝炎筛查。

5. 可出现血脂或转氨酶升高。如出现疑似巴瑞替尼肝损伤，应暂停使用。

6. 存在深静脉血栓风险的患者(如高龄、肥胖、有深静脉血栓病史、手术或卧床等患者)，应慎用。如果出现血栓相关的临床特征，应暂停巴瑞替尼治疗。

(蔡　艳)

参 考 文 献

[1] SATARKER S,TOM A A,SHAJI R A,et al. JAK-STAT pathway inhibition and their implications in COVID-19 therapy [J]. Postgrad Med,2021,133 (5):489-507.

[2] SABER-AYAD M,HAMMOUDEH S,ABU-GHARBIEH E,et al. Current

Status of Baricitinib as a Repurposed Therapy for COVID-19 [J]. Pharmaceuticals (Basel), 2021, 14(7):680.

[3] BIEBER T, FEIST E, IRVINE A D, et al. A review of safety outcomes from clinical trials of baricitinib in rheumatology, dermatology and COVID-19 [J]. Adv Ther, 2022, 39(11):4910-4960.

托 法 替 尼

托法替尼(tofacitinib)是酪氨酸蛋白激酶(JAK)抑制剂。

【药理作用】新冠病毒感染后,刺激免疫细胞释放的炎症因子激动相应受体后,通过酪氨酸蛋白激酶(JAK)/信号转导因子和转录激活因子(STAT)信号通路介导炎症风暴。托法替尼可以抑制 JAK,阻断炎症因子的信号转导,发挥抗炎作用(图 2-7)。

1. 抑制细胞免疫应答 托法替尼抑制细胞内 JAK/STAT 信号通路的 JAK 磷酸化,阻止 STAT 磷酸化,阻断炎症因子的信号转导,发挥抗炎作用。托法替尼能够通过阻断 JAK1 和 JAK2,影响 Th1 细胞的分化及致病性 Th17 细胞的产生;可抑制 JAK2,阻断 βc 家族(IL-3、IL-5、GM-CSF、EPO 和 IFN-γ)的信号转导;可阻断与 JAK3 结合的共同 γC 链细胞因子(IL-2、IL-7、IL-9、IL-15、IL-21 等)的信号转导,同时阻断 gp130 家族(IL-6、IL-11)及Ⅱ型细胞因子受体家族(IFN-α/β、IFN-γ 等)的信号转导,从而阻断以上细胞因子介导的炎症反应等下游事件(如免疫适应性、组织修复、细胞凋亡等)。

2. 抑制体液免疫应答 托法替尼能通过抑制特异性抗原抗体反应,进而抑制 B 细胞和 T 细胞分化增殖及 Ig 类别转换,

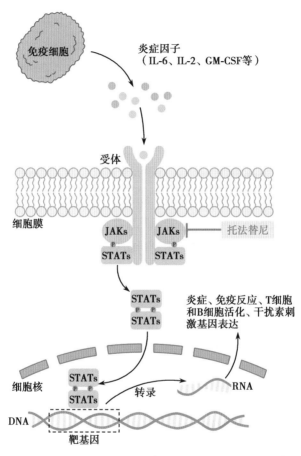

图 2-7　托法替尼抑制新冠病毒炎症风暴的作用机制示意图

并降低血清 IgG 水平,从而抑制体液免疫反应。

【临床应用】

1. 新冠病毒感染　一项多中心、随机、双盲、安慰剂对照试验纳入了 289 例新冠病毒肺炎患者,表明将托法替尼纳入到标准治疗方案中,能降低患者死亡或呼吸衰竭风险。

另 32 名托法替尼治疗患者和 30 名未接受抗细胞因子药物的患者相比,托法替尼组的死亡率和入住重症监护室的发生率低于对照组;托法替尼组的 C 反应蛋白水平低于对照组。结果显示,托法替尼治疗新冠病毒肺炎细胞因子释放综合征安全有效。一项多中心开放随机对照试验,患者分别接受单独标准治疗或托法替尼治疗 2 周,结果表明,大剂量托法替尼治疗新冠病毒肺炎患者可以防止其恶化为呼吸衰竭。

2. **类风湿关节炎**　托法替尼适用于甲氨蝶呤疗效不佳或对其无法耐受的活动性类风湿关节炎患者,可与抗风湿药联合使用。

3. **免疫性疾病**　托法替尼对银屑病、炎性肠病、肾移植排斥反应、多发性硬化、中重度斑秃等有效。

【不良反应】最常见的不良反应是上呼吸道感染、头痛、腹泻和鼻咽炎。最严重的不良反应是严重感染,包括肺炎、蜂窝组织炎、带状疱疹和尿路感染。

【药动学】口服 0.5~1.0 小时达血浆峰浓度,半衰期 3 小时,生物利用度 74%,分布容积 87L,蛋白结合率 40%。约 70% 经肝代谢,30% 经肾清除。

【药物相互作用】托法替尼主要由 CYP3A4 和 CYP2C19 代谢,因此与 CYP3A4 的抑制剂或诱导剂合用时会产生相互作用。①与酮康唑、氟康唑合用,血药浓度会升高。②与肝药酶诱导剂合用,血药浓度会降低,疗效减弱。③与强效免疫抑制剂(如硫唑嘌呤、他克莫司、环孢素)合用,会增加免疫抑制作用的风险。

【禁忌证】

1. 感染者禁用;低蛋白血症(<9g/dL)患者禁用。

2. 不建议重度肝功能损伤患者使用托法替尼。

【用法用量】口服。用于新冠病毒感染者,每次 10mg,每日 2 次。用于类风湿关节炎患者,每次 5mg,每日 2 次。中或重度肾功能不全或者中度肝功能损伤患者,推荐剂量每次 5mg,每日 1 次。

【注意事项】

1. 有慢性或复发性感染、肺结核病史、严重或机会性感染病史的患者使用本品时应充分考虑利弊。

2. 定期检查皮肤;用药过程中应观察胃肠穿孔的症状和体征,以期早期发现。

3. 使用期间应定期监测血细胞计数、血红蛋白、丙氨酸转氨酶(ALT)及血糖。

4. 使用期间应避免接种活疫苗。

(史小莲)

参 考 文 献

[1] 丁琦,孙蔚凌,范卫新. JAK 抑制剂托法替尼治疗斑秃的研究进展[J].
临床皮肤科杂志,2019,48(6):389-392.

[2] ONDA M,GHORESCHI K,STEWARD-THARP S,et al. Tofacitinib
suppresses antibody responses to protein therapeutics in murine hosts[J]. J
Immunol,2014,193(1):48-55.

[3] SATARKER S,TOM A A,SHAJI R A,et al. JAK-STAT pathway inhibition
and their implications in COVID-19 therapy [J]. Postgrad Med,2021,133
(5):489-507.

[4] GUIMARÃES P O,QUIRK D,FURTADO R H,et al. Tofacitinib in

Patients Hospitalized with Covid-19 Pneumonia [J]. N Engl J Med,2021,
385(5):406-415.

[5] IGHANI A,GEORGAKOPOULOS J R,YEUNG J. Tofacitinib for
the treatment of psoriasis and psoriatic arthritis [J]. G Ital Dermatol
Venereol,2020,155(4):400-410.

[6] DOWTY M E,LIN J,RYDER T F,et al. The pharmacokinetics,
metabolism,and clearance mechanisms of tofacitinib,a janus kinase
inhibitor,in humans [J]. Drug Metab Dispos,2014,42(4):759-773.

肝 素

新冠病毒感染患者存在凝血功能障碍,50%重症患者血液呈高凝状态,40%的患者有静脉血栓形成和肺栓塞。新冠病毒可能通过诱导血栓增加并发症的风险。新冠病毒诱导"细胞因子风暴"引起炎症反应,激活免疫系统,活化血小板和白细胞,协同参与内源性凝血途径。同时,激活的补体募集白细胞、活化血小板、上调组织因子和促炎细胞因子表达,增强内源性凝血途径的凝血作用。这些因素最终导致大量凝血酶生成,促使重症患者处于血栓前状态,凝血、抗凝血及纤溶系统紊乱,导致严重血栓并发症,加快疾病进展,甚至死亡。

【药理作用】肝素(heparin)是硫酸化的糖胺聚糖混合物,能干扰凝血,阻止血液凝固。

1. 抗凝作用 肝素抗凝作用迅速而强大,静脉给药10分钟即明显延长凝血时间及活化部分凝血活酶时间,维持3~4小时。其抗凝机制与灭活凝血酶和拮抗血小板有关。

（1）增强抗凝血酶Ⅲ（antithrombin Ⅲ）功能：血液凝固是一系列凝血因子经蛋白酶水解活化的级联反应过程，凝血因子Ⅱa、Ⅸa、Ⅹa、Ⅺa、Ⅻa 是血液凝固过程中的重要酶，激肽释放酶和血小板也参与血液凝固过程。抗凝血酶Ⅲ能与这些凝血因子和激肽释放酶结合，并使之失活，从而使血液不能凝固。肝素可改变抗凝血酶Ⅲ的构象，使其与凝血酶的亲和力增强 1 000 倍，从而产生强大的抗凝血作用。

（2）抗血小板：大剂量肝素还具有抑制血小板黏附、聚集、崩解和抑制血小板磷脂释放，增强纤溶等作用。

2. **抗新冠病毒**　肝素可抑制冠状病毒入侵人体细胞。因为Ⅹa 可切割冠状病毒的 S 蛋白，使其暴露，更易与 ACE2 受体结合，使病毒更有效地感染细胞；肝素增强抗凝血酶Ⅲ功能可使Ⅹa 失活，从而抑制病毒感染细胞。

3. **非抗凝作用**　肝素能增加血管内皮细胞的负电荷，阻止血小板等物质与血管内皮黏附，保护血管内皮细胞；能抑制血管平滑肌细胞增生；还能结合炎症细胞因子，发挥抗炎作用。

【临床应用】

1. 新冠病毒感染

（1）预防静脉血栓形成：《新型冠状病毒感染诊疗方案（试行第十版）》推荐，对具有重症高危因素、病情进展较快的中型、重型和危重型患者可给予治疗剂量的低分子量肝素或普通肝素。

（2）体外膜肺氧合抗凝：在新冠病毒肺炎患者救治中，肝素是体外膜肺氧合抗凝的首选药物。

（3）血液净化治疗抗凝：重症新冠病毒肺炎合并凝血功能障

碍患者的血液净化治疗抗凝,推荐采用普通肝素进行全身抗凝。

2. 其他应用　可用于血栓栓塞性疾病、手术抗凝和弥散性血管内凝血。

【不良反应】可致自发性出血;偶可引起过敏反应及血小板减少;偶见脱发、腹泻、骨质疏松、自发性骨折。

【药动学】肝素口服难吸收,肌内注射局部可发生血肿,常静脉给药。主要在肝经肝素酶代谢为低抗凝活性的尿肝素,部分经肾排泄。肝素半衰期差异较大,肝、肾功能严重障碍者半衰期明显延长。

【禁忌证】对肝素过敏者、有自发出血倾向者、血液凝固迟缓者(如血友病、紫癜、血小板减少等患者)、溃疡患者、恶性高血压患者、脑出血患者、先兆流产及分娩患者、产后出血者禁用。慢性肝功能不全患者减量,严重肝功能不全患者禁用。

【用法用量】重型与危重型新冠病毒肺炎患者,纤维蛋白降解产物≥10μg/mL 和/或 D-二聚体≥5μg/mL 时应用普通肝素抗凝(每小时 3~15U/kg),每日 10 000~15 000U。

【药物相互作用】与抗新冠病毒药物间存在相互作用。磷酸氯喹能抑制维生素 K 依赖性凝血因子的合成,与肝素产生相加或协同作用;部分有活血化瘀功效的中药与抗凝药物合用时,能增加出血风险。

【注意事项】

1. 不能肌内注射。

2. 用药期间监测血小板,初次使用肝素后 4 小时须查凝血功能和血小板计数。

3. 肝素代谢迅速,轻微过量停用即可;严重过量应用硫酸鱼精蛋白中和。

4. 对于使用普通肝素抗凝的患者,推荐使用抗Xa因子水平监测抗凝效应,而不是监测活化部分凝血活酶时间,因为在新冠病毒感染情况下活化部分凝血活酶时间对肝素的反应存在很大的异质性。

5. 应用肝素类药物时,应尽量维持抗凝血酶Ⅲ活性>80%,否则可能影响抗凝效果。

(史小莲)

参 考 文 献

[1]沈国民,沈滟,杨海平.2019冠状病毒病相关血栓形成的研究进展[J].中国病理生理杂志,2021,37(12):2286-2292.

[2]梅恒,胡豫.新型冠状病毒肺炎(COVID-19)患者出凝血功能障碍病因分析及诊治策略[J].中华血液学杂志,2020,41(3):185-191.

[3]邱莎,王娜,张力强,等.抗凝药物在新型冠状病毒肺炎中的合理应用与药学监护[J].中南药学,2020,18(8):1299-1305.

[4]张宏伟,察雪湘,范天黎.抗凝血药[M]//曹永孝,陈莉娜.药理学教程.7版.北京:高等教育出版社,2021:234-237.

低分子量肝素

普通肝素分离或降解可得到低分子量肝素(low molecular weight heparin),其常用的制剂有依诺肝素(enoxaparin)、达肝素钠(dalteparin sodium)、那屈肝素(nadroparin)等。

【药理作用】低分子量肝素抗血栓作用突出,具有特异性抗凝血因子Xa的活性,而对凝血酶及其他凝血因子影响较小;还能减少 IL-6 释放,抑制淋巴细胞增加,可以延缓或阻断"细胞因子风暴"。

【临床应用】

1. 新冠病毒感染预防性抗凝　《新型冠状病毒感染诊疗方案(试行第十版)》推荐对具有重症高风险因素、病情进展较快的中型病例,以及重型和危重型病例,在无禁忌证情况下可给予低分子量肝素,预防性抗凝。

2. 新冠病毒感染抗凝治疗　低分子量肝素半衰期长,不易调整和监测剂量,建议在轻、中度凝血功能障碍时使用。病情有进展为重型或者危重型倾向时,或年龄大于 45 岁的普通型新冠病毒感染患者,早期采用低分子量肝素抗凝治疗为主的综合治疗措施后,患者的 D-二聚体、血乳酸等主要指标逐渐好转,低氧血症、水电解质紊乱得到有效改善,防止病毒造成的肺微血栓形成,延缓病情进展。

【药动学】半衰期长,一次静脉注射抗凝作用可维持 12 小时。

【不良反应】偶见轻微出血,可用硫酸鱼精蛋白治疗;血小板减少罕见;可见过敏反应,注射部位轻度血肿和坏死,转氨酶一过性增高。

【禁忌证】同肝素的禁忌证;此外,急性细菌性心内膜炎患者禁用。

【用法用量】轻型和中型新冠病毒感染:低分子量肝素 1~2

支/日,起始剂量为 1mg/kg,每 12 小时静脉或皮下注射,持续至 D-二聚体水平恢复正常。使用低分子量肝素一旦出现纤维蛋白降解产物≥10μg/mL 和/或 D-二聚体≥5μg/mL,则改用普通肝素抗凝。

【注意事项】

1. 不可肌内注射。

2. 低体重、肾功能损害的患者,出血风险增加,应调整剂量。

3. 用抗 Xa 因子水平监测低分子量肝素剂量,控制抗 Xa 因子水平目标范围为 0.6~1.0U/mL。

4. 治疗期间定期进行血小板计数及全血细胞计数、血液生化和粪便潜血检查。

5. 采用蛛网膜下腔/硬膜外麻醉方式的患者,术前 2~4 小时慎用。

(史小莲)

参 考 文 献

[1] 沈国民,沈滟,杨海平. 2019 冠状病毒病相关血栓形成的研究进展[J]. 中国病理生理杂志,2021,37(12):2286-2292.

[2] 梅恒,胡豫. 新型冠状病毒肺炎(COVID-19)患者出凝血功能障碍病因分析及诊治策略[J]. 中华血液学杂志,2020,41(3):185-191.

[3] 邱莎,王娜,张力强,等. 抗凝药物在新型冠状病毒肺炎中的合理应用与药学监护[J]. 中南药学,2020,18(8):1299-1305.

[4] 宋景春. 新型冠状病毒凝血病与免疫血栓[J]. 血栓与止血学,2022,

28(1):2001-2006.

[5] MCFADYEN J D,STEVENS H,PETER K. The emerging threat of(micro) thrombosis in COVID-19 and its therapeutic implications [J]. Circ Res, 2020,127(4):571-587.

[6] TANG N,BAI H,CHEN X,et al. Anticoagulant treatment is associated with decreased mortality in severe coronavirus disease 2019 patients with coagulopathy[J]. J Thromb Haemost,2020,18(5):1094-1099.

[7] THACHIL J,TANG N,GANDO S,et al. ISTH interim guidance on recognition and management of coagulopathy in COVID-19 [J]. J Thromb Haemost,2020,18(5):1023-1026.

三、解热镇痛药

（一）用于发热和/或疼痛

新冠病毒感染后，多数患者表现为发热、咽痛、头痛、全身酸痛、乏力等。常用于发热和/或疼痛治疗的药物主要是解热镇痛药，如阿司匹林、对乙酰氨基酚、布洛芬、双氯芬酸、吲哚美辛、安乃近等。

阿司匹林泡腾片

【成分】阿司匹林（aspirin）。

【药理作用】阿司匹林也称乙酰水杨酸，是常用的解热镇痛药，有解热、镇痛、抗炎、抗风湿和抑制血小板聚集的作用，其作用机制与抑制环氧合酶，减少前列腺素合成和释放有关。

1. 解热、镇痛　阿司匹林有较强的解热、镇痛作用，能降低发热者的体温，而对正常体温几乎无影响；对常见的慢性钝痛如头痛、牙痛、咽痛、神经痛、肌肉和关节痛、痛经等有良好镇痛效果。

2. **抗炎、抗风湿**　阿司匹林作用于局部炎症组织,能抑制前列腺素和其他引起炎症反应的物质(如激肽、透明质酸酶、溶酶体酶)的合成,并抑制白细胞的趋化而产生抗炎、抗风湿作用,其作用强度随剂量增大而增强。

3. **抑制血小板聚集**　血栓素 A_2（TXA_2）是强大的血小板聚集诱导剂,阿司匹林能抑制环氧合酶,减少血小板中 TXA_2 的生成,进而抑制血小板聚集,防止血栓形成。

【临床应用】

1. **新冠病毒感染**　新冠病毒感染引起的呼吸道炎症,常伴有发热、头痛、咽痛、肌肉酸痛,重型患者血液呈高凝状态。阿司匹林的抗炎、解热、镇痛作用能缓解发热、头痛、咽痛、肌肉酸痛等症状;抑制血小板聚集的作用能缓解患者的血液高凝状态。国务院应对新型冠状病毒肺炎疫情联防联控机制综合组将阿司匹林列入《新冠病毒感染者居家治疗指南》发热参考治疗药物。北京市《新冠病毒感染者用药目录(第一版)》也将阿司匹林泡腾片列为发热治疗药物。

2. **解热、镇痛、抗炎、抗风湿**　可用于普通感冒、流行性感冒引起的发热,缓解轻、中度疼痛,如头痛、关节痛、偏头痛、牙痛、肌肉痛、神经痛、痛经等,还可治疗风湿、类风湿关节炎。

【不良反应】一般剂量短期服用不良反应少。长期大量用药容易出现不良反应。

1. **胃肠道反应**　较常见的有恶心、呕吐、上腹部不适或疼痛等胃肠道反应,停药后多可消失。长期或大剂量服用可能导致胃肠道出血或溃疡。

2. **凝血障碍**　阿司匹林可抑制血小板聚集,延长出血时间。大剂量或长期服用,抑制凝血酶原形成,延长凝血酶原时间而增加出血风险。

3. **过敏反应**　少数患者可表现为荨麻疹、哮喘、血管神经性水肿、过敏性休克等。部分患者服药后迅速出现呼吸困难,严重者可致死亡,称为阿司匹林哮喘。

4. **肝、肾功能损害**　与剂量有关,剂量过大时容易发生。肝、肾损害是可逆性的,停药后可恢复。但有引起肾乳头坏死的报道。

5. **瑞氏综合征(Reye syndrome)**　患有病毒感染性疾病伴发热的儿童和青少年(尤其有脱水症状时)服用阿司匹林后,容易出现阿司匹林毒性反应,表现为肝损害和脑病,可致命。因此,除非治疗川崎病(Kawasaki disease),16岁以下的儿童和青少年不宜服用本品,可用对乙酰氨基酚代替。

6. **水杨酸反应**　剂量过大(每日服用5g以上)或者敏感者可出现头痛、眩晕、恶心、呕吐、耳鸣以及视力、听力减退等,为水杨酸类中毒的表现。严重者可出现高热、过度呼吸、酸碱平衡失调,甚至精神错乱。一旦出现,应立即停药,并静脉滴注碳酸氢钠溶液以碱化尿液,加速阿司匹林自尿液排泄。

7. **中枢神经系统反应**　可引起可逆性耳鸣、听力下降,多在服用一定疗程,血药浓度达200~300μg/mL后出现。

【禁忌证】

1. 活动性溃疡或其他原因引起的消化道出血、严重肝损害、低凝血酶原血症、维生素K缺乏、血友病或血小板减少症患者禁用。

2. 有阿司匹林或其他非甾体抗炎药过敏史者,哮喘、鼻息肉、慢性荨麻疹患者,尤其是出现哮喘、血管神经性水肿或休克者禁用。

3. 重度心力衰竭者禁用。

4. 3 个月以下婴儿、哺乳期妇女和妊娠期妇女禁用。

【药物相互作用】

1. 不宜与抗凝血药(如双香豆素、肝素)及溶栓药(如链激酶)同用。

2. 抗酸药(如碳酸氢钠等)可增加本品自尿液排泄,使血药浓度下降,不宜同用。

3. 不宜与糖皮质激素(如地塞米松等)同用,以免增加胃肠道不良反应。

4. 不宜与口服降糖药及甲氨蝶呤同用,以免妨碍口服降糖药及甲氨蝶呤从肾脏排泄而增强其毒性。

【药动学】口服吸收良好,0.5~2 小时血药浓度达峰值。阿司匹林在吸收过程和吸收后能迅速被胃黏膜、血浆、红细胞和肝脏的酯酶代谢为水杨酸。阿司匹林的血浆半衰期为 15 分钟,代谢生成的水杨酸与血浆蛋白结合率达 80%~90%,游离型可分布于全身组织,也能进入关节腔、脑脊液、乳汁和胎盘。水杨酸主要经肝药酶代谢,大部分产物与甘氨酸结合,少部分与葡萄糖醛酸结合后从肾排泄。同时服用或静脉滴注碳酸氢钠可促进其排泄,降低其血药浓度。

【用法用量】阿司匹林泡腾片规格为每片 0.5g。不可直接吞服,须用温开水溶解后,再口服。治疗发热或缓解疼痛,16 岁以上(含 16 岁)青少年及成人,每次 1 片;必要时,可间隔 4~6 小时重复用药 1 次,24 小时不超过 4 片。治疗风湿、类风湿关节炎,每次 1~2 片,每日 3~4 次。

【注意事项】

1. 用于解热时,连续使用不得超过 3 天;用于止痛时,连续使用不得超过 5 天。

2. 不能同时服用其他含有解热镇痛药的药品(如某些复方抗感冒药)。

3. 服用本品期间不得饮酒或饮用含有酒精的饮料。

4. 痛风、肝功能减退、肾功能减退、心功能不全、鼻出血、月经过多以及有溶血性贫血史者慎用。

5. 发热伴脱水的患儿慎用。

6. 对本品过敏者禁用,过敏体质者慎用。

7. 严重肝损害、低凝血酶原血症、维生素 K 缺乏等患者均应避免服用阿司匹林。

(陶小军)

参 考 文 献

[1] 余建强,刘宁 . 解热镇痛抗炎药[M]// 曹永孝,陈莉娜 . 药理学教程 . 7 版 . 北京:高等教育出版社,2021:126-133.

[2] 马少欣,罗江秀,钟超 . 阿司匹林肠溶片致急性肾衰竭 1 例报道[J]. 临床合理用药杂志,2020,13(12):146-147.

[3] 高丽君 . 阿司匹林致急性肾损伤 1 例报道[J]. 中西医结合心脑血管

病杂志,2019,17(20):3258-3259.

[4]黄红艳,白玉,杨琳东.阿司匹林联合丙种球蛋白治疗川崎病的效果预测及影响因素分析[J].中国妇幼健康研究,2022,33(7):104-108.

对乙酰氨基酚片
(缓释片、颗粒、混悬滴剂、干混悬剂、口服液)

【成分】对乙酰氨基酚(acetaminophen)。

【药理作用】抑制环氧合酶进而抑制前列腺素的合成,具有解热、镇痛作用,但无明显抗炎作用。

1. 解热 对乙酰氨基酚通过抑制下丘脑体温调节中枢的环氧合酶,减少前列腺素合成和释放,降低体温调定点,导致外周血管扩张、出汗,达到解热目的。

2. 镇痛 炎症局部产生与释放致痛化学物质,如缓激肽和前列腺素,其作用于痛觉感受器引起疼痛;前列腺素还增加痛觉感受器对缓激肽等致痛物质的敏感性。对乙酰氨基酚通过抑制前列腺素的合成和释放,提高痛阈而起镇痛作用。

【临床应用】

1. 新冠病毒感染 新冠病毒感染常见发热、疼痛等表现,对乙酰氨基酚能通过抗炎、解热和镇痛作用,缓解症状。国务院应对新型冠状病毒肺炎疫情联防联控机制综合组将对乙酰氨基酚列入《新冠病毒感染者居家治疗指南》发热参考治疗药。北京市《新冠病毒感染者用药目录(第一版)》将对乙酰氨基酚列为发热治疗药物。

2. **发热** 用于普通感冒或流行性感冒引起的发热;为妊娠期妇女及2~6个月儿童发热的首选治疗药物。

3. **疼痛** 缓解轻至中度疼痛,如头痛、偏头痛、牙痛、痛经、关节痛、肌肉痛、神经痛等。

【不良反应】偶见皮疹、荨麻疹及粒细胞减少。长期大量用药会导致肝、肾功能异常。极少数患者使用对乙酰氨基酚可能出现严重的皮肤不良反应,如剥脱性皮炎、中毒性表皮坏死松解症、史蒂文斯-约翰逊综合征、急性泛发性发疹性脓疱病。过量使用对乙酰氨基酚可引起严重肝损伤。

【用法用量】口服。

混悬滴剂:2个月~1岁,每次15mg/kg,若持续发热,可重复使用,两次间隔最短6小时。1~3岁,每次1~1.5mL(0.1~0.15g);4~6岁,每次1.5~2mL(0.15~0.2g);7~9岁,每次2~3mL(0.2~0.3g);10~12岁,每次3~3.5mL(0.3~0.35g)。若持续发热或疼痛,每4~6小时1次,24小时不超过4次。

口服混悬液:用滴管量取。12岁以下小儿:1~3岁,体重10~15kg,每次3mL(0.096g);4~6岁,体重16~21kg,每次5mL(0.16g);7~9岁,体重22~27kg,每次8mL(0.256g);10~12岁,体重28~32kg,每次10mL(0.32g)。

缓释片:成人和12岁以上儿童每次1片(0.65g),若持续发热或疼痛,每8小时1次,24小时不超过3次。

普通剂型:6~12岁儿童每次0.25g;12岁以上儿童及成人每次0.5g;若持续发热或疼痛,可间隔4~6小时重复用药1次,24小时内不得超过4次。

【注意事项】

1. 警惕肝功能损伤。对乙酰氨基酚口服每日最大量不超过2g,超剂量使用可引起严重肝损伤。应尽量避免合并使用含有对乙酰氨基酚或其他解热镇痛药的药品,以避免药物过量或导致毒性协同作用。长期用药应定时检查肝生化指标,如发现指标异常或出现可能与肝损伤有关的临床表现时,应立即停药。N-乙酰半胱氨酸是对乙酰氨基酚中毒的拮抗药,宜尽早应用。

2. 对乙酰氨基酚为对症治疗药,用于解热时连续使用不得超过3天,用于止痛时不得超过5天。

3. 过敏者禁用;过敏体质者、对阿司匹林过敏者、肝肾功能不全者慎用。服用期间不得饮酒或含有酒精的饮料。

(蔡　艳)

参 考 文 献

[1] 余建强,刘宁. 解热镇痛抗炎药[M]//曹永孝,陈莉娜. 药理学教程. 7版. 北京:高等教育出版社,2021:126-133.

[2] 罗双红,温杨,朱渝,等. 中国0至5岁儿童病因不明急性发热诊断和处理若干问题循证指南:病因、实验室检查和治疗部分解读[J]. 中国循证儿科杂志,2016,11(4):292-301.

[3] 郑册,卓蕴慧. 对乙酰氨基酚引起的肝衰竭[J]. 肝脏,2015,20(10):827-828,835.

[4] 张华锋,彭桂清,聂红兵. 含对乙酰氨基酚抗感冒药的严重不良反应回顾[J]. 中国执业药师,2011,8(5):3-6.

布洛芬片
（缓释胶囊、混悬滴剂、颗粒、混悬液、栓）

【成分】布洛芬（ibuprofen）。

【药理作用】布洛芬通过抑制环氧合酶，减少前列腺素合成，发挥抗炎、解热、镇痛等作用。

1. 抗炎　前列腺素是参与炎症反应的重要活性物质，能扩张血管，增加血管通透性，导致局部充血、水肿和疼痛。布洛芬减少前列腺素合成产生抗炎作用。

2. 解热　炎症产生的内源性致热原使中枢合成与释放前列腺素，前列腺素作用于体温调节中枢，提高体温调定点，使产热增加，散热减少，体温升高。布洛芬通过抑制前列腺素的合成发挥解热作用。

3. 镇痛　在炎症发生时，局部产生与释放致痛化学物质，如缓激肽和前列腺素。缓激肽作用于痛觉感受器引起疼痛；前列腺素可使痛觉感受器对缓激肽等致痛物质的敏感性提高。布洛芬可抑制前列腺素的合成，产生镇痛作用。

4. 抗风湿　布洛芬有较强的抗风湿作用。

【临床应用】

1. 新冠病毒感染　新冠病毒感染常见发热、全身疼痛等表现，布洛芬能通过抗炎、解热、镇痛的作用缓解症状。国务院应对新型冠状病毒肺炎疫情联防联控机制综合组将布洛芬列入《新冠病毒感染者居家治疗指南》发热参考治疗药。北京市《新冠病毒感染者用药目录（第一版）》将布洛芬列为发热治疗药物。

2. **普通感冒或流行性感冒引起的发热** 有降低发热者体温的作用。

3. **轻、中度疼痛** 缓解头痛、关节痛、偏头痛、牙痛、肌肉痛、神经痛、痛经等。

4. **关节炎** 用于风湿性及类风湿关节炎、骨性关节炎、痛风性关节炎、强直性脊柱炎等慢性关节炎急性发作期或持续性的关节肿痛。

【不良反应】

1. **胃肠道反应** 少数患者可出现恶心、呕吐、腹痛、腹泻、便秘、肠胃胀气、胃烧灼感或轻度消化不良、胃肠道溃疡及出血等。

2. **神经系统反应** 如头痛、头晕、耳鸣、视力模糊、精神紧张、嗜睡等。

3. **过敏反应** 罕见皮疹、荨麻疹、瘙痒、支气管哮喘。极罕见严重皮肤过敏反应(如剥脱性皮炎、多形红斑、表皮坏死松解症)、咽喉水肿、呼吸困难、心动过速和低血压。

4. **肾脏损害** 罕见过敏性肾炎、膀胱炎、肾病综合征、肾乳头坏死或肾衰竭,在长期使用时可伴有血清尿素水平升高和水肿。

5. **造血障碍** 极罕见贫血、白细胞减少症、血小板减少症、全血细胞减少症、粒细胞缺乏症等。

6. **其他** 有出现水肿、高血压和心力衰竭的报道。

【用法用量】口服。

混悬滴剂:6个月~3岁小儿退热,每次5~10mg/kg;可间隔4~6小时重复用药1次,24小时不超过4次。或按滴管量取:6~11个月,1滴管(1.25mL,0.05g);12~23个月,1.5滴管(1.875mL,0.075g);2~3岁,2滴管(2.5mL,0.1g)。

混悬液:1~3岁,体重10~15kg,每次4mL(0.08g);4~6岁,体重16~21kg,每次5mL(0.1g);7~9岁,体重22~27kg,每次8mL(0.16g);10~12岁,体重28~32kg,每次10mL(0.2g)。若持续发热或疼痛,可间隔4~6小时重复用药1次,24小时不超过4次。

片剂/胶囊/颗粒剂/干混悬剂等常释剂型:12岁以上儿童或成人,每次0.2g,若持续发热或疼痛,可间隔4~6小时重复用药1次,24小时不超过4次。

缓释胶囊:成人每次1粒(0.3g),每日2次。因起效较普通剂型慢,且作用时间长,更适用于疼痛的治疗。

栓剂:直肠给药,1~3岁儿童,每次50mg;4~6岁儿童,每次100mg。若持续发热或疼痛,可间隔4~6小时重复用药1次,24小时不超过4次。

【注意事项】

1. 对布洛芬或其他非甾体抗炎药过敏者;心脏手术前后;对阿司匹林过敏的患者;有活动性或既往有消化性溃疡史,胃肠道出血或穿孔的患者禁用。因布洛芬可导致胎儿动脉导管早闭,妊娠期妇女应避免使用。

2. 支气管哮喘、肝肾功能不全、凝血机制或血小板功能障碍(如血友病)等患者慎用。有消化性溃疡、胃肠道出血、心功能不全、高血压等病史的患者需在医生指导下使用。

3. 布洛芬为对症治疗药,不宜长期或大量使用,用于止痛时不得超过 5 天;用于解热时不得超过 3 天。

4. 不能同时服用其他含有解热镇痛药的药品(如某些复方抗感冒药)。

5. 服药期间避免饮酒。

(蔡　艳)

参 考 文 献

[1] 余建强,刘宁. 解热镇痛抗炎药[M]//曹永孝,陈莉娜. 药理学教程. 7 版. 北京:高等教育出版社,2021:126-133.

[2] 马建萍,谷丽丽. 布洛芬缓释胶囊致急性肾损伤[J]. 药物不良反应杂志,2022,24(10):557-558.

[3] 谢雪黎,魏珍,陈玲景,等. 花红片联合布洛芬治疗湿热瘀阻型原发性痛经临床研究[J]. 新中医,2022,54(20):103-106.

[4] 王菊平,李志玲,刘红霞,等. 1 例布洛芬引起儿童肝衰竭病例分析[J]. 儿科药学杂志,2022,28(11):28-31.

[5] 谷彤彤,张航,程楚豪,等. 布洛芬与对乙酰氨基酚的药品不良反应对比分析[J]. 中国医院用药评价与分析,2022,22(9):1145-1148,1152.

[6] 李琴,卓嘎,金美玲,等. 布洛芬致重度肝损伤和急性肾衰竭[J]. 药物不良反应杂志,2021,23(6):317-318.

精氨酸布洛芬颗粒

【成分】精氨酸布洛芬(ibuprofen arginine)。

【药理作用】精氨酸布洛芬为布洛芬精氨酸盐,提高了布洛芬的溶解度,使吸收更快。药理作用同布洛芬,通过抑制前列腺素的合成,发挥镇痛、解热和抗炎作用。

【临床应用】

1. 新冠病毒感染 新冠病毒感染常见发热、全身疼痛等表现,精氨酸布洛芬能通过抗炎、解热、镇痛作用缓解症状。北京市《新冠病毒感染者用药目录(第一版)》将精氨酸布洛芬列为发热治疗药物。

2. 发热 用于普通感冒或流行性感冒的发热。

3. 轻、中度疼痛 如头痛、偏头痛、关节痛、牙痛、肌肉痛、神经痛、痛经等。

4. 关节炎 用于风湿性及类风湿关节炎、骨性关节炎、痛风性关节炎、强直性脊柱炎等慢性关节炎急性发作期或持续性的关节肿痛。

【不良反应】

1. 胃肠道反应 可有恶心、呕吐、腹胀、胃灼热、胃痛、食欲减退、腹泻或便秘、胃肠道溃疡、糜烂性胃炎。

2. 偶见反应能力受限 主要是在饮酒时出现头痛、头晕、嗜睡、抑郁、焦虑、思维混乱、幻听、听觉和视觉障碍、中毒性弱视。极少数病例可观察到精神病表现。

3. 过敏反应 出现风疹、紫癜、瘙痒等,极罕见皮肤疾病(如多形红斑)、支气管哮喘等。

4. 其他 系统性红斑狼疮、血液系统改变(如粒细胞减少症、血小板减少症、溶血性贫血)、肾乳头坏死、间质性肾炎、肾功能减退、肝功能障碍、心脏病患者发生急性肺水肿等。

【用法用量】口服。成人和 12 岁以上青少年患者,每次 0.2g,每日 3~4 次。

【注意事项】

1. 精氨酸布洛芬颗粒中含有阿司帕坦,不适用于苯丙酮尿症患者。精氨酸布洛芬颗粒含有蔗糖,糖尿病患者应酌量使用或遵医嘱服用。

2. 其余注意事项同布洛芬。

(蔡　艳)

参 考 文 献

[1] 许俊羽,梁雁,赵侠,等. 精氨洛芬片剂与颗粒剂在健康受试者体内的生物等效性[J]. 中国临床药理杂志,2009,25(3):215-218.

[2] 王润玲,刘印忠,高建华,等. 布洛芬精氨酸盐解热镇痛及抗炎作用的研究[J]. 中国药师,1999,2(1):8-10.

[3] 冷晓梅,张奉春,栗占国,等. 精氨洛芬治疗膝骨关节炎和类风湿关节炎的疗效和安全性的多中心随机开放对照研究[J]. 中华风湿病学杂志,2009,13(3):175-177.

[4] 李伟,王家祎. 精氨洛芬治疗类风湿关节炎的疗效和安全性研究[J]. 世界最新医学信息文摘,2018,18(101):147.

[5] 郭军华,黄烽,张江林. 精氨洛芬治疗膝骨关节炎有效性和安全性观察[J]. 中国药物应用与监测,2010,7(4):197-200.

[6] 黄文辉. 精氨酸布洛芬颗粒口服致变态反应 1 例[J]. 中国药业,2014,23(13):8.

双氯芬酸钠缓释片
（肠溶片、缓释胶囊、肠溶缓释胶囊、栓）

【成分】双氯芬酸（diclofenac）。

【药理作用】双氯芬酸抑制环氧合酶，减少前列腺素的合成和释放而发挥解热、镇痛、抗炎作用。

1. 解热　作用于下丘脑体温调节中枢，下调体温调节点，引起外周血管扩张，使散热增加，产热减少，体温降低。

2. 镇痛　抑制前列腺素的合成和释放，阻断炎症组织痛觉神经冲动的形成。

3. 抗炎　抑制前列腺素的合成，降低白细胞的趋化性及溶酶体酶的释放，抑制炎症反应。

【临床应用】

1. 新冠病毒感染　新冠病毒感染常见发热、全身疼痛等表现，双氯芬酸通过抗炎、解热、镇痛作用缓解症状。北京市《新冠病毒感染者用药目录(第一版)》将双氯芬酸列为发热治疗药物。

2. 发热　各种原因引起的发热。

3. 疼痛　急性的轻、中度疼痛，如牙痛、头痛、痛经；手术后、创伤后、劳损后的疼痛；各种软组织疼痛，如腱鞘炎、滑囊炎、肌痛及运动后损伤性疼痛等。

4. 炎性和退行性风湿病　类风湿关节炎、强直性脊柱炎、骨关节病等。

【不良反应】

1. 胃肠道反应　常见恶心、呕吐、腹泻、消化不良、腹痛、食欲减退;罕见胃炎、胃肠道出血、溃疡等。

2. 中枢神经系统反应　头痛、头晕、嗜睡等。

3. 过敏反应　常见为皮疹,哮喘较为罕见。

4. 肝、肾功能损害　转氨酶升高较为常见,罕见肝炎、黄疸、水肿等。

【用法用量】

1. 口服剂型　①胶囊剂,饭前服用。每日 100~150mg;症状较轻者,每日 75~100mg,分 2~3 次服用。②缓(控)释胶囊:整粒吞服,勿嚼碎。每次 0.1g,每日 1 次。③软胶囊:饭前服用。成人,每日 3~4 次,每次 25~50mg。④肠溶胶囊:成人每日 1 次,每次 75mg,必要时可增至每日 2 次,每次 75mg。⑤片剂、缓释/控释片、肠溶片:饭前服用。每日 100~150mg;症状较轻者,每日 75~100mg,分 2~3 次服用。为了减少夜间疼痛和晨僵发生,日间可用片剂治疗,同时睡前使用栓剂作为辅助(每日剂量最高不超过 150mg)。

2. 栓剂　直肠给药,起始剂量为每日 100~150mg,病情较轻或长期治疗时,每日给予 75~100mg。每日总剂量应分 2~3 次使用。

【注意事项】

1. 妊娠后 3 个月、重度心力衰竭及肝肾功能不全患者,有活动性消化性溃疡/出血或既往曾复发溃疡/出血或使用其他非甾体抗炎药后出现胃肠道出血/穿孔者禁用;对阿司匹林及其他非甾体抗炎药过敏者禁用。禁用于冠状动脉搭桥手术围术期疼痛的治疗。

2. 老年患者应使用最低有效剂量治疗；同时使用含有低剂量阿司匹林或其他可能增加胃肠道风险药物的患者，可考虑与保护性药物（如质子泵抑制剂或米索前列醇）联合治疗；当患者发生胃肠道出血或溃疡时，应停药。

3. 一般不建议在已经确诊为心血管疾病（如充血性心力衰竭、缺血性心脏疾病、外周动脉疾病）或者未控制的高血压患者中使用双氯芬酸。如果确实需要，建议剂量≤100mg/d。

4. 可能暂时抑制血小板聚集。患有凝血功能障碍的患者应密切监护。

5. 在患有哮喘、季节性变应性鼻炎、鼻黏膜水肿、慢性阻塞性肺疾病或呼吸道慢性感染患者中，哮喘加重、荨麻疹较其他患者更为常见。出现皮疹、黏膜病变或其他任何超敏反应时，停用本品并对症治疗。

6. 心功能不全或肾功能不全患者、有高血压病史患者、老年患者，接受利尿药或其他能显著影响肾功能药物的患者，以及任何原因引起的细胞外液体不足的患者，在用药时应特别谨慎。

7. 注意监测肝功能。

（蔡　艳）

参 考 文 献

［1］余建强，刘宁．解热镇痛抗炎药［M］//曹永孝，陈莉娜．药理学教程．7版．北京：高等教育出版社，2021：126-133.

［2］杨晓芬．双氯芬酸钠栓致过敏性休克1例［J］.中国实用医药，2020，

15(17):158-159.

[3] 郭剑蕾.双氯芬酸钠栓术后镇痛效果及不良反应研究[J].数理医药学杂志,2020,33(3):430-431.

[4] MATVEEV A V,KRASHENINNIKOV A E,EGOROVA E A,et al. Application of drug-related problems approach to analysis of non-steroidal anti-inflammatory drugs[J]. Pharmacy & Pharmacology,2019,7(4):215-223.

吲哚美辛栓

【成分】吲哚美辛。

【药理作用】通过抑制环氧合酶,减少前列腺素的合成和释放,产生效应。

1. 镇痛 抑制前列腺素,阻断炎症组织痛觉神经冲动的形成。

2. 抗炎 抑制前列腺素,抑制白细胞的趋化性及溶酶体酶的释放,抑制钙的迁移,抑制炎症反应。

3. 解热 降低下丘脑体温调节中枢周围前列腺素水平,降低体温调定点,减少产热,血管扩张、出汗,增加散热,使体温下降。

【临床应用】吲哚美辛是作用最强的解热镇痛抗炎药之一,因不良反应多且重,仅在其他药物疗效不佳时使用。

1. 新冠病毒感染 新冠病毒感染常见发热、全身疼痛等表现,吲哚美辛通过抗炎、解热、镇痛作用缓解症状。北京市《新冠病毒感染者用药目录(第一版)》将吲哚美辛栓列为以发热为主的新冠病毒感染者的治疗药物。

2. 发热　包括肿瘤、血液疾病引起的发热。

3. 疼痛　如头痛、关节痛、偏头痛、牙痛、肌肉痛、神经痛、癌痛等。

4. 关节炎　用于风湿性及类风湿关节炎、骨性关节炎、强直性脊柱炎等。

【不良反应】

1. 胃肠道反应　包括食欲减退、恶心、腹痛;上消化道溃疡,偶可引起穿孔、出血;腹泻(有时因溃疡引起)。

2. 中枢神经系统反应　25%~50% 患者有前额痛、眩晕,偶有精神失常。

3. 泌尿系统反应　出现血尿、水肿、肾功能不全,老年人多见。

4. 造血系统反应　可引起粒细胞减少、血小板减少、再生障碍性贫血等。

5. 过敏反应　常见为皮疹,严重者出现哮喘、血管性水肿及休克等。

【用法用量】肛门给药。每次 1 粒(100mg),每日 1 次。

【注意事项】

1. 孕妇、哺乳期妇女、儿童禁用;精神失常、癫痫、帕金森病、重度心力衰竭及肝肾功能不全等患者禁用;有活动性消化性溃疡/出血或既往曾复发溃疡/出血或使用其他非甾体抗炎药后出现胃肠道出血/穿孔者禁用;对阿司匹林及其他非甾体抗炎药过敏者、血管神经性水肿或支气管哮喘患者禁用。

2. 吲哚美辛解热作用强,防止大汗和虚脱,应补充液体。

3. 服用该药出现胃肠道出血或溃疡时,应立即停用。

4. 吲哚美辛通过抑制血小板聚集,可延长出血时间,血友病及其他出血性疾病、再生障碍性贫血、粒细胞减少等患者慎用;如有胸痛、气短、无力、言语含糊等表现,应立即就诊。

5. 吲哚美辛可能引起致命的、严重的皮肤不良反应,如剥脱性皮炎、史蒂文斯-约翰逊综合征和中毒性表皮坏死松解症。在出现皮疹或过敏反应的其他征象时,应停用。

6. 高血压和心力衰竭患者慎用,用药期间应定期监测血压、血象及肝肾功能。

（蔡　艳）

参 考 文 献

[1] 余建强,刘宁.解热镇痛抗炎药[M]//曹永孝,陈莉娜.药理学教程.7版.北京:高等教育出版社,2021:126-133.

[2] 储倩雯,周巧玲,马维娜,等.吲哚美辛栓致孕产妇弥散性血管内凝血1例[J].中国医院药学杂志,2021,41(11):1182-1184.

[3] 陈志高,屈伟.35例吲哚美辛栓不良反应的文献分析[J].中国新药杂志,2018,27(1):115-118.

[4] 李月阳,王妍,赵宏伟,等.吲哚美辛栓致迟发型过敏性休克和药疹[J].药物不良反应杂志,2017,19(3):237-238.

[5] 高艳.吲哚美辛栓致重度哮喘并休克1例[J].医药导报,2016,35(6):666.

［6］陆小锋,林细州,余颖聪.吲哚美辛致下消化道大出血1例［J］.医药
　　导报,2015,34(9):1258.

［7］王春燕,孙颖,杨勇,等.吲哚美辛栓致精神行为异常1例及文献复习
　　［J］.中国药业,2021,30(22):120-122.

［8］张李巧,江永贤,李根,等.1例妊娠期超说明书使用吲哚美辛栓导致
　　中毒性表皮坏死松解症［J］.中国药师,2020,23(6):1149-1152.

洛索洛芬钠片

【成分】洛索洛芬钠(loxoprofen)。

【药理作用】洛索洛芬为前体药物,在体内转化为活性代谢物 tans-OH 体发挥作用。

1. 镇痛　洛索洛芬对胃黏膜刺激小,口服后经消化道转化的活性代谢物有很强的抑制前列腺素生物合成的作用,从而发挥镇痛作用。

2. 解热　洛索洛芬通过抑制前列腺素合成发挥解热作用。一项研究分析对比洛索洛芬、布洛芬、对乙酰氨基酚的退热疗效,结果显示,洛索洛芬钠退热优于布洛芬,与对乙酰氨基酚相当。

3. 抗炎　洛索洛芬具有很强的抑制前列腺素生物合成的作用,从而减轻炎症相关的红、肿、热、痛等反应。

【临床应用】

1. 新冠病毒感染　新冠病毒感染常见发热、全身疼痛等表现,洛索洛芬能通过抗炎、解热、镇痛作用缓解症状。北京市《新冠病毒感染者用药目录(第一版)》将洛索洛芬列为发热治疗

药物。

2. **解热** 用于普通感冒或流行性感冒引起的发热。

3. **镇痛、抗炎** 用于风湿性及类风湿关节炎、骨性关节炎、肩周炎、强直性脊柱炎以及手术、创伤、拔牙后的镇痛和抗炎等。

【不良反应】主要有消化系统症状（如胃部不适感、腹痛、恶心、呕吐、食欲不振等）、水肿、皮疹、荨麻疹等。

【用法用量】口服。

抗炎、镇痛：每次 60mg，每日 3 次。

解热、镇痛：每次 60mg，原则上每日 2 次，每日最多 180mg（3 片）。空腹时不宜服药。

【注意事项】

1. 禁用人群包括妊娠期及哺乳期妇女；儿童；对本品过敏或服用阿司匹林或其他非甾体抗炎药后诱发哮喘、荨麻疹或过敏反应的患者；有用非甾体抗炎药后发生胃肠道出血或穿孔病史的患者；有活动性消化性溃疡/出血史的患者；重度心力衰竭患者；严重血液学异常患者；严重肝、肾功能损害者。禁用于冠状动脉搭桥手术围术期疼痛的治疗。

2. 避免与其他非甾体抗炎药合并用药。根据控制症状需要，在最短治疗时间内使用最低有效剂量，可以使不良反应降到最低。

3. 当服用该药发生胃肠道出血或溃疡时，或出现皮肤皮疹或过敏反应等其他征象时，应停用。

4. 因可能发生血栓事件，如有胸痛、气短、无力、言语含糊等表现,应立即就诊。

5. 整个治疗过程中应监测血压,有高血压和/心力衰竭史者应慎用。

(蔡　艳)

参 考 文 献

[1] 余建强,刘宁.解热镇痛抗炎药[M]//曹永孝,陈莉娜.药理学教程.7版.北京:高等教育出版社,2021:126-133.

[2] 张雨涵.洛索洛芬对类风湿关节炎患者炎症、类风湿因子及生活领域质量的影响[J].中国社区医师,2016,32(23):52,54.

[3] 金昌,吴常生,穆永旭,等.洛索洛芬钠超前镇痛对子宫动脉栓塞术后疼痛的临床疗效分析[J].中华介入放射学电子杂志,2017,5(1):17-19.

[4] 王晨,高谦,李成建.洛索洛芬不良反应文献概述[J].中国药物滥用防治杂志,2014,20(5):300,305.

[5] 王飞,江红娟,郑小春,等.21例洛索洛芬严重不良反应分析[J].医药导报,2020,39(11):1566-1569.

安 乃 近 片

【成分】安乃近(analgin)为氨基比林和亚硫酸钠相结合的化合物,易溶于水,作用较氨基比林快而强。

【药理作用】通过抑制环氧合酶,进而抑制前列腺素合成和释放,产生解热、镇痛、抗炎作用,解热镇痛作用较氨基比林快而强。

1. 解热 病原体及其毒素刺激中性粒细胞,产生并释放内热原(IL-1)使下丘脑附近合成前列腺素,作用于体温调节中枢,提高体温调定点,产热增加,散热减少,体温升高。氨基比林抑制前列腺素合成,降低发热者体温。

2. 镇痛 炎症局部释放致痛化学物质(如缓激肽等),同时产生并释放前列腺素。缓激肽作用于痛觉感受器引起疼痛;前列腺素可使痛觉感受器对缓激肽等致痛物质的敏感性提高,对炎性疼痛起放大作用。氨基比林抑制前列腺素合成,发挥镇痛作用。

3. 抗炎 前列腺素是炎症反应的重要活性物质,能扩张血管,增加血管通透性,导致充血、水肿。氨基比林抑制前列腺素合成和释放,发挥抗炎作用。

【临床应用】

1. 新冠病毒感染 新冠病毒感染引起呼吸系统炎症,常有发热、疼痛等症状。安乃近片中的氨基比林能解热、镇痛、抗炎,从而缓解各种症状。北京市《新冠病毒感染者用药目录(第一版)》将安乃近片列为发热治疗药。

2. 解热、镇痛 安乃近片既可用于高热时的解热,也可用于头痛、偏头痛、肌肉痛、关节痛、痛经等。

【不良反应】对胃肠道的刺激虽较小,但可引起多种不良反应。

1. 血液方面 可引起粒细胞缺乏症,发生率1.1%,严重者有致命危险,亦可引起自身免疫性溶血性贫血、血小板减少性紫癜、再生障碍性贫血等。

2. **皮肤方面** 可引起荨麻疹、渗出性红斑等过敏性表现，严重者可发生剥脱性皮炎、表皮松解症等。

3. **其他** 可发生过敏性休克，甚至导致死亡，其主要发生在与其他解热镇痛药联合应用时。也有出现肝功能衰竭的报道。

【药动学】口服吸收完全，2小时内血药浓度达峰值，半衰期为1~4小时。

【用法用量】口服。成人常用量：每次0.5~1g，需要时服，最多每日3次。小儿：每次10~20mg/kg，每日2~3次。

【禁忌证】对氨基比林或吡唑啉酮类药物有过敏史者禁用。

【注意事项】

1. 安乃近的代谢产物可进入乳汁，孕妇及哺乳期妇女不宜应用。

2. 用药超过1周时应检查血象，一旦发生粒细胞减少或溶血性贫血，血小板减少，应立即停药，并及时采取相应措施。

（赵万红　曹永孝）

参考文献

［1］余建强，刘宁. 解热镇痛抗炎药［M］//曹永孝，陈莉娜. 药理学教程. 7版. 北京：高等教育出版社，2021：126-133.

［2］陈春. 近10年青岛市9家医院安乃近临床使用中安全性分析［J］. 医药导报，2021，40（4）：477-481.

［3］周丽华，李庆云. 安乃近导致爆发性肝功能衰竭死亡1例［J］. 药物流

行病学杂志,2016,25(9):596-597.

[4] 袁曼,方维军,陈坚.安乃近片致粒细胞缺乏1例[J].中国药物警戒,
2015,12(10):635,637.

米格来宁片

【成分】复方制剂。每片含安替比林0.27g、咖啡因27mg。

【药理作用】

1. 解热、镇痛、抗炎　前列腺素在中枢有致热作用,在外周有致炎、致痛和痛觉增敏作用。安替比林通过抑制环氧合酶,减少前列腺素合成和释放,从而产生解热、镇痛、抗炎作用。

2. 收缩脑血管,缓解头痛和偏头痛　咖啡因作用于大脑皮质,使精神兴奋,思维活跃,提高对外界的感应性。此外,咖啡因能兴奋迷走神经,直接扩张皮肤、肺、肾血管及心脏冠脉血管,改善血液循环,但其对脑血管却产生收缩作用,这也是其缓解头痛和偏头痛的机制。

3. 其他作用　咖啡因能舒张支气管平滑肌和胆道平滑肌,并能增加肾小球滤过率,减少肾小管对钠离子的重吸收而产生利尿作用。

【临床应用】

1. 新冠病毒感染　新冠病毒感染常引起发热、头痛、咽痛、肌肉酸痛等症状。米格来宁片中的安替比林能解热、镇痛、抗炎;咖啡因兴奋大脑皮质,扩张皮肤及内脏血管,收缩脑血管,增加血液循环,并有利尿作用,能有效协同安替比林治疗头痛和偏头痛,从而缓解新冠病毒感染的多种症状。北京市《新冠病毒感

染者用药目录(第一版)》将米格来宁片列为新冠病毒感染发热治疗药物。

2. **缓解疼痛** 米格来宁片可缓解偏头痛,也可用于头痛、神经痛、风湿痛、坐骨神经痛等。

【不良反应】长期大量用药易出现不良反应。

1. 安替比林肝、肾毒性较大。大鼠灌胃半数致死量为 1.8g/kg,对人的致死量为 5~30g/kg。

2. 安替比林不良反应相对较多,可引起皮疹、发绀、消化不良、胰腺炎、失眠、虚脱、粒细胞减少、过敏性休克等。

3. 治疗量咖啡因不良反应较少见。咖啡因剂量较大(超过 400mg)时,容易兴奋中枢神经系统,引发激惹、烦躁不安、心动过速、血压升高等。

【药动学】口服易吸收,作用迅速,持续时间长。吸收后迅速分布至全身,主要在肝代谢,代谢产物主要经肾从尿液排泄。安替比林和咖啡因的血浆半衰期分别为 12 小时和 4 小时。

【用法用量】口服,每次 1 片,必要时 2 片,但每次不得超过 2 片。根据需要每日可服用 1~3 次。

【禁忌证】

1. 对安替比林和咖啡因类药物过敏者禁用。

2. 肝、肾功能障碍者禁用。

3. 孕妇和哺乳期妇女禁用。

【注意事项】

1. 由于不良反应严重,临床应用日趋减少,安替比林、氨基比林、安乃近等药物的片剂已在 1982 年被淘汰。目前,这部分药物多以复方制剂成分存在。

2. 因所含的安替比林不良反应较大,须在医生指导下使用。

（陶小军）

参考文献

［1］余建强,刘宁.解热镇痛抗炎药［M］//曹永孝,陈莉娜.药理学教程.7版.北京:高等教育出版社,2021:126-133.

［2］张硕峰,方晓艳.药理学［M］.5版.北京:中国中医药出版社,2021:142-143.

［3］刘维斌.口服米格来宁致过敏性休克1例［J］.实用医学杂志,2009,25(12):1954.

［4］孙秀玖,吴洋,杨晓峰,等.米格来宁诱导药源性胰腺炎一例［J］.中华急诊医学杂志,2014,23(5):515.

［5］张庆华,赵红.米格来宁致过敏性皮炎［J］.临床误诊误治,2007,20(4):87.

［6］付艳蓉,付艳芳.口服米格来宁致过敏及固定药疹感染［J］.中国医药导报,2006,3(27):86.

去 痛 片

【成分】复方制剂。每片含氨基比林150mg、非那西丁150mg、咖啡因50mg、苯巴比妥15mg。

【药理作用】

1. 解热、镇痛、抗炎 氨基比林和非那西丁能抑制环氧合酶,减少下丘脑前列腺素的合成和释放,恢复体温调节点,使血管扩张,出汗,增加散热而起退热作用。氨基比林能抑制炎症组织的前列腺素合成和释放,起镇痛作用和抗炎作用。

2. **收缩脑血管**　咖啡因能兴奋大脑皮质,提高对外界的感应性,并收缩脑血管,减少脑动脉搏动,缓解偏头痛,并增强氨基比林和非那西丁缓解头痛的效果。

3. **镇静、催眠、抗惊厥**　苯巴比妥能抑制中枢神经,随着剂量的增加,可依次产生镇静、催眠、抗惊厥、抗癫痫等作用,还可增强氨基比林和非那西丁的镇痛作用,并能预防高热所致的惊厥。

【临床应用】

1. **新冠病毒感染**　新冠病毒感染常引起发热、头痛、咽痛、四肢酸痛等症状,严重者可导致全身抽搐、肌肉痉挛等惊厥反应,并伴有烦躁和失眠等。去痛片中的氨基比林具有解热、镇痛、抗炎的作用;非那西丁能增强其解热、镇痛作用;咖啡因能缓解头痛和偏头痛;苯巴比妥可镇静、催眠、抗惊厥,并能增强氨基比林和非那西丁的作用,从而缓解多种症状。北京市《新冠病毒感染者用药目录(第一版)》将去痛片列为新冠病毒感染发热治疗药。

2. **解热、缓解疼痛**　去痛片可用于感冒引起的发热,以及关节痛、神经痛、头痛、偏头痛、咽痛、痛经等轻至中度疼痛,尤其适用于对阿司匹林过敏者或不适于用阿司匹林者(如水痘、血友病、出血性疾病、消化性溃疡、胃炎等以及抗凝治疗的患者)。

3. **镇静、催眠、预防惊厥**　去痛片中的苯巴比妥能改善患者的焦虑、紧张、不安和失眠状况,并能预防高热所致的惊厥。

【不良反应】去痛片所含的氨基比林、非那西丁和苯巴比妥的不良反应较多。

1. 氨基比林　可引起呕吐、皮疹、发热、大量出汗及口腔炎等,少数可引起中性粒细胞缺乏、再生障碍性贫血、渗出性红斑、剥脱性皮炎、龟头糜烂等。氨基比林在胃酸下与食物发生作用,可形成致癌性亚硝基化合物,特别是形成的亚硝胺有潜在的致癌性。

2. 非那西丁　长期服用非那西丁可引起肾乳头坏死、间质性肾炎并发生急性肾衰竭,甚至可能诱发肾盂癌和膀胱癌。非那西丁还容易使血红蛋白形成高铁血红蛋白,使血液中红细胞的携氧能力下降而导致发绀,还可引起溶血、肝脏损害,并对视网膜有一定毒性而影响视力。

3. 苯巴比妥　长期服用苯巴比妥,偶可引起叶酸缺乏和低钙血症,罕见巨幼红细胞性贫血和骨软化。1%~3% 服用苯巴比妥的人可出现皮肤反应,多表现为各种皮疹,严重者可出现剥脱性皮炎和中毒性表皮坏死松解症。有报道苯巴比妥可引起肝炎和肝功能紊乱。大剂量苯巴比妥可引起眼球震颤、共济失调和严重的呼吸抑制等,属于过量引起的中毒反应。长时间使用苯巴比妥可发生药物依赖,停药后容易发生停药综合征。

【药动学】去痛片口服易吸收,作用迅速,持续时间较长。各成分吸收后主要在肝脏代谢。其中,苯巴比妥代谢个体差异较大,口服需 0.5~1 小时起效,作用维持时间平均 10~12 小时,血浆半衰期成人为 50~144 小时,小儿为 40~70 小时。

【用法用量】口服,按需要每次 1~2 片,每日 1~3 次。成人退热疗程不超过 3 天,镇痛疗程不宜超过 10 天。小儿按体重每次 10~15mg/kg,可每 4~6 小时服 1 次,12 岁以下小儿每日不超过 5 次,疗程不超过 5 天。

【禁忌证】

1. 对氨基比林、非那西丁、咖啡因、苯巴比妥类药物过敏者禁用。

2. 服用阿司匹林或其他非甾体抗炎药后诱发哮喘、荨麻疹或过敏反应者禁用。

3. 冠状动脉搭桥手术围术期疼痛者禁用。

4. 有非甾体抗炎药引发胃肠道出血或穿孔病史者禁用。

5. 有活动性消化性溃疡或出血,或者既往曾复发溃疡或出血者禁用。

6. 重度心力衰竭者禁用。

7. 孕妇及哺乳期妇女禁用。

【药物相互作用】

1. 长期饮酒或应用其他肝药酶诱导剂,尤其是应用巴比妥类药或其他解痉药的患者,长期或超量服用时,有发生肝脏毒性反应的危险。

2. 大量或长期应用时,因可减少凝血因子在肝内的合成,有增强抗凝药的作用,故合用抗凝药时应根据凝血酶原时间进行剂量调整。

3. 长期大量与阿司匹林或其他非甾体抗炎药合用时,可增加肾毒性(包括肾乳头坏死、肾及膀胱癌等)的危险。

4. 去痛片与抗病毒药齐多夫定合用时,由于可互相降低与葡萄糖醛酸的结合而降低各药的清除率,从而增加毒性,因此应避免同时应用。

【注意事项】

1. 对各种创伤性剧痛和内脏平滑肌绞痛无效。

2. 避免与其他非甾体抗炎药(如 COX-2 抑制剂)合用,以免增加胃肠道不良反应(如溃疡、出血和穿孔)等。

3. 可能引起严重心血管和血栓性不良事件,如心肌梗死和中风等。

4. 警惕胸痛、气短、无力、言语含糊等表现,当有任何上述表现时,应停药并就医。

5. 有高血压或心力衰竭病史的患者慎用。

6. 可能引起致命的、严重的皮肤不良反应,如剥脱性皮炎和中毒性表皮坏死松解症,当出现上述反应时,应停药并就医。

7. 本品所含的苯巴比妥与其他中枢抑制剂合用,有协同抑制中枢作用,存在下列情况时慎用:轻微脑功能障碍、低血压、高血压、贫血、甲状腺功能低下、肾上腺功能减退、心/肝/肾功能损害、高空作业、精细和危险工种作业者。

8. 对于老年人,容易致肝、肾功能障碍,慎用。

9. 因本品可导致多种不良反应,如肝肾毒性、过敏反应、血液系统毒性、致癌、致畸,妊娠期和哺乳期妇女禁用。

(陶小军)

参 考 文 献

[1] 张硕峰,方晓艳. 药理学[M].5 版. 北京:中国中医药出版社,2021:96-97.

［2］魏柳毅,陈琴仙.苯巴比妥引起药物性皮疹伴严重肝损害1例患者的护理[J].护理与康复,2018,17(7):95-97.

［3］朱香淑,李英子,宋燕青,等.长期服用去痛片致严重消化道出血三例[J].实用药物与临床,2015,18(10):1268-1270.

［4］方杰,颜廷凯,林伟清,等.去痛片致紫癜型药疹1例[J].中国皮肤性病学杂志,2017,31(3):322-323.

［5］余平子,陈泽宇,李伟泽,等.去痛片致大疱性表皮松解症[J].药物不良反应杂志,2019,21(6):480-481.

［6］钱霞,李彤彤,郑利光.去痛片致多发水疱病一例[J].中国医院用药评价与分析,2018,18(10):1438-1439.

［7］冷红梅,万紫旭,李建,等.去痛片口服致慢性肾功能不全1例[J].河北医学,2015,21(8):1547-1548.

［8］段伟.去痛片致过敏性休克的护理体会[J].内蒙古中医药,2014,33(7):157.

复方对乙酰氨基酚片

【成分】复方制剂。每片含对乙酰氨基酚 250mg、阿司匹林 250mg、咖啡因 65mg。

【药理作用】阿司匹林与对乙酰氨基酚通过抑制环氧合酶,进而抑制前列腺素的合成和释放,产生解热、镇痛作用。咖啡因能收缩脑血管,减少脑血管搏动幅度,可增强阿司匹林与对乙酰氨基酚缓解头痛的作用。

【临床应用】

1. 新冠病毒感染　新冠病毒感染主要引起发热、全身疼痛等症状,复方对乙酰氨基酚片通过其解热、镇痛作用可以对症治疗。北京市《新冠病毒感染者用药目录(第一版)》将复方对乙酰氨基酚片列为治疗药物,用于缓解发热、头痛、关节痛、肌肉痛等症状。

2. 其他　用于普通感冒或流行性感冒引起的发热,也用于缓解轻至中度疼痛,如头痛、关节痛、偏头痛、牙痛、肌肉痛、神经痛、痛经。

【不良反应】

1. 胃肠道反应较常见,有恶心、呕吐、上腹部不适或疼痛等。大剂量服用会出现胃肠道出血或溃疡。

2. 少见或罕见支气管哮喘、皮疹、荨麻疹、皮肤瘙痒、血尿和肝损害。

【用法用量】口服,成人每次 1 片,若持续发热或疼痛,可间隔 4~6 小时重复用药一次,24 小时内不超过 4 次。

【禁忌证】

1. 孕妇、哺乳期妇女禁用。

2. 喘息、鼻息肉综合征、对阿司匹林及其他解热镇痛药过敏者禁用。

3. 血友病或血小板减少症患者禁用。

4. 有活动性出血性疾病患者禁用。

5. 严重肝、肾功能不全者禁用。

【注意事项】

1. 用于解热时连续使用不超过 3 天,用于止痛时不超过 5 天。

2. 痛风、心功能不全、鼻出血、月经过多及有溶血性贫血史者慎用;肝、肾功能不全者慎用。

3. 不能同时服用其他含有解热镇痛药的药品。

4. 服用本品期间不得饮酒或含有酒精的饮料。

【药物相互作用】

1. 不宜与抗凝药(如双香豆素、肝素)同用。

2. 与糖皮质激素同用,可增加胃肠道不良反应。

3. 不宜与氯霉素、巴比妥类、颠茄类药物同服。

(姚　形)

参 考 文 献

[1] 张寒钰.复方对乙酰氨基酚片致过敏性休克合并多脏器功能不全[J].药物不良反应杂志,2016,18(5):371-372.

[2] 余建强,刘宁.解热镇痛抗炎药[M]//曹永孝,陈莉娜.药理学教程.7版.北京:高等教育出版社,2021:126-133.

(二)用于发热和/或疼痛伴呼吸道症状

新冠病毒感染上呼吸道如鼻、咽、喉黏膜,毒素除引起发热、疼痛等全身症状外,同时引起黏膜局部的炎症表现,如分泌物增多、流清涕、鼻塞、打喷嚏等卡他症状,小儿高热甚至可以引起惊厥。在多症状的情况下,应用复方制剂能起到较好的缓解作用。

解热镇痛、通鼻止嚏药

氯芬黄敏片

【成分】复方制剂。每片含双氯芬酸钠 15mg、人工牛黄 15mg、马来酸氯苯那敏 2.5mg。

【药理作用】具有解热、镇痛、抗炎、抗过敏等作用。

1. 解热、镇痛、抗炎　制剂中的双氯芬酸钠是衍生于苯乙酸类的解热镇痛抗炎药,抑制前列腺素合成的作用强于阿司匹林和吲哚美辛。其作用机制是抑制环氧合酶,阻断花生四烯酸向前列腺素转化;促进花生四烯酸与甘油三酯结合,降低细胞内花生四烯酸浓度,间接抑制白三烯的合成,减少缓激肽等产物;抑制炎性渗出,减轻炎性介质的致痛作用,达到解热镇痛和抗炎的目的。人工牛黄的主要成分如胆红素、胆酸、胆固醇、无机盐等具有解热、镇痛、镇静、抗炎等作用。

2. 抗过敏　制剂中的马来酸氯苯那敏又称为扑尔敏,是抗过敏药。通过拮抗 H_1 受体而对抗组胺的过敏反应,可缓解上呼吸道感染引起的鼻充血,缓解鼻塞、流涕等症状;还有阻断 M 胆碱受体和抑制中枢的作用。

【临床应用】

1. 新冠病毒感染　新冠病毒感染的主要临床表现有发热、肌肉酸痛、乏力、咽痛、咳嗽、打喷嚏、鼻塞等。氯芬黄敏片能缓解发热与疼痛;通过其抗炎、抗过敏作用,可缓解打喷嚏、鼻塞、流涕的症状。北京市《新冠病毒感染者用药目录(第一版)》推荐氯芬黄敏片用于治疗以发热为主的新冠病毒感染。

2. 感冒 用于感冒引起的头痛、发热、鼻塞、流涕、咽痛等症状。

【不良反应】

1. 消化系统反应 主要为胃部不适、恶心、呕吐、胃痛等，发生率约为 10%。比较少见的不良反应有黄疸、急性肝功能损害、上消化道出血、十二指肠球部溃疡等。有个例出现急性胃黏膜病变和呕血。

2. 泌尿系统反应 主要为水肿、血尿（常见）、间质性肾炎、急性肾衰竭。

3. 过敏反应 如支气管哮喘、皮炎、过敏性紫癜、过敏性休克等。个例出现急性喉水肿。

4. 呼吸系统反应 如胸闷、咽喉痛等。个例出现肺水肿、急性呼吸衰竭等。

5. 血液系统反应 主要是溶血性贫血。

6. 其他 如头痛、头晕、嗜睡、心悸、性功能障碍等。

【药物相互作用】

1. 可降低胰岛素和其他降糖药作用，使血糖升高。

2. 与阿司匹林或其他水杨酸类药同用时，药效不增加，而胃肠道不良反应及出血倾向发生率增高。

3. 可增强金刚烷胺、抗胆碱药、吩噻嗪类药的作用。

4. 与三环类抗抑郁药同时服用时，可使后者增效。

【药动学】口服吸收快，完全。血药浓度约 6 小时达峰值，经肝代谢，经肾排出。人工牛黄可通过胎盘，少量氯苯那敏可由乳汁排出。

【用法用量】口服。每次 1~2 片,每日 3 次。或遵医嘱。

【注意事项】

1. 可能引发儿童血尿,新生儿、早产儿禁用,儿童慎用。

2. 对本品所含成分过敏者,肝、肾功能不全者,孕妇、哺乳期妇女严禁使用。

3. 有消化性溃疡病史、哮喘史、膀胱颈部梗阻、幽门十二指肠梗阻、心血管疾病、高血压、青光眼等患者,应在医生指导下使用。

4. 用药期间不可驾驶车船、高空作业、操作机械及从事危险性工作。

(秦 琦)

参 考 文 献

[1] 蔡进金,蔡宏 . 感冒用药指南[M]. 北京:金盾出版社,2009:184-185.

[2] 陈统辉,沈芸荪 . 新编上海药物实用手册[M]. 上海:同济大学出版社,2006:225.

[3] 丁木赛 . 感冒通严重副反应 12 例[J]. 第一军医大学学报,1996,16(1):146-147.

[4] 孙维佳,金龙,李福俊 . 感冒通的不良反应[J]. 中国医院药学杂志,2002,22(2):64.

[5] 邵树俊,刘昌燕 . 感冒通致肺水肿 1 例[J]. 药物流行病学杂志,1997,6(2):106.

[6] 李建林 . 氯芬黄敏致震颤麻痹及哮喘 1 例[J]. 医药导报,2006,25(6):

588.

[7] 王国威. 药品不良反应信息大全[M]. 北京:中国医药科技出版社,
2012:725.

[8] 叶汉平. 口服感冒通导致急性溶血1例[J]. 中国医师杂志,2003,
2(S1):350-351.

[9] 张笑双,杨小琴. 感冒通的不良反应[J]. 中国乡村医药,2001,8(4):
26-27.

复方氨酚烷胺胶囊

【成分】复方制剂。每粒含对乙酰氨基酚 250mg、盐酸金刚烷胺 100mg、马来酸氯苯那敏 2mg、人工牛黄 10mg、咖啡因 15mg。

【药理作用】复方氨酚烷胺胶囊各药配伍,可增强解热、镇痛效果,并改善感冒的多种症状。

1. **解热、镇痛** 对乙酰氨基酚抑制中枢的环氧合酶,减少下丘脑体温调控中枢前列腺素合成,使体温调控中枢的调定点恢复正常,降低发热者的体温。同时,抑制致痛物质前列腺素的合成,并降低其对多种致痛物质的痛觉增敏作用,因而有解热和镇痛作用,但对乙酰氨基酚的抗炎作用很弱。

2. **抗流感病毒** 金刚烷胺可以抗甲型流感病毒,能阻止甲型流感病毒穿入呼吸道上皮细胞,抑制病毒繁殖。

3. **抗组胺作用** 氯苯那敏为 H_1 受体拮抗剂类抗过敏药,能降低毛细血管的通透性,缓解支气管平滑肌收缩所致的喘息,减轻流涕、鼻塞、打喷嚏等症状,并有明显的中枢抑制作用。

4. **缓解头痛和偏头痛** 咖啡因兴奋中枢,收缩脑血管,能缓解头痛和偏头痛,还能增强对乙酰氨基酚的解热和镇痛作用,并减轻氯苯那敏所致的嗜睡、头晕等中枢抑制作用。

5. **其他** 人工牛黄具有解热、镇惊作用,可以缓解高热和高热引发的抽搐。

【临床应用】

1. **新冠病毒感染** 新冠病毒感染常引起发热、头痛、咽痛、肌肉疼痛、鼻塞、流涕、打喷嚏等症状,少数患者还可因高热诱发抽搐。复方氨酚烷胺胶囊中的对乙酰氨基酚解热、镇痛;氯苯那敏减轻流涕、鼻塞、打喷嚏症状;人工牛黄解热、镇惊,能增强对乙酰氨基酚的作用,并能缓解患者的焦虑、不安和高热引发的抽搐;咖啡因能兴奋中枢,缓解头痛和偏头痛,并减轻氯苯那敏的中枢抑制作用,从而缓解新冠病毒感染的多种症状。北京市《新冠病毒感染者用药目录(第一版)》将复方氨酚烷胺胶囊列为新冠病毒感染引起发热、流涕、鼻塞、打喷嚏等症状的治疗药。

2. **感冒和流行性感冒** 适用于缓解普通感冒及流行性感冒引起的发热、头痛、四肢酸痛、打喷嚏、流涕、鼻塞、咽喉痛等症状。

【不良反应】

1. 有时有轻度头晕、乏力、恶心、上腹不适、口干、食欲缺乏和皮疹等,多可自行恢复。

2. 对乙酰氨基酚剂量过大时,可产生肝毒性,如 10~15g 对乙酰氨基酚可引起成人急性中毒性肝坏死,久用还可引起肾损伤。

3. 金刚烷胺可通过胎盘,动物实验发现其有致畸作用,且可由乳汁排泄,因而可能影响胎儿和婴幼儿发育。偶可引起白细胞或粒细胞减少,偶致惊厥和癫痫发作等精神障碍。长期使用还可引起食欲减退、皮肤出现网状青斑等。

【药动学】口服吸收快而完全,作用较持久。除金刚烷胺主要以原形从肾脏排泄外,其他成分主要在肝脏代谢,代谢产物主要通过尿液从肾脏排泄。

【用法用量】口服。成人,每次 1 粒,每日 2 次。预防用药时,如与感冒患者密切接触后,可每日服用 1 粒,持续服用不超过 10 天。

【禁忌证】

1. 对金刚烷胺、对乙酰氨基酚、氯苯那敏、人工牛黄、咖啡因类药物过敏者禁用。

2. 活动性消化性溃疡者禁用。

3. 严重肝、肾功能不全者禁用。

4. 孕妇和哺乳期妇女禁用。

【药物相互作用】

1. 与其他解热镇痛抗炎药同用,可增加肝、肾毒性的危险。

2. 不宜与氯霉素、巴比妥类(如苯巴比妥)药物等合用。

【注意事项】

1. 服用期间不得饮酒或饮用含有酒精的饮料。

2. 服药期间不驾驶机、车、船,不进行高空作业、机械作业及精密仪器操作。

3. 不能同时服用与本品成分相似的其他抗感冒药。

4. 前列腺肥大、青光眼等患者以及老年人应在医生指导下使用。

5. 肝、肾功能不全患者慎用,有脑血管病史、精神病史或癫痫病史的患者慎用。

(陶小军)

参 考 文 献

[1] 余建强,刘宁. 解热镇痛抗炎药[M]//曹永孝,陈莉娜. 药理学教程. 7版.北京:高等教育出版社,2021:126-133.

[2] 杨鑫,邓方,李光健,等. 复方氨酚烷胺片所致精神障碍1例报告[J]. 吉林医学,2022,43(4):1144-1145.

[3] 吴晓平,孙晓静,李进峰. 复方氨酚烷胺胶囊致大疱性表皮松解型药疹[J]. 药物不良反应杂志,2021,23(7):381-383.

[4] 赵亚丽,秦丽蓉,轩宗香,等. 复方氨酚烷胺片过敏致固定型药疹1例[J]. 中国药物滥用防治杂志,2021,27(3):388-389,401.

[5] 段海鑫,夏卉芳,李丽荣,等. 感冒药复方氨酚烷胺不良反应分析[J]. 山东化工,2021,50(6):158-159,163.

[6] 孔仕波,夏丽,金凤. 腹膜透析患者口服复方氨酚烷胺胶囊中毒8例的治疗体会[J]. 中国乡村医药,2021,28(5):11.

[7] 王冬雪,李延玲,侯继秋. 复方氨酚烷胺片致血液透析患者脑病1例[J]. 中国药物应用与监测,2020,17(5):345-347.

[8] 沈媛,侍海存,张娴娴. 表现为运动障碍和精神症状的复方氨酚烷胺不良反应10例临床分析[J]. 临床荟萃,2016,31(12):1344-1346.

解热镇痛、通鼻止嚏、镇咳药

氨酚麻美干混悬剂

【成分】复方制剂。每包含对乙酰氨基酚 80mg、盐酸伪麻黄碱 7.5mg、氢溴酸右美沙芬 2.5mg。

【药理作用】

1. 解热镇痛　对乙酰氨基酚抑制环氧合酶,能减少前列腺素的生成和释放,使下丘脑体温调控中枢上调的体温调定点恢复正常,通过血管扩张、出汗等使机体产热减少、散热增加,从而降低发热者的体温。同时,还能提高痛觉感受器的痛阈值而产生镇痛作用。

2. 收缩血管,缓解鼻塞和流涕　伪麻黄碱为拟交感神经药,能促进交感神经末梢突触囊泡去甲肾上腺素的释放,激动 α 肾上腺素受体,收缩鼻咽黏膜血管,消除鼻咽部黏膜充血、肿胀,显著减轻鼻塞、流涕等症状。

3. 镇咳　右美沙芬通过抑制延髓咳嗽中枢而发挥较强的镇咳作用,可缓解无痰或少痰性干咳,治疗量也不抑制呼吸,无依赖性。

【临床应用】

1. 新冠病毒感染　新冠病毒感染引起呼吸系统炎症,常有发热、头痛、咽痛、四肢酸痛、鼻塞、流涕、打喷嚏、咳嗽等症状。氨酚麻美干混悬剂中的对乙酰氨基酚可解热、镇痛;伪麻黄碱消除鼻咽黏膜充血、肿胀,减轻鼻塞、流涕、打喷嚏症状;右美沙芬抑制咳嗽中枢而镇咳,因而能缓解新冠病毒感染引起的多种症状。北京市《新冠病毒感染者用药目录(第一版)》将氨酚麻美干混悬剂列为新冠病毒感染发热、流涕、鼻塞、打喷嚏、咳嗽等感冒症状治疗药物。

2. 感冒和流行性感冒　缓解儿童普通感冒及流行性感冒引起的发热、头痛、四肢酸痛、打喷嚏、流涕、鼻塞、咳嗽、咽痛等症状。

【不良反应】

1. 有轻度头晕、乏力、恶心、上腹不适、口干、食欲缺乏和皮疹等,多可自行恢复。

2. 有较轻的不安、失眠等中枢兴奋作用。

【药动学】口服吸收快而完全,各成分主要在肝脏代谢,代谢产物主要通过肾排泄。

【用法用量】用温开水调成混悬液(1 包加水 10mL)后,口服。每日 3~4 次,1~3 岁每次服 1 包;4~6 岁每次服 1.5 包;7~10 岁每次服 2 包;11~14 岁每次服 4 包。

【禁忌证】

1. 对伪麻黄碱、对乙酰氨基酚、右美沙芬类药物过敏者禁用。

2. 严重肝、肾功能不全者禁用。

3. 痰多难以咳出者、哮喘性咳嗽者、严重肺部疾病者禁用。

4. 哺乳期妇女、妊娠 3 个月内的孕妇禁用。

5. 有精神病史者禁用。

【药物相互作用】

1. 与齐夫多定、阿司匹林或其他非甾体抗炎药合用,明显增加肝、肾毒性。

2. 不宜与氯霉素、巴比妥类(如苯巴比妥)、解痉药(如颠茄)、酚妥拉明、洋地黄苷类并用。

3. 对乙酰氨基酚能减少凝血因子在肝内的合成,有增强抗凝药的作用,长期或大量使用时应注意根据凝血酶原时间调整用量。

4. 右美沙芬与单胺氧化酶抑制剂或抗抑郁药合用可导致痉挛、反射亢进、异常昏睡等,因此2周内曾使用过单胺氧化酶抑制剂或抗抑郁药的患者禁用。

【注意事项】

1. 含伪麻黄碱,运动员慎用。

2. 服用其他拟交感神经药、减轻鼻黏膜充血药时,应慎用。

3. 服用期间不得饮酒或饮用含有酒精的饮料。

4. 不能同时服用与本品成分相似的其他抗感冒药。

5. 服用期间不驾驶机、车、船或从事高空作业、机械作业。

6. 心脏病、高血压、糖尿病、抑郁症、哮喘、甲状腺功能亢进、眼压高、前列腺肥大等患者及对拟交感神经药敏感者慎用。

7. 肝、肾功能不全者慎用。

(陶小军)

参 考 文 献

[1] 余建强,刘宁.解热镇痛抗炎药[M]//曹永孝,陈莉娜.药理学教程.7版.北京:高等教育出版社,2021:126-133.

[2] 闫向真.氨酚麻美干混悬剂治疗150例小儿上呼吸道感染的临床疗

效观察[J].中国现代药物应用,2016,10(14):140-141.

[3] 张宁,马艳.氨酚麻美干混悬剂联合蓝芩口服液治疗儿童上呼吸道感染临床观察[J].中国中医药现代远程教育,2020,18(4):227-229.

[4] 郑双利,徐智胜.氨酚麻美干混悬剂治疗儿童血液疾病继发上呼吸道感染的临床观察[J].中华肿瘤防治杂志,2016,23(S1):220-221.

[5] 张爱娇.探究磷酸奥司他韦颗粒和氨酚麻美干混悬剂结合治疗小儿季节性流感的临床效果[J].中国实用医药,2021,16(7):146-148.

[6] 殷静静.氨酚麻美干混悬剂治疗60例小儿上呼吸道感染的临床症状改善分析[J].健康之路,2016,15(5):113.

酚麻美敏混悬液

【成分】复方制剂。每1mL含对乙酰氨基酚32mg、盐酸伪麻黄碱3.0mg、氢溴酸右美沙芬1.0mg、马来酸氯苯那敏0.2mg。

【药理作用】酚麻美敏混悬液为感冒用药类非处方药,具有解热镇痛、减轻鼻黏膜充血、镇咳和抗组胺作用。

1. 解热镇痛 对乙酰氨基酚为非甾体解热镇痛药,通过抑制下丘脑体温调控中枢的环氧合酶,减少前列腺素 E_2 的合成和释放,使体温调控中枢的调定点恢复正常,通过扩张外周血管、出汗等达到解热的目的;通过抑制致痛物质和痛觉增敏物质前列腺素 E_1 的合成和释放,提高机体的痛阈值而起到镇痛作用。

2. 收缩血管,缓解鼻塞和流涕 伪麻黄碱为拟肾上腺素药,能促进交感神经末梢突触囊泡去甲肾上腺素的释放,激动 α

肾上腺素受体,收缩黏膜血管,消除鼻咽黏膜充血、肿胀、显著减轻鼻塞、流涕和打喷嚏等症状。

3. **镇咳** 右美沙芬为非依赖性中枢镇咳药,通过抑制延髓咳嗽中枢而产生镇咳作用。

4. **抗组胺作用** 氯苯那敏为 H_1 受体阻断药,能对抗内源性炎症和过敏介质组胺引起的微血管扩张和毛细血管通透性增加,从而协同伪麻黄碱的作用,显著减轻鼻塞、鼻咽水肿、流涕和打喷嚏等症状。

【临床应用】

1. **新冠病毒感染** 新冠病毒感染引起呼吸系统炎症,常有发热、头痛、咽痛、肌肉酸痛、鼻塞、流涕、打喷嚏、咳嗽等症状。酚麻美敏混悬液中的对乙酰氨基酚可解热、镇痛;右美沙芬抑制咳嗽中枢而镇咳;伪麻黄碱减轻鼻咽部黏膜充血和肿胀,减轻鼻塞、流涕、打喷嚏症状;氯苯那敏的抗组胺作用能协同伪麻黄碱的作用,因而能缓解新冠病毒感染引起的多种症状。北京市《新冠病毒感染者用药目录(第一版)》将酚麻美敏混悬液列为新冠病毒感染引起发热、流涕、鼻塞、打喷嚏、咳嗽等症状治疗的药物。

2. **小儿感冒和流行性感冒** 可减轻普通感冒或流行性感冒引起的发热、头痛、咽痛、肌肉酸痛、打喷嚏、流涕、鼻塞、咳嗽等多种症状。

【不良反应】

1. 偶有头晕、皮疹等,多可自行恢复。

2. 可能引起嗜睡,也可能引起兴奋,特别是儿童。

3. 剂量过大或用药时间过长,可能影响肾功能。

【药动学】口服吸收快而完全,服药后30分钟产生作用,可维持4小时。各成分主要经肝药酶代谢,代谢产物主要通过肾脏从尿液排泄。

【用法用量】使用前摇匀,口服。2岁以下小儿应遵医嘱,2~12岁儿童用药量如下:

2~3岁(体重12~14kg)者,每次用量2.5~3.5mL;

4~6岁(体重15~20kg)者,每次用量4~4.5mL;

7~9岁(体重22~26kg)者,每次用量6mL;

10~12岁(体重28~32kg)者,每次用量8mL。

若症状不缓解,可间隔4~6小时重复用药1次,24小时不超过4次。

【禁忌证】

1. 对伪麻黄碱、对乙酰氨基酚、右美沙芬、氯苯那敏类药物过敏者禁用。

2. 严重肝、肾功能不全者禁用。

【药物相互作用】

1. 与其他解热镇痛药同用,可增加肾毒性的危险。

2. 不宜与降血压药、镇静药或催眠药合用。

3. 服用期间不得饮酒或饮用含酒精类的饮料。

4. 不宜与氯霉素、巴比妥类、解痉药、酚妥拉明、洋地黄苷类药合用。

5. 正在服用单胺氧化酶抑制剂或停药2周内的患者,禁用本品。

【注意事项】

1. 不得超量服用,过量服用疗效不一定增加,还可能导致不良反应。

2. 不得与其他含对乙酰氨基酚或其他解热镇痛药同时服用。

3. 连续用药,症状未见缓解者,请就医诊治。

4. 慢性咳嗽、咳嗽伴大量黏痰者不宜服用。如咳嗽持续超 1 周,或伴有发热、皮疹、持续头痛、慢性支气管炎、青光眼、心脏病、高血压、甲状腺疾病、糖尿病的患者,请在医生指导下服用。

5. 在部分儿童中可引起兴奋,也可引起嗜睡。

6. 肝肾功能不全者、孕妇及哺乳期妇女慎用。

(陶小军)

参 考 文 献

[1] 余建强,刘宁.解热镇痛抗炎药[M]//曹永孝,陈莉娜.药理学教程.7 版.北京:高等教育出版社,2021:126-133.

[2] 邓春燕,王立明.磷酸奥司他韦颗粒联合酚麻美敏混悬液治疗小儿季节性流感的临床效果[J].临床合理用药杂志,2021,14(19):129-131.

[3] 朱丹燕.酚麻美敏致前列腺结石患者急性尿潴留继发急性肾损伤[J].药物不良反应杂志,2021,23(6):330-332.

[4] 杨增强.酚麻美敏片联合愈美甲麻敏糖浆对急性上呼吸道感染治疗的临床效果分析[J].海峡药学,2015,27(10):138-139.

复方氨酚甲麻口服液

【成分】复方制剂。每 1mL 含对乙酰氨基酚 11.25mg、氢溴酸右美沙芬 0.6mg、马来酸氯苯那敏 93.75μg、盐酸甲基麻黄碱 0.937 5mg、愈创木酚磺酸钾 2.5mg、维生素 B_2 33μg、无水咖啡因 1.0mg。

【药理作用】对乙酰氨基酚通过抑制下丘脑体温调控中枢的环氧合酶,进而抑制前列腺素的合成和释放,产生解热镇痛作用。右美沙芬通过抑制延髓咳嗽中枢,而产生镇咳作用。氯苯那敏为抗组胺药,能对抗过敏反应所致的毛细血管扩张,缓解流泪、打喷嚏和流涕症状。盐酸甲基麻黄碱为拟肾上腺素药,可收缩鼻黏膜血管,减轻鼻塞、流涕症状。维生素 B_2在体内转化为黄素单核苷酸和黄素腺嘌呤二核苷酸,二者均为组织呼吸的重要辅酶,并可激活维生素 B_6,将色氨酸转化为烟酸,并可能与维持红细胞完整性有关。咖啡因能收缩脑血管,减少脑血管搏动幅度,可增强对乙酰氨基酚缓解头痛的作用。

【临床应用】

1. 新冠病毒感染　新冠病毒感染主要引起呼吸系统炎症,常见发热、全身疼痛、咳嗽、咳痰、流涕、鼻塞、打喷嚏等症状,复方氨酚甲麻口服液的解热镇痛、镇咳、祛痰、抗过敏、收缩鼻黏膜血管的作用可以用于对症治疗。北京市《新冠病毒感染者用药目录(第一版)》将复方氨酚甲麻口服液列为治疗药物,用于缓解新冠病毒感染引起的发热、全身疼痛、咳嗽、咳痰、流涕、鼻塞、打喷嚏等症状。

2. 其他 缓解感冒早期的诸症状,如流涕、鼻塞、打喷嚏、咽喉痛、咳嗽、咳痰、恶寒、发热、头痛、关节痛、肌痛等。

【不良反应】偶见皮疹、皮肤发红、恶心、呕吐、便秘、食欲不振、排尿困难、眩晕等。

【用法用量】口服,每日 4 次。儿童用量:3~5 个月,每次 3.0mL;6 个月~1 岁,每次 3.5mL;1~2 岁,每次 4.5mL;3~6 岁,每次 6.0mL;7~10 岁,每次 9.0mL;11~14 岁,每次 12mL。成人用量:每日 4 次,每次 18mL。

【禁忌证】

1. 对其所含成分过敏者禁用。

2. 服用其他含有相同成分的药发生过哮喘的患者禁用。

【注意事项】

1. 服药过程中避免驾驶及机械类操作,不得长期服用。

2. 发生下述情况时,应停药并遵医嘱。

(1) 服用后出现荨麻疹、水肿(喉头、眼睑、口唇等)、胸闷,同时出现面色苍白、手足发凉、出冷汗、气短等症状时。

(2) 出现高热,皮肤、口及眼的黏膜出现皮疹、发红、烧伤样水疱等表现时。

(3) 发生哮喘时。

3. 下列患者服药请遵医嘱。

(1) 本人或家族成员为过敏体质时。

(2) 肝脏疾病、肾脏疾病、甲状腺疾病、糖尿病及高血压患者,以及体虚者、高热患者。

(3) 心脏病患者,高龄患者;孕妇或有可能妊娠的妇女,哺乳期妇女。

4. 服药期间禁止饮酒。

5. 运动员慎用。

【药物相互作用】

1. 服用巴比妥类药、三环类抗抑郁药的患者,对大量对乙酰氨基酚的代谢能力下降,可使对乙酰氨基酚的血浆半衰期延长。酒精可增加对乙酰氨基酚过量引起的肝毒性。

2. 不宜与其他解热镇痛药同用,可增加肾毒性。

3. 不宜与解痉药、酚妥拉明、洋地黄苷类、优降宁同时服用。

(姚 彤)

参 考 文 献

余建强,刘宁. 解热镇痛抗炎药[M]// 曹永孝,陈莉娜. 药理学教程. 7 版. 北京:高等教育出版社,2021:126-133.

氨酚伪麻美芬片

【成分】复方制剂。每片含对乙酰氨基酚 500mg、氢溴酸右美沙芬 15mg、盐酸伪麻黄碱 30mg、马来酸氯苯那敏 2mg(夜片中含)。

【药理作用】对乙酰氨基酚通过抑制下丘脑体温调控中枢的环氧合酶,进而抑制前列腺素的合成和释放,产生解热镇痛作用。伪麻黄碱能收缩上呼吸道毛细血管,消除鼻咽部黏膜充血,减轻鼻塞症状。右美沙芬能抑制咳嗽中枢,具有镇咳作用。氯苯那敏为抗组胺药,能对抗过敏反应所致的毛细血管扩张,缓解流泪、打喷嚏和流涕症状。

【临床应用】

1. 新冠病毒感染　新冠病毒感染主要引起呼吸系统炎症,常见发热、全身疼痛、鼻塞、咳嗽、流泪、打喷嚏和流涕等症状,氨酚伪麻美芬片可以对症治疗。北京市《新冠病毒感染者用药目录(第一版)》将氨酚伪麻美芬片列为治疗药物,用于缓解新冠病毒感染引起的发热、头痛、四肢酸痛、打喷嚏、流涕、鼻塞、咳嗽、咽痛等症状。

2. 其他　缓解普通感冒及流行性感冒引起的发热、头痛、四肢酸痛、打喷嚏、流涕、鼻塞、咳嗽、咽痛等症状。

【不良反应】有时有轻度头晕、乏力、恶心、上腹不适、口干、食欲缺乏和皮疹等,可自行恢复。

【用法用量】成人和 12 岁以上儿童,口服。

日片(氨酚伪麻美芬片):白天每 6 小时服用 1 片。夜片(氨麻美敏片Ⅱ):睡前服用 1 片。

【禁忌证】严重肝、肾功能不全者禁用。

【注意事项】

1. 服用期间不得饮酒或含有酒精的饮料。

2. 不能同时服用与其成分相似的其他抗感冒药。

3. 心脏病、高血压、甲状腺疾病、糖尿病、前列腺肥大、青光眼、抑郁症、哮喘等患者以及老年人应在药师指导下使用。

4. 孕妇及哺乳期妇女慎用;肝、肾功能不全者慎用;运动员慎用。

【药物相互作用】

1. 与其他解热镇痛药同用,可增加肾毒性。

2. 不宜与氯霉素、巴比妥类(如苯巴比妥)、解痉药(如颠茄)、酚妥拉明、洋地黄苷类并用。

(姚 彤)

参 考 文 献

[1] 高云,廖灿,于孟飞. 氨酚伪麻美芬片Ⅱ对小鼠气管平滑肌的舒张作用[J]. 江苏医药,2021,47(12):1202-1207.

[2] 余建强,刘宁. 解热镇痛抗炎药[M]//曹永孝,陈莉娜. 药理学教程. 7版. 北京:高等教育出版社,2021:126-133.

解热镇痛、通鼻止嚏、镇惊药

氨咖黄敏胶囊

【成分】复方制剂。每粒含对乙酰氨基酚250mg、咖啡因15mg、马来酸氯苯那敏1mg、人工牛黄10mg。

【药理作用】对乙酰氨基酚通过抑制下丘脑体温调控中枢的环氧合酶,进而抑制前列腺素的合成和释放,产生解热镇痛作用。咖啡因能收缩脑血管,减少脑血管搏动幅度,可增强对乙酰氨基酚缓解头痛的作用。氯苯那敏为抗组胺药,能对抗过敏反应所致的毛细血管扩张,缓解流泪、打喷嚏和流涕症状。人工牛黄具有解热、镇惊作用。

【临床应用】

1. 新冠病毒感染 新冠病毒感染主要引起呼吸系统炎症，常见发热、全身疼痛、打喷嚏、流涕、流泪等症状，氨咖黄敏胶囊可以对症治疗。北京市《新冠病毒感染者用药目录(第一版)》将氨咖黄敏胶囊列为治疗药物，用于缓解新冠病毒感染引起的发热、全身疼痛、打喷嚏、流涕、流泪等症状。

2. 其他 缓解普通感冒及流行性感冒引起的发热、头痛、四肢酸痛、打喷嚏、流涕、鼻塞、咽痛等症状。

【不良反应】有时有轻度头晕、乏力、恶心、上腹不适、口干、食欲缺乏和皮疹等，可自行恢复。

【用法用量】口服。成人，每次 1~2 粒，每日 3 次。

【禁忌证】严重肝、肾功能不全者禁用。

【注意事项】

1. 服用期间不得饮酒或含有酒精的饮料。

2. 不能同时服用与其成分相似的其他抗感冒药。

3. 前列腺肥大、青光眼等患者以及老年人应在药师指导下使用。

4. 肝、肾功能不全者慎用；孕妇及哺乳期妇女慎用；过敏体质者慎用。

5. 对本品所含成分过敏者禁用。

【药物相互作用】

1. 与其他解热镇痛药同用，可增加肾毒性。

2. 不宜与氯霉素、巴比妥类(如苯巴比妥)等并用。

(姚　彤)

参 考 文 献

［1］ 余建强,刘宁.解热镇痛抗炎药［M］//曹永孝,陈莉娜.药理学教程.
7版.北京:高等教育出版社,2021:126-133.

［2］ 牛常明,贾凌,哈维超,等.氨咖黄敏胶囊治疗轻型新型冠状病毒肺炎
的临床观察［J］.中国抗生素杂志,2022,47(8):854-858.

小儿氨酚黄那敏颗粒

【成分】复方制剂。每袋含对乙酰氨基酚 125mg、马来酸氯苯那敏 0.5mg、人工牛黄 5mg。

【药理作用】对乙酰氨基酚通过抑制下丘脑体温调控中枢的环氧合酶,进而抑制前列腺素的合成和释放,产生解热镇痛作用。氯苯那敏为抗组胺药,能对抗过敏反应所致的毛细血管扩张,缓解流泪、打喷嚏和流涕症状。人工牛黄具有解热、镇惊作用。

【临床应用】

1. 新冠病毒感染 新冠病毒感染主要引起呼吸系统炎症,常见发热、全身疼痛、流泪、打喷嚏和流涕等症状,小儿氨酚黄那敏颗粒可以对症治疗。北京市《新冠病毒感染者用药目录(第一版)》将小儿氨酚黄那敏颗粒列为治疗药物,用于缓解新冠病毒感染引起的发热、全身疼痛、流泪、打喷嚏和流涕等症状。

2. 其他 缓解儿童普通感冒及流行性感冒引起的发热、头痛、四肢酸痛、打喷嚏、流涕、鼻塞、咽痛等症状。

【不良反应】有时有轻度头晕、乏力、恶心、上腹不适、口

干、食欲缺乏和皮疹等,可自行恢复。

【用法用量】温开水冲服。

1~3 岁:10~15kg,0.5~1 袋,每日 3 次;

4~6 岁:16~21kg,1~1.5 袋,每日 3 次;

7~9 岁:22~27kg,1.5~2 袋,每日 3 次;

10~12 岁:28~32kg,2~2.5 袋,每日 3 次。

【禁忌证】严重肝、肾功能不全者禁用。

【注意事项】

1. 服用期间不得饮酒或含有酒精的饮料。

2. 不能同时服用与其成分相似的其他抗感冒药。

3. 肝、肾功能不全者慎用。

【特殊人群用药】新生儿或早产儿,孕妇及哺乳期妇女禁用。

【药物相互作用】

1. 与其他解热镇痛药同用,可增加肾毒性。

2. 不宜与氯霉素、巴比妥类等并用。

(姚　彤)

参 考 文 献

[1]陈楠烨,郭晓涵,李慧瑜,等.小儿氨酚黄那敏颗粒解热、镇痛及抗炎的药效学研究[J].世界临床药物,2019,40(6):421-425,430.

[2]余建强,刘宁.解热镇痛抗炎药[M]//曹永孝,陈莉娜.药理学教程.7 版.北京:高等教育出版社,2021:126-133.

四、缓解呼吸道局部症状药

多数患者在感染新冠病毒 3~5 天后体温逐渐恢复正常,全身不适逐渐减轻,而咳嗽、鼻塞、流涕、咽痛、失眠等症状逐渐突出。这些症状可用相应的药物对症治疗。

(一) 镇咳、祛痰、通鼻、镇静药

复方福尔可定口服液

【成分】复方制剂。每 1mL 含福尔可定 1mg、盐酸苯丙烯啶 0.12mg、盐酸伪麻黄碱 3mg、愈创木酚甘油醚 10mg、海葱流浸液 $1\mu L$ 和远志流浸液 $1\mu L$。

【药理作用】

1. 福尔可定 是中枢性镇咳药,镇咳作用与可待因相似,也有镇静、镇痛作用,但依赖性更小。

2. 苯丙烯啶 是 H_1 受体阻断剂,能对抗组胺引起的毛细血管扩张和通透性增加,能收缩血管、减少渗出、减轻局部水肿,能降低气道的高反应性,有中枢镇静作用。

3. 伪麻黄碱　为拟肾上腺素药,能激动 α 肾上腺素受体,收缩呼吸道黏膜血管,缓解气道狭窄,减轻水肿;可减轻鼻黏膜的充血,缓解鼻塞症状;可激动支气管平滑肌的 β 肾上腺素受体,扩张支气管。

4. 愈创木酚甘油醚　通过刺激胃黏膜,引起轻微的恶心,反射性地增加呼吸道腺体分泌,使痰液稀释而易于咳出。

5. 海葱流浸液　有祛痰和镇咳作用。

6. 远志流浸液　有祛痰作用,能松弛小支气管,使痰液顺利咳出。

【临床应用】用于新冠病毒感染、感冒及急、慢性支气管炎所致的咳嗽。

1. 新冠病毒感染　新冠病毒感染引起呼吸系统炎症,表现有咳嗽、鼻塞,有些患者咳白色黏液泡沫痰,合并细菌感染时可表现为黄色脓样痰。复方福尔可定口服液的主要作用是镇咳、祛痰、缓解呼吸道黏膜和鼻黏膜充血。北京市《新冠病毒感染者用药目录(第一版)》将福尔可定口服液列为新冠病毒感染者咳嗽、咳痰治疗药。

2. 咳嗽　用于流行性感冒、百日咳综合征等引起的咳嗽,也可用于儿童呼吸道感染、小儿肺炎、支原体肺炎等疾病引起的咳嗽痰多、干咳、流涕、鼻塞和咽喉痛。

【不良反应】个别敏感者可出现嗜睡、头晕、胃肠不适、腹痛、恶心、呕吐、口干等。过量可能出现神经过敏、眩晕、头痛等症状,停药后逐渐消失。

【禁忌证】有严重高血压、冠心病或正服用单胺氧化酶抑制剂的患者禁用;过敏者禁用。

【用法用量】口服。每日 3~4 次。30 个月以下婴幼儿:每次 2.5mL;30 个月至 6 岁儿童:每次 5mL;6 岁以上儿童及成人:每次 10mL。

【注意事项】服药期间操作机械或驾驶时需谨慎。严重肝、肾功能损害者,需调整剂量。

(刘启兵　曹永孝)

参 考 文 献

［1］王琼.福尔可定口服液治疗小儿咳嗽疗效分析[J].航空航天医学杂志,2015,26(7):865-866.

［2］郑鑫.复方福尔可定口服液佐治小儿肺炎支原体肺炎疗效分析[J].海峡药学,2014,26(12):123-124.

［3］许素玲.复方福尔可定口服液治疗婴幼儿喘息性支气管炎的疗效[J].临床医学,2014,34(6):108-109.

［4］张晴霞.复方福尔可定治疗小儿咳嗽疗效观察[J].中国综合临床,2011(1):1217-1218.

［5］黄宏彪.复方福尔可定与小儿清热利肺口服液对儿童呼吸道感染临床效果比较[J].海峡药学,2018,30(5):136-137.

［6］孙欣荣,马彩玲,赵建平,等.复方福尔可定口服溶液临床观察[J].四川医学,2007,28(11):1290-1291.

（二）通鼻药

赛洛唑啉滴鼻液

【成分】盐酸赛洛唑啉(xlometazoline)。

【药理作用】赛洛唑啉是肾上腺素受体激动药,能直接激动鼻黏膜血管上的 α_2 肾上腺素受体,收缩血管,减少血流量,解除鼻黏膜的充血、肿胀。赛洛唑啉滴鼻液滴鼻后可从鼻黏膜和消化道吸收,引起全身性不良反应。

【临床应用】赛洛唑啉能缓解新冠病毒感染引起的鼻塞。也用于缓解和消除鼻炎、鼻窦炎、过敏性鼻炎等鼻腔疾病引起的鼻塞。2分钟内缓解起效,药效持续12小时。

【不良反应】

1. 偶见鼻腔内一过性的轻微烧灼感或干燥感、头痛、头晕、心率加快等。全身性反应常见于婴儿、年幼儿童和老年人。

2. 心血管系统:少数患者用药后可出现心悸。过量使用可发生明显的心血管反应,包括高血压和心律失常。

3. 中枢神经系统:在治疗剂量下,鼻内用药不会有中枢神经系统反应。而某些对儿茶酚胺敏感的患者或用药过量者可出现头痛、头晕、失眠、嗜睡、虚弱或震颤。过量使用本药还可导致癫痫发作。儿童过量用药,可导致深度中枢神经系统抑制。

4. 呼吸系统:可导致鼻黏膜局部灼伤、刺痛、干燥和打喷嚏。长期使用可导致药物性鼻炎。

【用法用量】

成人:经鼻给药 0.1% 溶液,每次 2~3 滴,每日 2 次。

儿童:经鼻给药 0.05% 溶液,3~6 岁儿童每次 1 滴,每日 2 次;6~12 岁儿童每次 2~3 滴,每日 2 次。连续用药不得超过 7 日。

【禁忌证】

1. 过敏、高血压、冠心病、甲状腺功能亢进、糖尿病、闭角型青光眼患者禁用。

2. 正在接受或在过去两周内曾接受过单胺氧化酶抑制剂(如异卡波肼、苯乙肼、异烟肼等)或三环类/四环类抗抑郁药治疗的患者禁用。

3. 禁用于接受经蝶骨垂体切除术或暴露硬脑膜手术的患者。

4. 萎缩性鼻炎及干燥性鼻炎患者禁用。

5. 妊娠期妇女禁用。

【注意事项】

1. 不要超剂量使用,尤其是老年人。

2. 连续使用不得超过 7 天。长期或过度用药可能导致鼻塞反复或恶化。

3. 对肾上腺素类药物反应强烈的患者,若出现失眠、头晕、震颤、心律失常或血压升高等时请停用。

4. 前列腺肥大、嗜铬细胞瘤患者慎用。

5. 对新生儿有镇静作用,可抑制呼吸,引起高血压。

【药物相互作用】与单胺氧化酶抑制药(如异卡波肼、丙卡巴肼)合用,可引起严重头痛、高血压危象等,其他潜在的不良反应包括恶心、呕吐、心律失常、胸痛、颅内出血、循环衰竭、高热，甚至死亡等,故应避免同时使用。

（姚鸿萍）

参 考 文 献

［1］MÖSGES R,SHAH-HOSSEINI K,HUCKE H P,et al. Dexpanthenol:An Overview of its Contribution to Symptom Relief in Acute Rhinitis Treated with Decongestant Nasal Sprays［J］. Adv Ther,2017,34（8）:1850-1858.

［2］王孔专,杜秀莲,等.盐酸赛洛唑啉联合氯雷他定治疗变应性鼻炎的疗效[J].深圳中西医结合杂志,2019,29（13）:88-90.

［3］HAN J S,PARK S H,SHIN Y D,et al. The effect of xylometazoline spray for expansion of nasal cavity［J］. Korean J Anesthesiol,2013,656（2）:132-135.

（三）缓解咽痛药

地喹氯铵含片

【成分】每片含地喹氯铵 0.25mg。

【药理作用】

1. 抗菌作用　地喹氯铵是季铵类阳离子表面活性剂,具有广谱抗菌作用,对口腔和咽喉部的常见致病菌(革兰氏阴性菌、革兰氏阳性菌)和真菌感染均有效。抗菌活性不受血液、组织液或唾液影响,对组织无刺激。抗菌机制是其化学结构中,含有两个阳离子酸性基团与一个含脂肪酸的直链肽,其阳离子可与胞膜中磷脂的磷酸根相结合,使细胞膜功能受损,通透性发生改变。其可作用于受感染的黏膜局部,导致菌体内的酶和代谢中间产物外漏,阻碍细菌的呼吸和酵解过程,干扰细菌的代谢并使菌体蛋白发生变性,从而发挥杀菌作用。

2. 抗癌作用　对肺癌、膀胱癌、结肠癌及脑胶质瘤细胞的增殖均有抑制作用。

【临床应用】

1. 新冠病毒感染　咽痛是新冠病毒感染的常见症状,合并细菌感染时更加明显。地喹氯铵含片可缓解患者的咽喉肿痛,预防病程中的细菌感染。北京市《新冠病毒感染者用药目录(第一版)》推荐地喹氯铵含片治疗新冠病毒感染中的咽干、咽痛症状。

2. 口腔科用药　用于治疗和预防急(慢)性咽喉炎、扁桃体炎、牙龈炎、口腔溃疡、口腔炎及口腔创伤引起的感染,并能防治口臭。

【不良反应】罕见皮疹等过敏反应。偶见恶心、胃部不适。

【药物相互作用】勿与阴离子表面活性剂配伍。

【用法用量】含服。每次 1~2 片,每 2~3 小时 1 次,必要时可重复用药。

【注意事项】

1. 对本品过敏者禁用,过敏体质者慎用。

2. 应逐渐含化,勿嚼碎口服。

3. 使用过量或发生严重不良反应时,应立即就医。

4. 在低温贮藏条件下本品表面上可能有针状物析出,系为辅料薄荷脑挥发结晶产物,不影响药物疗效。

(秦　琦)

参 考 文 献

[1] 胡海清.康复新液联合地喹氯铵含片治疗口腔溃疡 93 例观察[J].北方药学,2016,13(1):33.

[2] 沈刚,李智平.新编实用儿科药物手册[M].3 版.北京:人民军医出版社,2013:967.

[3] 梅艳,汪洋,蔡长清.地喹氯铵含片辅助治疗小儿复发性口腔溃疡 75 例[J].中国医药导报,2009,6(1):54-55.

[4] 肖红俊,黄选兆,向友华.急性咽炎、扁桃体炎的细菌学特征及地喹氯铵口含片(泰乐奇)的疗效观察[J].临床耳鼻咽喉科杂志,1998,12(7):334-336.

[5] 张芳芳,李鑫,郭伟英.地喹氯铵对脑胶质瘤细胞凋亡的影响[J].中国老年学杂志,2017,37(4):822-824.

(四)镇咳药(干咳)

磷酸可待因片

【成分】磷酸可待因(codeine)。

【药理作用】可待因对延髓的咳嗽中枢有选择性抑制作用,镇咳作用强而迅速;具有镇痛作用,其镇痛作用为吗啡的 1/12~1/7,但强于一般解热镇痛药;能抑制支气管腺体的分泌,使痰液黏稠,难以咳出,故不宜用于多痰的患者。

【临床应用】

1. **新冠病毒感染**　咳嗽是新冠病毒感染的常见症状。急性咳嗽以刺激性干咳或咳少量黏液痰最为常见,常被冷空气、灰尘环境、刺激性气体等诱发或加重。磷酸可待因对延髓的咳嗽中枢有选择性抑制作用,但不宜用于多痰的患者。

2. **咳嗽**　磷酸可待因适用于较剧烈的频繁干咳,如痰量较多宜并用祛痰药。

3. **镇痛及镇静**　适用于中度以上的疼痛;局麻或全麻时可用于镇静。

【不良反应】

1. 较多见的不良反应有兴奋、烦躁不安、呼吸减慢、恶心、呕吐、便秘。

2. 长期应用可引起依赖性。常用量引起依赖性的倾向较其他吗啡类药弱。

【药动学】口服后较易被胃肠道吸收,主要分布于肺、肝、肾和胰。本品易通过血脑屏障,还能通过胎盘。血浆蛋白结合率一般在 25% 左右。半衰期为 2.5~4 小时。镇痛起效时间为30~45 分钟,在 60~120 分钟间作用最强。作用持续时间镇痛为 4 小时,镇咳为 4~6 小时。经肾排泄,主要为葡萄糖醛酸结合物。

【用法用量】成人常用量:口服,每次 15~30mg,每日 30~90mg;极量:口服,每次 100mg,每日 250mg。

【禁忌证】

1. 对本品过敏的患者禁用。

2. 12 岁以下儿童禁用。

3. 哺乳期妇女禁用。

4. 已知为 CYP2D6 超快代谢者禁用。

【注意事项】

1. 下列情况应慎用:支气管哮喘;急腹症(在诊断未明确时,可能因掩盖病情造成误诊);胆结石(可引起胆管痉挛);原因不明的腹泻(可使肠道蠕动减弱,减轻腹泻症状而误诊);颅脑外伤或颅内病变(可引起瞳孔变小,模糊临床表现);前列腺肥大(易引起尿潴留而加重病情)。

2. 重复给药可产生耐药性,久用有成瘾性。

3. 将本品放在儿童不能接触的地方。

4. 服药期间不得驾驶机、车、船,不得从事高空作业、机械作业及操作精密仪器。

(董亚琳)

参 考 文 献

于雯,冷慧敏,李成建.复方磷酸可待因不良反应文献概述[J].中国药物滥用防治杂志,2017,23(2):123-124.

氢溴酸右美沙芬胶囊(口服液)

【成分】氢溴酸右美沙芬(dextromethorphan)。

【药理作用】咳嗽是呼吸道的保护性反应,可促进呼吸道痰液和异物排出,保持呼吸道通畅。但剧烈、频繁的咳嗽严重影响生活,可引起并发症,应使用镇咳药。右美沙芬为中枢性镇咳药,通过抑制延髓咳嗽中枢,产生镇咳作用。其镇咳作用与可待因相当或稍强。治疗剂量对呼吸中枢无抑制,无依赖性和耐受性。

【临床应用】

1. 新冠病毒感染 新冠病毒感染引起呼吸系统炎症,常有发热、干咳等症状。右美沙芬胶囊(口服液)中的右美沙芬能抑制咳嗽中枢,从而缓解干咳等症状。北京市《新冠病毒感染者用药目录(第一版)》将氢溴酸右美沙芬胶囊(口服液)列为新冠病毒感染咳嗽咳痰治疗药。但痰多的患者禁用。

2. 咳嗽 氢溴酸右美沙芬胶囊(口服液)可用于上呼吸道感染(如感冒、咽炎)及支气管炎等引起的咳嗽。

【不良反应】可见头晕、头痛、嗜睡、易激动、嗳气、食欲缺乏、便秘、恶心、皮肤过敏等。停药后上述反应可自行消失。过量可引起神志不清、支气管痉挛、呼吸抑制。

【药动学】右美沙芬在胃肠道中迅速吸收,给药后 15~30 分钟起效,2 小时左右血药浓度达峰值,持续约 6 小时。

【用法用量】口服。每日 3~4 次。

胶囊剂:成人常用量为每次 15~30mg(1~2 粒)。

口服溶液:12 岁以上儿童及成人:每次 20mL,每日 3 次。

12 岁以下儿童:1~3 岁,体重 10~15kg,每次用量 2~3mL;

年龄 4~6 岁,体重 16~21kg,每次用量 3~4mL;

年龄 7~9 岁,体重 22~27kg,每次用量 4~5mL;

年龄 10~12 岁,体重 28~32kg,每次用量 5~6mL。

【禁忌证】

1. 对本品过敏者禁用。

2. 妊娠 3 个月内妇女及哺乳期妇女应禁用。

3. 有精神病史者禁用。

4. 正在服用利奈唑胺、单胺氧化酶抑制剂、5-羟色胺再摄取抑制剂(如氟西汀、帕罗西汀)、安非他酮等药物或服用这些药物停药不满 2 周者、痰多者禁用。

5. 禁止超推荐剂量使用。

【注意事项】

1. 哮喘患者、肝肾功能不全患者、过敏体质者慎用。

2. CYP2D6 基因多态性人群在服用本品前应咨询医生。

3. 服药期间不得从事驾驶工作或高空作业;不能与含酒精的饮品同时服用。

(陈敬国)

参 考 文 献

［1］韩艳,薛芳菁.复方氢溴酸右美沙芬糖浆治疗呼吸系统导致的咳嗽、咳痰临床疗效研究［J］.中外医疗,2015,34(22):215-216.

［2］杨晴晴,李川,郑学敏,等.药物抑制 CYP2D6 突变体代谢右美沙芬的比较研究［J］.药物分析杂志,2019,39(8):1379-1386.

［3］荣右明,吴世福,田月洁,等.右美沙芬滥用现状及应对策略［J］.中国药物依赖性杂志,2020,29(3):191-195,208.

福尔可定片

【成分】福尔可定（pholcodine）。

【药理作用】福尔可定是中枢性镇咳药，能直接抑制延髓的咳嗽中枢，镇咳作用与可待因相似，也有镇静、镇痛作用，但依赖性更小。

【临床应用】用于剧烈干咳和中等程度疼痛，如新冠病毒感染、感冒及急、慢性支气管炎所致的干咳。

【不良反应】可引起头晕、嗜睡。服药期间避免驾驶机、车、船，或从事高空作业、机械作业及操作精密仪器。

【禁忌证】过敏者禁用。

【用法用量】口服，每日 3~4 次。可先喝少许温水湿润咽喉部，避免药物黏附在口腔或食管壁上。用适量温水送服。成人每次 10mg，大于 5 岁儿童每次 2.5~5mg，1~5 岁儿童每次2~2.5mg，或遵医嘱。

（曹　蕾）

参 考 文 献

刘启兵 . 呼吸系统药［M］// 曹永孝，陈莉娜 . 药理学教程 .7 版 . 北京：高等教育出版社，2021：212-218.

枸橼酸喷托维林片

【成分】枸橼酸喷托维林（pentoxyverine）。

【药理作用】

1. 镇咳　喷托维林能直接抑制咳嗽中枢,并可轻度抑制支气管内感受器及传入神经末梢,减弱咳嗽神经反射,从而产生中枢及外周镇咳作用,其镇咳作用强度约为可待因的 1/3。

2. 阿托品样作用　可松弛痉挛的支气管平滑肌,降低气道阻力,增加气道的通畅性,从而利于换气。

【临床应用】

1. 新冠病毒感染　新冠病毒感染可引起呼吸系统炎症反应,咳嗽是常见的症状。喷托维林兼有中枢和外周镇咳作用,能显著缓解新冠病毒感染引起的咳嗽,并且无依赖性。

2. 无痰干咳　用于多种无痰性的咳嗽,如急、慢性支气管炎等上呼吸道感染引起的干咳、阵咳和百日咳等,对儿童百日咳疗效尤好。

【不良反应】

1. 偶可引起便秘、轻度头痛、头晕、嗜睡、口干、恶心、腹胀、皮肤过敏等。

2. 过量中毒时,可出现阿托品样反应,主要表现为皮肤潮红、瞳孔散大、口干、烦躁乃至癫痫样大发作、昏迷等。

3. 过量中毒时还可引起锥体外系反应、意识障碍、惊厥、呼吸抑制,以及心、肝、肾功能异常等。

【药动学】口服 20~30 分钟起效,1.2 小时血药浓度达峰值,血浆半衰期为 2.3 小时,一次给药作用可维持 4~6 小时。

【用法用量】口服。成人,每次 1 片,每日 3~4 次。5 岁以上儿童,每次 0.5 片,每日 2~3 次。

【禁忌证】

1. 对本品过敏者禁用。

2. 昏迷、呼吸困难、有精神病史者禁用。

3. 服药后可能会出现嗜睡,因此驾车时及操作机器者工作时间禁用。

4. 5 岁以下儿童对喷托维林敏感,容易引起呼吸道分泌物过多、咳嗽和肌张力低下等,甚至造成呼吸抑制,故禁用。

【药物相互作用】与奋乃静、丁螺环酮、水合氯醛、丁苯诺啡、溴苯那敏、阿托斯汀、阿吡坦等中枢抑制药合用,可使本品的中枢神经系统和呼吸系统抑制作用增强。

【注意事项】

1. 孕妇及哺乳期妇女慎用。

2. 痰多者须与祛痰药合用。

3. 青光眼、前列腺肥大、心功能不全伴有肺部淤血者慎用。

(陶小军)

参 考 文 献

[1] 张硕峰,方晓艳. 药理学[M].5 版. 北京:中国中医药出版社,2021:249-250.

[2] 荣小利. 新疆阿克苏地区儿童枸橼酸喷托维林中毒 27 例临床分析[J]. 新疆医学,2019,49(12):1226-1228.

[3] 汪文杰,鲁厚清,邵仁德,等. 急性喷托维林中毒致精神障碍 1 例[J]. 实用医学杂志,2013,29(15):2468.

磷酸苯丙哌林胶囊(片)

【成分】磷酸苯丙哌林(benproperine)。

【药理作用】苯丙哌林能阻断肺及胸膜牵张感受器引起的肺-迷走神经反射,同时能直接抑制咳嗽中枢,且具有罂粟碱样平滑肌解痉作用,其镇咳效力是可待因的 2~4 倍。

【临床应用】用于各种刺激引起的咳嗽。

1. 新冠病毒感染　咳嗽是新冠病毒感染的主要症状之一。苯丙哌林兼有外周和中枢的镇咳作用,能明显抑制新冠病毒感染引起的咳嗽。

2. 支气管炎　苯丙哌林对病情短、病情轻、无并发症的急性支气管炎镇咳作用快;对慢性支气管炎的镇咳作用相对较低。

【不良反应】服药后可出现一过性口腔发麻。此外,尚有乏力、头晕、上腹不适、食欲缺乏、皮疹等不良反应。

【禁忌证】尚不明确。

【用法用量】规格:片剂(胶囊)20mg。口服,每次 1~2 片(胶囊),每日 3 次。

【注意事项】需整片吞服,勿嚼碎,以免引起口腔麻木。孕妇慎用。过敏者禁用,过敏体质者慎用。咳痰明显者不宜使用。服药期间如出现皮疹,应停药。

(王　荣)

参 考 文 献

申德鑫,黄友林,齐济,等.苯丙哌林镇咳效果临床观察80例[J].新药与临床,1987,5(6):305-306.

(五)祛痰药

愈创木酚甘油醚

【成分】愈创甘油醚(guaifenesin)。

【药理作用】愈创甘油醚能刺激胃黏膜反射性引起支气管黏膜腺体分泌增加,降低痰的黏性,使黏痰易于咳出;有轻度的镇咳作用;大剂量有平滑肌松弛作用。

【临床应用】

1. 新冠病毒感染　新冠病毒感染后,随着病情发展,气道黏液生成增加,痰量逐渐增多,相对黏稠,难以咳出,愈创甘油醚能降低痰的黏性,使黏痰易于咳出,达到祛痰目的。《新型冠状病毒感染咳嗽的诊断与治疗专家共识》推荐愈创甘油醚用于新冠病毒感染的祛痰治疗。

2. 咳嗽、咳痰　用于各种原因引起的咳嗽、痰多而不易咳出者,多与其他镇咳平喘药合用或配成复方药应用。

【不良反应】可见恶心、胃肠道不适、头晕、嗜睡和过敏等。

【药动学】可从胃肠道吸收,并在1~3小时后达血药浓度峰值。口服吸收不完全,大部分自肠道排出,少量被代谢成葡萄糖醛酸化合物从尿中快速排出。

【用法用量】成人每次 0.2g,每日 3~4 次;糖浆剂:2%(120mL),每次 10~20mL,每日 3 次,24 小时不超过 4 次。

【禁忌证】对本品过敏者以及急性胃肠炎、肾炎、肺出血患者禁用。

【注意事项】

1. 消化性溃疡患者、孕妇及哺乳期妇女应慎用。

2. 应饭后服用。

3. 与右美沙芬合用时,不能用于正在服用单胺氧化酶抑制药的患者。

(吕 毅 董亚琳)

参 考 文 献

陈新谦,金有豫,汤光. 新编药物学[M].18 版. 北京:人民卫生出版社,2019:508.

桉柠蒎肠溶胶囊

【成分】主要成分为桉油精、柠檬烯及 α-蒎烯。

【药理作用】痰液黏性主要来自气道分泌物中的黏蛋白和坏死炎症细胞残留的 DNA,破坏黏蛋白中的二硫键及降解痰液中的 DNA 均能溶解黏痰。桉柠蒎肠溶胶囊是黏液溶解性祛痰药,桉柠蒎提取物能使小鼠气管分泌增加,改善气管黏膜纤毛运动,促进呼吸道腺体的分泌,并增加黏液移动速度,有助于痰液排出。同时,桉柠蒎提取物具有抗炎作用,通过减轻支气管黏膜肿胀而起到舒张支气管的作用。

【临床应用】

1. 新冠病毒感染　新冠病毒感染引起呼吸系统炎症,常有咳嗽、咳痰等症状。桉柠蒎提取物能改善气管黏膜纤毛运动,促进呼吸道腺体的分泌,使黏液移动速度增加,有助于痰液排出。北京市《新冠病毒感染者用药目录(第一版)》将桉柠蒎肠溶胶囊列为新冠病毒感染咳嗽、咳痰治疗药。

2. 祛痰　适用于急(慢)性鼻窦炎、急(慢)性支气管炎、肺炎、支气管扩张等呼吸道疾病;也可以用于支气管造影术后,促进造影剂的排出。

【不良反应】不良反应轻微,偶有胃肠道不适及过敏反应(如皮疹、面部水肿、呼吸困难和循环障碍)。

【药动学】口服后,吸收迅速且完全,1~3小时达最大血药浓度。柠檬烯主要通过尿排泄,5%经粪便排泄,2%经呼出的CO_2排泄。

【用法用量】口服。成人:急性疾病患者每次0.3g,每日3~4次;慢性疾病患者每次0.3g,每日2次。宜于餐前30分钟凉开水送服。

【禁忌证】过敏者禁用。

【注意事项】妊娠期与哺乳期妇女慎用。

(陈敬国)

参 考 文 献

[1] 詹瑾,耿维凤,鄢学芬.桉柠蒎的药理作用与临床评价[J].中国现代药物应用,2008,2(24):26-28.

［2］王福辉.桉柠蒎肠溶软胶囊联合罗红霉素治疗支气管扩张并感染的临床疗效观察［J］.实用中西医结合临床,2021,21(22):128-129.

［3］何志光,任中海,代岩,等.桉柠蒎肠溶软胶囊联合噻托溴铵奥达特罗治疗慢性阻塞性肺疾病稳定期的临床研究［J］.现代药物与临床,2021,36(9):1857-1861.

［4］赵勇.桉柠蒎肠溶软胶囊治疗慢性鼻窦炎的效果研究［J］.现代医学与健康研究电子杂志,2021,5(10):82-84.

［5］黄进宝,李红艳,陈磊,等.桉柠蒎对支气管扩张并感染患者的疗效观察［J］.中华临床医师杂志(电子版),2016,10(24):3739-3743.

乙酰半胱氨酸(泡腾片、胶囊、颗粒、喷雾剂)

【成分】乙酰半胱氨酸(acetylcysteine)。

【药理作用】乙酰半胱氨酸分子结构中的巯基能使黏痰中的黏多糖蛋白多肽链中的二硫键断裂,还可通过核糖核酸酶使脓性痰中的 DNA 纤维断裂,故乙酰半胱氨酸不仅能溶解白色黏痰,而且能溶解脓性痰,从而降低痰的黏滞性,并使之液化,易于咳出。此外,乙酰半胱氨酸进入细胞后,可脱去乙酰基形成 L-半胱氨酸,参与谷胱甘肽的合成,有助于保护细胞免受氧自由基的损害。

【临床应用】

1. 新冠病毒感染　新冠病毒感染后气道黏液增加,痰量增多,相对黏稠,难以咳出,或出现黄色脓性痰,可能诱发阻塞性肺疾病。乙酰半胱氨酸可降低痰的黏滞性,同时还有抗氧化作用,《新型冠状病毒感染咳嗽的诊断与治疗专家共识》推荐乙酰半胱氨酸用于新冠病毒感染黏液高分泌、痰多的咳嗽患者。

2. 浓稠痰、黏液过多的疾病　如急性支气管炎、慢性支气管炎急性发作、支气管扩张症等。

【不良反应】可引起呛咳、支气管痉挛、恶心、呕吐、胃炎等不良反应,减量即可缓解,如遇恶心、呕吐,可暂停给药。支气管痉挛时可用异丙肾上腺素缓解。

【药动学】口服生物利用度为 6%~10%,口服后迅速吸收,2~3 小时血药浓度达峰值,肺组织可达有效浓度。大部分在小肠黏膜及肠腔内去乙酰化,部分在肝内代谢,主要代谢产物为半胱氨酸和无机硫酸盐。喷雾吸入时可在 1 分钟起效,最大作用时间为 5~10 分钟。

【用法用量】

1. 口服

(1) 成人每次 0.2g,每日 2~3 次。泡腾片:每次 0.6g,每日 1~2 次,用半杯温开水溶解,最好晚上服用。

(2) 儿童:2~5 岁,每次 0.1g,每日 2~3 次;6~14 岁,每次 0.1g,每日 3~4 次;14 岁以上少年,每次 0.2g,每日 2~3 次。

2. 喷雾吸入

(1) 成人:以 0.9% 氯化钠溶液配成 10% 溶液喷雾吸入,每次 1~3mL,每日 2~3 次。

(2) 儿童:喷雾(10% 浓度)每次 3mL,每日 1~2 次。可能对呼吸道黏膜产生刺激,导致支气管痉挛。

3. 气管滴入

(1) 成人:以 5% 溶液用注射器自气管的甲状软骨环骨膜处注入气管腔内,每次 2mL,每日 2 次。

（2）儿童（5% 浓度）：每次 0.5~2mL，每日 2~6 次。

【禁忌证】

1. 支气管哮喘者、过敏者、孕妇、哺乳期妇女禁用。

2. 患有苯丙酮尿症者禁用。

【注意事项】

1. 如发生支气管痉挛，应立即停药。

2. 有消化性溃疡病史者慎用。

3. 肝功能不全者血药浓度升高，应适当减量。

4. 不宜与金属（如铁、铜）及橡胶氧化剂接触，喷雾器要采用玻璃或塑料制品。

5. 应用喷雾剂时应新鲜配制，剩余溶液需保存在冰箱内，48 小时内用完。

6. 本品可降低青霉素、头孢菌素、四环素等药的药效，不宜混合或并用，必要时可间隔 4 小时交替使用。

7. 与硝酸甘油合用可增加低血压和头痛发生的风险。

8. 与碘化油、糜蛋白酶、胰蛋白酶存在配伍禁忌。

（吕　毅　董亚琳）

参 考 文 献

陈新谦, 金有豫, 汤光. 新编药物学［M］.18 版. 北京：人民卫生出版社, 2019：507.

羧甲司坦口服溶液

【成分】羧甲司坦（carbocysteine）。

【药理作用】

1. 祛痰 羧甲司坦可增加支气管腺体低黏度唾液黏蛋白分泌,减少高黏度岩藻黏蛋白分泌;也可作用于黏蛋白的二硫键,促进黏蛋白双硫键断裂,降低痰液黏滞性,促进痰液排出,发挥祛痰作用。

2. 抗炎 羧甲司坦能够抑制小鼠气道炎症,降低小鼠肺泡灌洗液中白细胞总数及中性粒细胞数,降低小鼠肺组织气道黏蛋白的表达。羧甲司坦对香烟烟雾提取物诱导的 A549 细胞炎性损伤具有保护作用。

3. 抗氧化 羧甲司坦可将黄嘌呤脱氢酶转化为氧化酶,阻碍氧自由基对肺组织的损伤。羧甲司坦还可清除次氯酸和羟基自由基,抑制炎症因子的产生,减轻炎症反应。

【临床应用】用于新冠病毒感染、慢性支气管炎、支气管哮喘等疾病引起的痰液黏稠、咳痰困难。

1. 新冠病毒感染 新冠病毒刺激呼吸系统,一般表现为干咳,但少数患者可以出现咳痰,多表现为白色黏液泡沫痰,合并细菌感染时可表现为黄色脓样痰。羧甲司坦口服溶液的主要作用是祛痰。北京市《新冠病毒感染者用药目录(第一版)》将羧甲司坦口服溶液列为咳嗽、咳痰治疗药物。

2. 慢性支气管炎 羧甲司坦口服溶液联合莫西沙星可有效改善慢性支气管炎急性发作,调节患者血气指标,缩短发热、咳嗽、咳痰等症状持续时间,降低 C 反应蛋白、IL-4、IL-6 和肿瘤坏死因子-α 水平。

3. 肺炎 羧甲司坦口服溶液能减轻社区获得性肺炎的炎

症,改善呼吸功能。

4. 其他 还可用于支气管哮喘、慢性阻塞性肺疾病、鼻窦炎、小儿非化脓性中耳炎等治疗。

【不良反应】偶有轻度头晕、恶心、胃部不适、腹泻、胃肠道出血、皮疹等不良反应。有文献报道羧甲司坦可致剥脱性皮炎。

【禁忌证】消化性溃疡活动期患者禁用。

【药物相互作用】应避免同时服用强镇咳药,以免痰液堵塞气道。

【用法用量】口服。成人每次 25mL,每日 3 次。无糖型:口服。成人每次 10mL,每日 3 次。

【注意事项】有消化性溃疡史者慎用。孕妇、哺乳期妇女慎用。

(王　荣)

参 考 文 献

[1]余红辉,吴蓓蓉,吴亲芳,等.羧甲司坦口服溶液治疗支气管哮喘临床疗效及安全性研究[J].山西医药杂志,2020,49(5):569-571.

[2]张科东,王淑妮,周凤,等.羧甲司坦对气道黏蛋白1的抑制作用研究[J].国际呼吸杂志,2018,38(15):1154-1157.

[3]王玮,谢燕清,黄榕权,等.羧甲司坦对香烟烟雾提取物诱导A549细胞炎性损伤的影响[J].中国医院药学杂志,2018,38(10):1025-1029.

[4]王宇,陈亚飞,张瑞.羧甲司坦片联合布地奈德对哮喘患者气道功能及炎性反应的影响[J].黑龙江医学,2021,45(5):518-519.

[5]杨庆玺,倪庆,姬光东,等.羧甲司坦口服溶液联合莫西沙星治疗慢

性支气管炎急性发作的临床研究［J］. 现代药物与临床,2022,37(9):2035-2039.

福多司坦口服溶液(片)

【成分】福多司坦(fudosteine)。

【药理作用】福多司坦具有祛痰作用,其作用机制:①抑制杯状细胞过度形成,抑制气道黏液过度分泌,使痰的岩藻糖与唾液酸的比例正常化,保持痰液的正常黏度,改善痰的黏性和弹性。②使浆液性分泌亢进,并使浆液中氯离子浓度显著增高。③抗炎作用,以抑制气道炎症。

【临床应用】

1. 新冠病毒感染　新冠病毒感染主要引起呼吸系统炎症,常见咳嗽,有些患者咳白色黏液泡沫痰,合并细菌感染时咳黄色脓样痰。福多司坦可以对症治疗。北京市《新冠病毒感染者用药目录(第一版)》将福多司坦列为新冠病毒感染者咳嗽、咳痰治疗药物。

2. 其他　用于支气管哮喘、慢性喘息性支气管炎、支气管扩张、肺结核、肺尘埃沉着病、慢性阻塞性肺气肿、非典型分枝杆菌性肺炎、弥漫性支气管炎等呼吸道疾病的祛痰治疗。

【不良反应】

1. 消化系统　食欲不振、恶心、呕吐、腹痛、胃痛、胃部不适、胃部烧灼感、腹胀、口干、腹泻、便秘等。

2. 感觉器官　耳鸣,味觉异常。

3. 神经系统　头痛、麻木、眩晕。

4. **泌尿系统** 尿素氮升高、蛋白尿。

5. **皮肤黏膜** 皮疹、红斑、瘙痒、荨麻疹。

6. **肝功能损害** 可出现天冬氨酸氨基转氨酶、丙氨酸氨基转氨酶、碱性磷酸酶升高,若出现应停药,并采取适当处理措施。

7. **其他** 如发热、面色潮红、乏力、胸闷、尿频、惊悸、水肿。

【用法用量】口服,成人每次 0.4g,每日 3 次,餐后服用,根据年龄、症状适当调整剂量。

【禁忌证】过敏者禁用。

【注意事项】

1. 可能导致肝功能损害者的肝功能进一步恶化。

2. 同类祛痰药可能对心功能不全患者产生不良影响。

【孕妇及哺乳期妇女用药】

1. 对于孕妇,只有在判断治疗的有益性大于危险性时才能给予本品(在兔试验中,口服 600mg/kg,约相当于临床用量的 30 倍时出现流产;大鼠围生期及哺乳期给予 2 000mg/kg,相当于临床用量 100 倍时子代发育受到抑制)。

2. 哺乳期妇女给药时应停止哺乳,动物实验发现本品可进入乳汁。

(米燕妮)

参 考 文 献

TAKAHASHI KOICHI, KAI H, MIZUNO H, et al. Effect of fudosteine, a new cysteine derivative, on mucociliary transport [J]. Journal of Pharmacy and

Pharmacology,2010,53(6):911-914.

氨溴特罗口服液

【成分】复方制剂。每 1mL 含盐酸氨溴索 1.5mg 和盐酸克仑特罗 1μg。

【药理作用】

1. 氨溴索　氨溴索是溴己新的活性代谢产物,为黏液溶解剂,能增加呼吸道黏膜浆液腺的分泌,减少黏液腺分泌,从而降低痰液黏度,促进肺表面活性物质的分泌,还可以增加支气管纤毛运动,使痰液易于咳出。

2. 克仑特罗　克仑特罗为特异性 β_2 受体激动剂,激动呼吸道平滑肌 β_2 受体,激活腺苷酸环化酶,催化细胞内 ATP 转化为 cAMP,降低细胞质中游离钙浓度,促进钾通道开放而引起支气管平滑肌松弛;能缓解气道水肿,抑制炎症因子释放,降低气道高反应性;能够增强支气管纤毛运动,促进痰液排出体外。

两药联用可以产生协同作用,促使呼吸道的纤毛正常运动,使呼吸道黏液溶解,并有助于呼吸道分泌物的清除,进而缓解支气管阻塞,使疗效进一步提高,进而缩短了临床症状缓解时间。

【临床应用】

1. 新冠病毒感染　新冠病毒感染者多见咳嗽;少数患者有痰,痰液不易咳出。氨溴特罗口服液通过祛痰、扩张支气管作用可缓解症状。北京市《新冠病毒感染者用药目录(第一版)》推荐氨溴特罗口服液用于以咳嗽咳痰为主的新冠病毒感染者。

2. 呼吸道感染 可用于急性支气管炎、慢性支气管炎、慢性阻塞性肺疾病、支气管哮喘、肺气肿等引起的咳嗽、痰液黏稠、排痰困难,以及支气管痉挛所引起的喘息等。尤其对于小儿支气管炎,治疗效果显著。

【不良反应】偶尔可见偏头痛、烦躁不安、头晕、肢体麻木、心慌、皮疹、肝功能损害等不良反应,比较轻微,一般停药之后即可恢复。

【药动学】口服后 1 小时内起效,可维持 3~6 小时。

【药物相互作用】

1. 与肾上腺素、异丙肾上腺素等儿茶酚胺类药物合用,可致心律不齐。

2. 可增强单胺氧化酶抑制剂或三环类抗抑郁药的血管收缩作用。

3. 普萘洛尔等 β 受体阻断药可拮抗克仑特罗的支气管扩张作用。

4. 黄嘌呤类药物、甾体类药物及利尿剂可能加剧克仑特罗降低血钾的作用。

5. 避免与中枢镇咳药(如右美沙芬等)同时使用,以免稀化的痰液堵塞气道。

6. 与抗菌药物同时服用,可提高抗菌药物在肺组织的浓度。

【禁忌证】肥厚型心肌病患者、过敏者禁用。

【用法用量】口服。

12 岁以下小儿:每次 2.5~15mL,每日 2 次。

12 岁以上儿童及成人:每次 20mL,每日 2 次;症状好转后可减至每次 10mL,每日 2~3 次;对严重呼吸困难患者,最初 2~3 天,每次 20mL,每日 3 次。

【注意事项】

1. 低血钾影响心律,尤其在低氧血症时更明显,应监测血清钾浓度。

2. 甲状腺功能亢进、高血压、心脏疾病(如心功能不全、心律失常等)、糖尿病、重度肾功能不全患者慎用。

3. 孕妇和哺乳期妇女慎用。

4. 运动员慎用。

(史小莲)

参 考 文 献

[1] 蔺永明,李於朋 . 氨溴特罗口服液治疗婴幼儿支气管肺炎的临床效果[J]. 临床医学研究与实践,2019,4(26):98-99.

[2] 朱松立 . 氨溴特罗口服液对支气管肺炎患儿肺功能与水平的影响[J]. 现代医学与健康研究电子杂志,2021,5(2):60-62.

[3] 王美荣,石红,钱磊 . 氨溴特罗口服液辅助治疗小儿喘息性支气管肺炎的疗效观察[J]. 中国现代医生,2018,56(24):57-59.

[4] 刘向婕 . 氨溴特罗口服液应用于小儿支气管炎治疗中的疗效探究[J]. 临床医学研究与实践,2017,2(1):74-75.

五、缓解腹泻药

蒙 脱 石 散

【成分】双八面体蒙脱石,分子式 $Si_4Al_8O_{20}(OH)_4$,是一种天然双硅酸盐铝和镁构成的层纹状结构。

【药理作用】

1. 抗病毒、抗菌　蒙脱石的层纹状结构和非均匀性电荷分布,对消化道内的病毒、病菌及其产生的毒素、气体等有极强的固定、抑制作用,如幽门螺杆菌、大肠杆菌等。由于肠道菌群所带电荷不同,蒙脱石通过静电作用于致病大肠杆菌,从而起到平衡正常菌群的作用。此外,还能修复损坏的细胞间桥,使细胞紧密连接,防止病原菌进入血液循环,并抑制其繁殖。

2. 保护消化道黏膜　蒙脱石覆盖于损伤的消化道黏膜,能加速受损上皮细胞的修复与再生;与表面带负电的黏液糖蛋白通过静电结合,增强黏液凝胶的成丝性,增加黏液层的内聚力、黏弹性和存在时间;通过对消化道黏膜的局部刺激作用,增加黏液糖蛋白的合成量,从而修复黏膜屏障,提高对攻击因子的防御功能;可通过聚合及螯合作用,缓解内源性 H^+、胃蛋白酶、溶血卵磷脂酶、胆酸盐等对黏膜的侵袭作用;可降低反流液的酸度,吸附胆酸盐,帮助上皮细胞再生,促进溃疡及糜烂灶修复;还能减少胃食管反流;可以促进肠细胞的吸收功能,减少其分泌;同时减少肠细胞的运动失调,恢复肠蠕动的正常节律,缓解幼儿由于双糖酶降低或缺乏造成糖脂消化不良而导致的渗透性腹泻。

3. 其他 可以增加消化道内的分泌型免疫球蛋白 A 的量,提高局部免疫功能;通过激活凝血因子Ⅶ、Ⅷ、Ⅻ,对消化道局部起止血作用。

【临床应用】

1. 新冠病毒感染 新冠病毒奥密克戎变异毒株 XBB1.5 感染表现为腹泻、发热、恶寒、无汗、头痛、身痛等。蒙脱石散能固定、吸附消化道内的病毒、病菌及其产生的毒素、气体,使之随肠蠕动排出体外;能保护损伤的消化道黏膜,中和胃酸,缓解腹泻;可以提高胃肠道的局部免疫功能。因此,感染 XBB1.5 病毒出现腹泻时,可用蒙脱石散对症治疗。

2. 腹泻 用于各种急性腹泻,水样便时加用补液盐;黏液脓血便时加用抗菌药。对急性腹泻 48 小时内总有效率达 90% 以上。

3. 胃肠道溃疡 可治疗食管炎、胃十二指肠溃疡、消化性溃疡等。蒙脱石散的抗酸作用,固定、吸附、消除幽门螺杆菌的作用,黏膜保护和组织再生修复作用,均有利于消化性溃疡的愈合。对溃疡性结肠炎的疗效为 60%~75%。

4. **口腔溃疡**　对口腔溃疡的创面具有独特的覆盖能力,对减轻症状、促进创面愈合效果良好,对致病因子有固定作用。

5. **母乳性黄疸**　蒙脱石散能减少胆红素的吸收,从而减少肝肠循环,同时可将肠道内胆红素部分吸附后随大便排出体外,因此可从总体上减少血胆红素,达到治疗目的。

【不良反应】偶见轻度便秘,大便干结。有蒙脱石散致肠梗阻的个案报道。

【药动学】口服不吸收。2 小时后可均匀覆盖在整个肠腔表面,6 小时后同所固定的攻击因子随消化道蠕动排出体外。不影响食物正常消化和吸收。

【药物相互作用】

1. 与诺氟沙星合用,可提高对致病性细菌感染的疗效。

2. 与红霉素合用,可减轻红霉素的胃肠反应,提高红霉素的疗效。

3. 不宜与微生态药物、消化酶类药物及生物碱类药物并用,以免降低疗效。

【用法用量】蒙脱石散 1 袋倒入 50mL 温水中,搅匀后服用。

成人:每次 1 袋,每日 3 次。

儿童:1 岁以下,每日 1 袋。

　　　1~2 岁,每日 1~2 袋。

　　　2 岁以上,每日 2~3 袋,分 3 次服用。或遵医嘱。

治疗急性腹泻,首次剂量加倍。胃炎、结肠炎和肠易激综合征患者饭前服用。

【注意事项】①蒙脱石散治疗腹泻时,宜在两餐中间服用。

②治疗胃内容物食管反流、食管炎时,餐后服用。③对结肠炎、肠易激综合征,可采用灌肠疗法。④如出现便秘,可减少剂量。⑤蒙脱石散可影响其他药物的吸收,服用前1小时可服用其他药物。⑥不宜长期服用,以免影响营养素的吸收。

(秦　琦)

参 考 文 献

[1]谢子龙,王莉,胡义,等.药店店员基础训练手册[M].长沙:湖南科学技术出版社,2013:139.

[2]宋修军.临床骨科药物学[M].北京:科学技术文献出版社,2010:912.

[3]洪庆成,王薇.实用儿科新诊疗[M].上海:上海交通大学出版社,2011:344-345.

[4]崔振泽,范丽君.儿科常用药物解析[M].沈阳:辽宁科学技术出版社,2015:156.

[5]孙涛.家庭常用药物合理使用指南[M].长春:吉林科学技术出版社,2016:236-237.

[6]贾玉辉.蒙脱石散辅助治疗新生儿母乳性黄疸的探讨[J].中国医学创新,2009,6(27):28.

[7]张兴,高蕾,杨鹏斌.家庭科学用药指导[M].郑州:河南科学技术出版社,2018:231.

[8]王晓,刘化学.蒙脱石散致完全性肠梗阻[J].药物不良反应杂志,2022,24(1):42-43.

第三部分

中 成 药

一、以治疗发热、咽痛、全身痛、舌苔黄为主的中成药

疏风解毒胶囊（颗粒）

【药物组成】虎杖、连翘、板蓝根、柴胡、败酱草、马鞭草、芦根、甘草。

【处方来源】研制方。《中国药典》(2020年版)。

【功能主治】疏风清热，解毒利咽。用于急性上呼吸道感染属风热证，症见发热、恶风、咽痛、头痛、鼻塞、流浊涕、咳嗽。

【药理作用】

1. 抗病毒　疏风解毒胶囊（颗粒)具有广谱抗病毒作用，对甲型流感病毒、副流感病毒、呼吸道合胞病毒、单纯疱疹病毒、柯萨奇病毒、人手足口病病毒等均有抑制作用。基于网络药理学研究发现，疏风解毒颗粒主要涉及白介素-17等信号通路，通过多靶点，发挥解热、抗炎、平衡免疫、抗病毒等作用治疗新冠病毒感染。疏风解毒颗粒在体外对甲型流感病毒 H1N1 型、副流感病毒、呼吸道合胞病毒、单纯疱疹病毒1型、柯萨奇病毒 B3~B5 型有抑制

作用。疏风解毒颗粒对流感病毒、副流感病毒引起的小鼠肺炎有治疗作用;对呼吸道合胞病毒、单纯疱疹病毒 1 型和柯萨奇病毒 B3 型具有抑制作用,能减少该病毒感染小鼠动物死亡率、延长存活时间。疏风解毒颗粒对人手足口病病毒有抑制作用,可降低手足口病病毒模型乳鼠的感染程度和死亡率。疏风解毒胶囊能缓解病毒性心肌炎小鼠心肌病理形态损伤,抑制炎症。

2. 解热抗炎 疏风解毒胶囊对干酵母、内毒素所致的大鼠发热有解热作用,其机制可能与降低前列腺素 E_2 及肿瘤坏死因子 α、白介素-6 等细胞因子,减少致热介质,减少产热,增加内源性解热介质精氨酸加压素的含量有关。疏风解毒胶囊能减轻肺炎链球菌致肺炎模型大鼠肺组织炎细胞浸润,降低血清单核细胞趋化因子、核因子 κB 和环氧合酶等,具有抗炎作用。

3. 抗菌 疏风解毒胶囊(颗粒)对金黄色葡萄球菌、大肠埃希菌、铜绿假单胞菌、志贺氏痢疾杆菌、肺炎链球菌、乙型链球菌具有体外抑制作用。疏风解毒胶囊(颗粒)还可抑制小鼠体内肺炎链球菌增殖。

4. 免疫调节 疏风解毒胶囊(颗粒)能升高氨水所致急性咽炎模型大鼠外周血 $CD3^+T$ 细胞亚群和 $CD4^+/CD8^+$,起到调节免疫的作用。

【临床应用】主要用于治疗新冠病毒感染、流感、感冒及肺炎。

1. 新冠病毒感染 《新型冠状病毒感染诊疗方案(试行第十版)》推荐疏风解毒胶囊(颗粒)用于治疗新冠病毒感染轻型患者;北京市《新冠病毒感染者用药目录(第一版)》推荐疏风解

毒胶囊(颗粒)用于治疗以发热、咽痛、全身痛、舌苔黄为主的新冠病毒感染者。联合应用疏风解毒胶囊能改善新冠病毒肺炎患者的咳嗽、咳痰、乏力、胸闷、气喘的临床症状,调控外周血相关炎症指标的表达,促进肺部炎症病灶吸收,提高治愈率。疏风解毒胶囊联合阿比多尔治疗新冠病毒肺炎优于单用阿比多尔,能有效减轻临床症状,促使肺部炎症病灶吸收,增强免疫。疏风解毒胶囊联合孟鲁司特治疗新冠病毒肺炎,能有效改善发热、咳嗽等肺炎相关症状。

2. 流感　疏风解毒胶囊被《甲型 H1N1 流感诊疗方案(2009 年第三版)》收载为治疗风热犯卫型轻症流感患者的常用中成药之一。疏风解毒胶囊治疗流行性感冒,可快速改善患者临床症状,缩短体温恢复正常时间和流感症状完全消退时间。

3. 感冒　疏风解毒胶囊(颗粒)适用于外感风热引起的感冒,症见头痛、乏力、发热、恶寒、鼻塞、流涕、咳嗽、咽痛等。临床常用于治疗上呼吸道感染外感风热证者,可缩短患者咳嗽、发热、流涕、头痛、咽痛等临床症状的持续时间,提高有效率。

4. 肺炎及慢性阻塞性肺疾病　疏风解毒胶囊(颗粒)可用于社区获得性肺炎及慢性阻塞性肺疾病的治疗。疏风解毒胶囊(颗粒)辅助治疗,能够尽快消除慢性阻塞性肺疾病急性加重期患者、社区获得性肺炎患者的肺部啰音,显著改善患者肺部通气、换气状况,降低血清炎症因子超敏 C 反应蛋白、降钙素原水平,抑制气道炎性反应,从而缩短患者住院时间。

5. 其他　疏风解毒胶囊(颗粒)还可用于气管支气管炎、咽炎、咽峡炎、鼻炎、鼻窦炎、扁桃体炎、手足口病的治疗。

【不良反应】①恶心。②颜面水肿、巩膜充血、头痛、头晕伴血压升高等。

在一项疏风解毒胶囊联合抗生素治疗社区获得性肺炎的meta 分析中，纳入 5 篇文献涉及疏风解毒胶囊 323 例，9 例发生不良反应，包括消化系统反应(恶心、呕吐) 6 例、头晕 2 例、静脉炎 1 例。所有不良反应经处理后好转。

【注意事项】过敏体质者及过敏者禁用。

【用法用量】温开水吞服。每次 4 粒，每日 3 次。

（米燕妮）

参 考 文 献

［1］刘俊珊，余林中 . 疏风解毒胶囊［M］//陈奇，张伯礼 . 中国中成药名方药效与应用丛书(呼吸消化卷). 北京：科学出版社，2022:65-68.

［2］李越峰，张淑娟，牛江涛，等 . 疏风解毒颗粒治疗新型冠状病毒肺炎机制的网络药理学探讨［J］. 中药材，2021，44(1):253-266.

［3］黄敬文，安丽凤，韩雪，等 . 基于网络药理学研究疏风解毒胶囊防治新型冠状病毒肺炎的潜在作用机制［J］. 海南医学院学报，2020，26(11):814-819.

［4］鲍岩岩，高英杰，时宇静，等 . 疏风解毒胶囊广谱抗病毒功效研究［J］.新中医，2019，51(12):5-8.

［5］吕伟伟，朱童娜，邱欢，等 . 疏风解毒胶囊抗病毒及抗菌的体外药效学实验研究［J］. 中药新药与临床药理，2013，24(3):234-238.

［6］邱欢，李振兴，朱童娜，等 . 疏风解毒胶囊体内抗病毒作用的实验研究［J］. 中药新药与临床药理，2014，25(1):14-17.

［7］张亚平,陶振刚,宋振举,等.疏风解毒胶囊对小鼠病毒性心肌炎模型的影响［J］.中草药,2016,47(1):110-113.

［8］郭姗姗,金亚宏,王意忠,等.疏风解毒颗粒防治手足口病的体内外药效学研究［J］.中国实验方剂学杂志,2012,18(2):206-209.

［9］储小毛,李泽庚,高雅婷,等.疏风解毒胶囊对干酵母致大鼠发热模型的解热作用［J］.中成药,2022,44(6):1961-1965.

［10］刘静,马莉,陆洁,等.疏风解毒胶囊解热作用机制研究［J］.中草药,2016,47(12):2040-2043.

［11］陶振钢,高静炎,薛明明,等.疏风解毒胶囊对于内毒素诱导大鼠急性肺损伤模型中 MAPK/NF-κB 通路的抑制作用［J］.中华中医药杂志,2014,29(3):911-915.

［12］毕海燕,刘静,马莉,等.疏风解毒胶囊对肺炎大鼠抗炎作用的配伍合理性研究［J］.中草药,2019,50(15):3541-3546.

［13］马莉,黄妍,侯衍豹,等.疏风解毒胶囊对大鼠肺炎模型的抗炎机制研究［J］.中草药,2018,49(19):4591-4595.

［14］吕伟伟,朱童娜,邱欢,等.疏风解毒胶囊抗病毒及抗菌的体外药效学实验研究［J］.中药新药与临床药理,2013,24(3):234-238.

［15］徐娟,李佳,杨亮,等.口服中成药在新型冠状病毒肺炎治疗中的合理应用与药学监护［J］.药物不良反应杂志,2020,22(3):155-159.

［16］瞿香坤,唐超,郝树立,等.疏风解毒胶囊联合阿比多尔治疗新型冠状病毒肺炎临床疗效观察［J］.中国处方药,2021,19(3):6-8.

［17］肖琦,蒋茵婕,吴思思,等.中药疏风解毒胶囊联合阿比多尔治疗轻症新型冠状病毒肺炎的价值分析［J］.中国中医急症,2020,29(5):756-758.

［18］郭国华,宋彬,朱传奇,等.中药疏风解毒胶囊联合孟鲁司特治疗新型冠状病毒感染肺炎回顾性临床分析［J］.世界最新医学信息文摘(连续型电子期刊),2021,21(10):19-23.

［19］田亚,杨方.疏风解毒胶囊治疗流行性感冒的临床效果观察［J］.临床医药文献电子杂志,2020,7(52):61-62.

［20］赵兰波,王志彬.疏风解毒胶囊治疗急性上呼吸道感染(风热证)的临床观察［J］.中国中医急症,2020,29(7):1278-1279.

［21］陈义,黄静文,杨铭.氨溴索联合疏风解毒治疗急性上呼吸道感染的临床效果观察［J］.中国医药科学,2020,10(5):81-83.

［22］刘冉,李宣霖,王憭瑶,等.疏风解毒胶囊联合抗生素治疗社区获得性肺炎的 meta 分析与 GRADE 评价［J］.中医杂志,2018,59(19):1656-1660.

［23］张康,王憭瑶,李宣霖,等.疏风解毒胶囊治疗慢性阻塞性肺疾病急性加重的有效性与安全性 meta 分析［J］.中医研究,2019,32(6):35-39.

［24］谢军.疏风解毒胶囊治疗急性气管支气管炎(风热犯肺证)的临床观察［J］.中国中医急症,2016,25(10):1929-1931.

［25］赵丽洁,赵慧,智玲玲,等.疏风解毒胶囊联合特布他林治疗急性小儿支气管炎疗效及对 IL-4、PCT、hs-CRP 水平的影响［J］.中华中医药学刊,2020,38(12):183-186.

［26］宁惠明,欧强.疏风解毒胶囊对慢性咽炎患者血清炎性细胞因子及 T 淋巴细胞亚群的影响［J］.解放军医药杂志,2018,30(3):58-61.

［27］易新林,马欣,邓可斌,等.疏风解毒胶囊治疗急性咽炎(风热证)临床观察［J］.中国中医急症,2017,26(12):2243-2244.

［28］甘娜,吴江华.疏风解毒胶囊治疗儿童急性扁桃体炎的疗效观察［J］.中国中医急症,2019,28(8):1477-1479.

连花清瘟颗粒(胶囊)

【药物组成】连翘、金银花、炙麻黄、炒苦杏仁、石膏、板蓝根、绵马贯众、鱼腥草、薄荷脑、广藿香、大黄、红景天、甘草。

【处方来源】研制方。《中国药典》(2020年版)。

【功能主治】清瘟解毒,宣肺泄热。用于流行性感冒属热毒袭肺证,症见发热、恶寒、肌肉酸痛、鼻塞流涕、咳嗽、头痛、咽干咽痛、舌偏红、苔黄或黄腻。在新冠病毒感染常规治疗中,用于轻型、中型新冠病毒感染患者的发热、咳嗽、乏力。

【药理作用】

1. 抗病毒　连花清瘟颗粒(胶囊)有广谱抗病毒作用。连花清瘟胶囊可抑制流感病毒、副流感病毒,对呼吸道合胞病毒、腺病毒3型和7型、单纯疱疹病毒1型和2型、柯萨奇B4病毒及禽流感病毒等也有抑制作用;可抑制新冠病毒的增殖,破坏病毒形态。连花清瘟颗粒(胶囊)可平衡机体免疫状态,以减轻流感病毒引起的小鼠肺部炎性损伤,显著改善流感病毒引起的小鼠肺炎症状,对甲型H1N1流感病毒感染的小鼠有保护作用,对病毒性感冒表现出较好疗效。

2. 解热　高热是病毒感染初期的典型症状。连花清瘟颗粒(胶囊)对内毒素致发热兔有解热作用,能减轻病毒性肺炎模型小鼠肺组织炎性病变,降低肺组织肿瘤坏死因子α、白介素-1β和白介素-6的表达水平。可通过抑制炎症细胞浸润,上调肺泡上皮细胞和肺血管内皮细胞连接蛋白的表达水平,缓解脂多糖导致的急性肺损伤,表明其具有显著的抗炎作用。姚开涛等分析了连花清瘟颗粒(胶囊)治疗新冠病毒肺炎患者的临床资料,得出了连花清瘟颗粒(胶囊)能够缩短发热持续时间,改善肌肉酸痛、乏力,有效缓解发热、乏力症状的结论。

3. **抗炎**　细胞因子风暴指机体免疫系统被病原体侵袭后,免疫细胞因子与免疫细胞之间的正反馈机制过度激活,导致大量细胞因子迅速产生的现象。感染新冠病毒后,体内细胞因子急剧增多,多种因子之间相互作用,引起急性肺损伤,最终导致急性呼吸窘迫综合征,甚至死亡。连花清瘟颗粒(胶囊)可以抑制病毒诱导的核因子 κB 活化以及白介素-6、白介素-8、肿瘤坏死因子 α、趋化因子基因的表达,能降低血清中诱导炎性的部分细胞因子水平,减缓炎性渗出,缓解病情。连花清瘟胶囊有抗炎作用,可抑制新冠病毒感染的炎症风暴。

4. **调节免疫功能**　细胞免疫是抵御病毒感染的免疫屏障之一。连花清瘟颗粒(胶囊)能提高细胞免疫功能,可抑制流感病毒 FM1 感染小鼠血 CD4$^+$ 和 CD4$^+$/CD8$^+$ 下降,增加肺组织 γ 干扰素含量,通过促进 α 干扰素的表达激活免疫。

【临床应用】

1. **新冠病毒感染**　《新型冠状病毒感染诊疗方案(试行第十版)》推荐连花清瘟胶囊(颗粒)用于新冠病毒感染轻型湿热蕴肺证、中型疫毒夹燥证的患者。连花清瘟胶囊联合西药治疗新冠病毒感染,可改善新冠病毒感染患者的主症(发热、咳嗽、乏力)及兼症(气促),临床疗效显著,不良反应少,优于单用西药治疗。一项纳入284名新冠病毒感染患者的连花清瘟胶囊多中心随机对照研究,结果显示,治疗组的症状恢复率和症状恢复中位时间等指标优于对照组,治疗组患者发热、咳嗽、乏力等症状的恢复时间较对照组明显缩短;治疗组患者CT改善率和临床治愈率高于对照组。余恒毅等人用连花清瘟胶囊治疗轻型、普通型新冠病毒肺炎患者,其降低轻型、普通型新冠病毒感染患者转重率优于阿比多尔单药治疗。谭杜勋等以早期新冠病毒感染患者作为研究对象,结果表明,连花清瘟胶囊对病毒感染引起的细胞病变具有抑制作用。

2. 其他肺炎 连花清瘟颗粒(胶囊)常用于社区获得性肺炎、支气管肺炎、毛细支气管炎、支原体肺炎等下呼吸道感染,症见发热、咳嗽、咳痰,可伴胸痛或呼吸困难、舌红苔黄腻、脉数等。连花清瘟颗粒除能缩短支原体肺炎患者发热、咳嗽、肺部啰音的持续时间和住院时间,还能改善细胞免疫功能。

3. 其他病毒性疾病 连花清瘟颗粒(胶囊)在临床上广泛应用于治疗流感、感冒、急性咽炎、手足口病等病毒性疾病。

【不良反应】付秋婉等人分析了112例使用连花清瘟胶囊/颗粒的不良反应报告,显示连花清瘟胶囊/颗粒可损伤胃肠系统、皮肤及其附件。刘博等人收集531例使用连花清瘟胶囊/颗粒的不良反应报告,主要不良反应为胃肠系统损害、神经系统损害、皮肤及其附件损害;次要不良反应为肝肾功能损伤、白细胞减少、咳嗽,也有口干、心悸、鼻窦炎等。联合用药的不良反应报告率较单用连花清瘟颗粒(胶囊)的报告率高。

【注意事项】①忌烟、酒及辛辣、生冷、油腻食物。②不宜同时服用滋补性中药。③风寒感冒者不适用。④对本品过敏者禁用;过敏体质者、高血压、心脏病患者慎用。⑤有肝肾等慢性病者、儿童、妊娠和哺乳期妇女、年老体弱者及脾虚便溏者应在医生指导下服用。

【用法用量】口服。胶囊剂:每次 4 粒,每日 3 次。新冠病毒感染轻型、中型疗程 7~10 日。颗粒剂:每次 6g,每日 3 次。新冠病毒感染轻型、中型疗程 7~10 日。片剂:每次 4 片,每日 3 次;或遵医嘱。

(曹永孝)

参 考 文 献

[1] 曹惠慧,余林中.连花清瘟胶囊(颗粒)[M]//陈奇,张伯礼.中国中成药名方药效与应用丛书(呼吸消化卷).北京:科学出版社,2022:124-127.

[2] 程德忠,李毅.连花清瘟颗粒治疗 54 例新型冠状病毒肺炎患者临床分析及典型病例报道[J].世界中医药,2020,15(2):150-154.

[3] 张文斌,刘利男,王震,等,连花清瘟联合西医治疗新冠肺炎普通型患者疗效及安全性 meta 分析[J/OL].海南医学院学报,2020,26(14):1045-1050.

[4] 曾雯君,董琦,任玉玺,等.防治新型冠状病毒肺炎的中医名方名药概况[J].中医研究,2021,34(7):62-67.

[5] 曾垣烨,何盈盈,唐庆龙,等.抗新冠肺炎中药连花清瘟胶囊化学成分

与临床功效研究进展[J].药学实践杂志,2021,39(4):291-294,361.

[6] 余恒毅,任秀华,祁星星,等.阿比多尔、清肺排毒汤、连花清瘟胶囊、金叶败毒颗粒对某方舱医院轻型/普通型新冠肺炎患者疗效的回顾性研究[J].中药药理与临床,2020,36(6):2-6.

[7] 谭杜勋,石文磊,刘楠,等.连花清瘟胶囊在新冠肺炎中早期抗病毒、抗炎的疗效观察[J].中国处方药,2021,19(5):92-93.

[8] 付秋婉,赵新辰,张洁.连花清瘟胶囊/颗粒临床应用中 ADR 报告及特征分析[J].内蒙古中医药,2022,41(7):133-134.

[9] 刘博,王雪,关绍晨,等.连花清瘟胶囊/颗粒不良反应的系统评价与meta 分析[J].中国药物警戒,2021,18(9):864-868.

清肺排毒颗粒

【药物组成】麻黄、炙甘草、杏仁、生石膏(先煎)、桂枝、泽泻、猪苓、白术、茯苓、柴胡、黄芩、姜半夏、生姜、紫菀、冬花、射干、细辛、山药、枳实、陈皮、藿香。

【处方来源】汉·张仲景《伤寒杂病论》。国药准字 C20210001。

【功能主治】散寒祛湿,理肺排毒。用于感受寒湿疫毒所致的疫病(包括新冠病毒感染)。症见发热恶寒、周身酸痛、困乏肢重;或咳嗽少痰、喘憋气促;或口淡无味、食欲不振、恶心呕吐、大便不爽;舌淡或胖、苔腻、脉滑或濡。

【药理作用】

1. **四首经典方剂参与其中**　清肺排毒汤(颗粒)体现了《伤寒论》中四首经典方剂的加减。"疫疠"邪气进入人体,首先犯肺,肺宣发肃降失常,肺气上逆,功能受损,出现咳嗽、喘息。方中选用麻杏石甘汤,可宣散肺中风热,同时清宣肺中郁热,有助肺脏宣发肃降功能恢复。应用射干、麻黄、姜半夏、紫菀、款冬花,取射干麻黄汤之意,发挥下气平喘之效,与麻杏石甘汤同用改善咳嗽、气喘症状。小柴胡汤和解半表半里之证,此方中含小柴胡汤药物,防止病邪入里,同时调和胃气,保护消化功能。方中包含五苓散,取其通利小便祛湿之功,小便通利则邪有出路,既可以温阳化气以助利水,又可降逆平喘,桂枝、甘草辛甘化阳扶正气,同时茯苓、白术健脾。山药、陈皮健脾胃,藿香助化湿祛浊。全方上中下三焦共调,含"宣上、畅中、渗下"之意。清肺排毒汤(颗粒)中麻杏石甘汤具有抗流感病毒、抗炎、止咳和调节免疫的作用,射干麻黄汤具有平喘、减轻气道反应的作用,五苓散具有抗炎的作用,小柴胡汤具有解热、镇痛、抗炎的功效。因此,清肺排毒汤不仅能扶正祛邪,减毒增效,还有抗炎、抗病毒作用。

2. **抗炎**　清肺排毒汤(颗粒)具有抗炎、免疫调节作用。清肺排毒汤(颗粒)可抑制 IL-6、TNF-α、CXCL10 和 MCP-1 的过度表达,抑制 NF-κB 通路的激活和巨噬细胞的吞噬功能。清肺排毒汤可能通过多靶标调控免疫相关通路以及细胞因子相关通路,抑制活化的细胞因子,缓和过激的免疫反应,消除炎症,从而对新冠病毒感染产生疗效。

3. **抗病毒**　麻杏石甘汤能够下调流感病毒感染的巨噬细胞干扰素分泌水平和蛋白表达水平,发挥抗病毒作用。小柴胡汤具有抑制鸭感染乙型肝炎病毒复制的功效。清肺排毒汤中各个经方具有减轻炎症反应、调节机体免疫、抗病毒的作用。清肺排毒汤作用于 790 个潜在靶标蛋白,其相互作用形成一个分子网络,对病毒入侵、病毒复制造成的多器官损伤发挥作用。

4. 抗菌　清肺排毒颗粒对大肠杆菌、金黄色葡萄球菌的体外抗菌能力强。方中黄芩、陈皮、枳实等 8 味药材有抗菌作用。新冠病毒感染危重型患者更易合并细菌感染或继发细菌感染,是影响新冠病毒感染患者病情严重程度的关键因素。因此,清肺排毒颗粒可以通过抗菌作用发挥一定的治疗作用。

【临床应用】主要用于治疗新冠病毒感染。《新型冠状病毒感染诊疗方案(试行第十版)》推荐清肺排毒颗粒用于治疗新冠病毒感染轻型、中型、重型和危重型患者。北京市《新冠病毒感染者用药目录(第一版)》将清肺排毒颗粒列为用于缓解发热、咽痛、全身痛、舌苔黄等症状的治疗药物。

【不良反应】常见腹泻,偶见胃脘不适、恶心、大便次数增多、肝生化指标(如 AST、ALT)异常、皮肤瘙痒等。

【注意事项】过敏者禁用。孕妇、哺乳期妇女、婴幼儿慎用。

【用法用量】开水冲服。每次 2 袋,每日 2 次,疗程 3~6 日。

(姚鸿萍)

参 考 文 献

[1] 李春波,苏韫,刘永琦,等 . 清肺排毒汤治疗新型冠状病毒肺炎的中医理论及现代药理学机制[J]. 中医杂志,2020,61(15):1299-1302.

[2] 李荣宇,林少玲,骆月姬 . 清肺排毒汤体外抗菌作用研究[J]. 亚太传统医药,2020,16(11):58-59.

[3] 杨玉莹,窦晓鑫,王方园,等 . 抗新型冠状病毒肺炎"三药三方"之中医

理论探讨[J].天津中医药大学学报,2021,38(6):700-705.

[4] 高洁,肖光旭,樊官伟,等."三药三方"治疗 COVID-19 的临床和药理研究进展[J].科学通报,2022,67(27):3296-3310.

[5] 胡刚明,贺朝雄,孙秋凌,等."清肺排毒颗粒"治疗新型冠状病毒肺炎的临床疗效初探[J].天津中医药,2020,37(9):999-1004.

化湿败毒颗粒

【药物组成】麻黄、广藿香、石膏、炒苦杏仁、法半夏、厚朴、麸炒苍术、炒草果仁、茯苓、黄芪、赤芍、葶苈子、大黄、甘草。

【处方来源】由藿香正气散、麻杏石甘汤、宣白承气汤、达原饮加减化裁而来。国药准字 C20210002。

【功能主治】化湿解毒,宣肺泄热。用于湿毒侵肺所致的疫病,症见发热、咳嗽、乏力、胸闷、恶心、肌肉酸痛、咽干咽痛、食欲减退、口中黏腻不爽等。

【药理作用】

1. 抗病毒　在化湿败毒方中,其活性成分黄芪甲苷可以激活肾素-血管紧张素系统中的 ACE2-Ang-(1-7)通路,使 ACE2、Ang-(1-7)水平升高,从而起到保护肾脏的作用。用计算机软件模拟 Mpro 和 ACE2 受体蛋白等与待筛小分子相结合的分子对接试验,发现该方中的山奈酚、槲皮素、异鼠李素、甘草酸、甘草酚 E、甘草叶黄酚、甘草糖苷 A 和 E、甘草拉苷等活性成分,以及大黄、草果等是潜在抗新冠病毒的物质基础。化湿败毒颗粒有助于改善新冠病毒感染患者的症状(如发热、咳嗽、疲劳和胸部不适等)。

2. 抗炎,调节免疫　化湿败毒颗粒中的有效成分甘草酸和甘草查尔酮 A 通过降低核因子 κB p56 亚基、IκB-α 磷酸化水平,从而抑制 NF-κB 激活,降低 TNF-α、IL-6 及 IL-1β 等多种促炎因子的表达水平,改善肺间质水肿及炎症细胞的浸润,起到保护肺功能、减轻肺部损伤的作用。甘草酸及其代谢产物甘草次酸有免疫调节作用。甘草素、异甘草素等能抑制记忆性 Th2 细胞产生 IL-4 和 IL-5,异甘草素能抑制脂多糖所致诱导型一氧化氮合酶和环氧合酶 2 的表达,减少 TNF-α 和 IL-6 释放,避免过激的炎症反应。

【临床应用】用于新冠病毒感染。化湿败毒颗粒通过抗病毒、抗炎、调节免疫作用缓解疾病进展。《新型冠状病毒感染诊疗方案(试行第十版)》推荐化湿败毒颗粒用于治疗新冠病毒感染轻型、中型、重型和危重型患者;北京市《新冠病毒感染者用药目录(第一版)》推荐化湿败毒颗粒用于以发热、咽痛、全身痛、舌苔黄为主的新冠病毒感染患者。

【不良反应】偶见胃部不适、食纳减少等。

【注意事项】①对本品及所含成分过敏者、孕妇、哺乳期妇女、婴幼儿、肝肾功能不全者禁用。②脾胃虚寒者慎用。③本品与抗病毒药或抗菌药物联合使用期间须密切监测肝功能。④本品含半夏,不能和含"乌头""附子"的中药方剂或成药同时服用。⑤不得超剂量、长时间、反复使用本品。

【用法用量】冲服。每次 2 袋,每日 2 次。

(蔡　艳)

参 考 文 献

［1］LIU J，YANG W，LIU Y，et al. Combination of Hua Shi Bai Du granule （Q-14）and standard care in the treatment of patients with coronavirus disease 2019（COVID-19）：a single-center，open-label，randomized controlled trial ［J］. Phytomedicine，2021，91：153671.

［2］杨秀伟. 抗新型冠状病毒肺炎（COVID-19）的化湿败毒颗粒药味物质基础研究［J］. 中国现代中药，2020，22（5）：672-689.

［3］王恩龙，何黎黎，李婧. 基于网络药理学与分子对接技术的化湿败毒颗粒治疗新型冠状病毒肺炎作用机制及活性成分筛选研究［J］. 亚太传统医药，2021，17（7）：149-154.

［4］杨嬿，吴波，陶国水，等. 化湿败毒方治疗新型冠状病毒肺炎的网络药理学探究［J］. 山东中医药大学学报，2022，46（2）：218-226.

宣肺败毒颗粒

【药物组成】麻黄、苦杏仁、石膏、薏苡仁、麸炒苍术、广藿香、青蒿、虎杖、马鞭草、芦根、葶苈子、化橘红、甘草。

【处方来源】研制方。国药准字 C20210003。

【功能主治】宣肺化湿，清热透邪，泻肺解毒。用于湿毒郁肺所致的疫病。症见发热，咳嗽，咽部不适，喘促气，乏力，纳呆，大便不畅；舌质暗红，苔黄腻或黄燥，脉滑数或弦滑。

【药理作用】宣肺败毒颗粒由麻杏石甘汤、麻杏薏甘汤、千金苇茎汤、葶苈大枣泻肺汤 4 个经典名方化裁，取其宣肺、化湿、解毒之意。方中麻黄宣肺平喘，杏仁降肺平喘，两者升降相配伍，疏畅气机。藿香芳香化湿,虎杖苦味降泄,两者亦为宣降配伍之组合。青蒿辛散辟秽,苍术调畅气机,橘红理气宽中,葶苈子、生石膏清泻肺热,芦根、马鞭草、薏苡仁渗湿利水。诸药相合,共奏宣肺止咳、解毒化湿之效。宣肺败毒颗粒可通过抗病毒、抗炎、调节免疫功能发挥抑制病毒感染与病毒蛋白转录等作用。

1. **抗病毒** 宣肺败毒颗粒可能通过木犀草素、β-谷甾醇等主要活性成分与病毒竞争宿主细胞受体,抑制病毒侵入。方中黄酮类和植物甾醇类活性成分可与新冠病毒的 ACE2 受体和 3C 样蛋白酶结合,抑制病毒入侵及病毒复制。

2. **抗炎** 宣肺败毒颗粒可以促使白细胞和淋巴细胞的数量恢复正常,改善炎症反应,显著降低红细胞的沉降率。方中含有多种抗炎成分,可以降低 IL-6 等炎症因子的含量和表达,作用于 IL-6/STAT3 信号通路抑制成纤维细胞迁移和巨噬细胞极化,抑制 NF-κB 信号通路的激活,改善巨噬细胞诱导的炎症和肺纤维化。同时可以下调 IL-6、TNF-α 和 IL-1β 的表达,抑制 PD-1/IL-17A 通路而改善巨噬细胞和中性粒细胞的浸润,治疗急性肺损伤。此外,还可负调控炎症诱导的巨噬细胞活化,明显减轻肺部炎症。这与其中的主要活性成分虎杖苷、异甘草苷、麻黄碱、山奈酚、苍术内酯Ⅰ和毛蕊花苷等有关。

3. **调节免疫功能** 宣肺败毒颗粒对免疫抑制具有积极的改善作用,可通过减少 TNF-α、IgG、IgM、IL-2、IL-4、IL-6 等的表达和免疫细胞的增殖等,调节免疫系统功能。

【临床应用】主要用于新冠病毒感染。新冠病毒感染的临床症状有咽痛、发热、肌肉酸痛、乏力、咳嗽等。新冠病毒(奥密克戎)在中医四诊及证候学特征分析时发现,其仍属"湿毒疫"范畴。湿毒郁肺型新冠病毒感染用宣肺败毒颗粒治疗后,患者咳嗽、咽痛、咽干、发热、咳痰、鼻塞、流涕、头痛、咽痒、乏力等临床症状均消失。患者的淋巴细胞绝对值、淋巴细胞百分率升高,血氧饱和度升高,C 反应蛋白、白介素-6、降钙素原均降低。宣肺败毒颗粒能改善患者的临床症状,缩短病毒核酸转阴时间。《新型冠状病毒感染诊疗方案(试行第十版)》推荐化湿败毒颗粒用于治疗新冠病毒感染轻型、中型患者。《新冠病毒感染者居家中医药干预指引》成人治疗方案中,推荐宣肺败毒颗粒治疗症见咽痛明显,发热、肌肉酸痛、乏力或咳嗽的新冠病毒感染者。北京市《新冠病毒感染者用药目录(第一版)》中,也推荐使用宣肺败毒颗粒用于治疗新冠病毒感染患者。

【不良反应】尚未有相关报道。

【注意事项】服药时饮食宜清淡,忌烟、酒及辛辣、生冷、油腻食物。

【用法用量】开水冲服,每次 1 袋,每日 2 次。疗程 7~14 日,或遵医嘱。

(秦 琦)

参 考 文 献

[1] 冯利民,刘晓亚,张磊.宣肺败毒颗粒治疗新型冠状病毒肺炎(奥密克戎)的临床疗效观察[J].天津中医药,2022,39(5):545-550.

[2] 庞稳泰,杨丰文,郑文科,等.宣肺败毒颗粒治疗奥密克戎毒株感染

新型冠状病毒肺炎临床疗效评价研究[J].天津中医药,2022,39(9):
1093-1098.

[3] 高洁,肖光旭,樊官伟,等."三药三方"治疗COVID-19的临床和药理
研究进展[J].科学通报,2022,67(27):3296-3310.

[4] 曾雯君,董琦,任玉玺,等.防治新型冠状病毒肺炎的中医名方名药概
况[J].中医研究,2021,34(7):62-67.

[5] 李旭成,张军,夏文广,等.宣肺败毒汤治疗重症新型冠状病毒肺炎的
临床病例观察[J].中国中药杂志,2022,47(13):3667-3674.

金花清感颗粒

金花清感颗粒是2009年甲型H1N1流感暴发时,以"麻杏石甘汤"及"银翘散"为基础方研制的用于抗流感病毒的药物,《新型冠状病毒感染诊疗方案(试行第十版)》推荐其用于治疗新冠病毒感染。

【药物组成】金银花、石膏、蜜麻黄、炒苦杏仁、黄芩、连翘、浙贝母、知母、牛蒡子、青蒿、薄荷、甘草。

【处方来源】研制方。国药准字Z20160001。

【功能主治】疏风宣肺,清热解毒。用于单纯型流感轻症,中医辨证属风热犯肺者。症见发热、头痛、全身酸痛、咽痛、咳嗽、恶风或恶寒、鼻塞流涕、舌质红、舌苔薄黄、脉数。在新冠病毒感染治疗中,用于轻型、中型引起的发热、咳嗽、乏力。

【药理作用】金花清感颗粒的基础方"麻杏石甘汤"是张仲景为清肺热之证设计,麻黄入肺经,散肺热,配寒凉之性的石膏温和药性。加"银翘散"方中的金银花、连翘清热解毒,薄荷辛

散表邪,辅牛蒡子、甘草调和诸药。金花清感颗粒具有抗病毒、解热、抗炎和调节免疫的作用。

1. **抗病毒** 金花清感颗粒对甲型 H1N1 流感病毒感染动物有保护作用,能降低死亡率、延长生存时间、减轻病变程度、改善发热症状。通过分子对接评价认为,金花清感颗粒中芒柄花黄素、β-谷甾醇、脱水淫羊藿素等成分与 3C 样蛋白酶和血管紧张素转化酶 2 受体有亲和作用,抑制病毒复制;网络药理分析表明 PTGS2、HSP90AA1、PTGS1 等可能是关键作用靶点,参与 ATP 结合、转录因子活化、细胞凋亡进程的调控等。

2. **解热** 金花清感颗粒能缩短甲型 H1N1 流感患者退热时间,有解热作用。

3. **抗炎和调节免疫** 金花清感颗粒可以降低血清中多种细胞因子的水平,主要与白介素-6、白介素-1β、白介素-10、趋化因子 2、细胞间黏附分子 1、干扰素等靶点有关。金花清感颗粒还可以通过调控肿瘤坏死因子、丝裂原活化蛋白激酶等多个信号通路,减轻器官损伤。γ 干扰素和血清 C 反应蛋白是反映免疫功能较为敏感的指标,浓度增高则反映炎症反应严重。金花清感颗粒可降低流感患者 γ 干扰素和 C 反应蛋白水平。

【临床应用】主要用于新冠病毒感染和流感。

1. **新冠病毒感染** 《新型冠状病毒感染诊疗方案(试行第十版)》推荐金花清感颗粒用于治疗新冠病毒感染轻型湿热蕴肺证、中型疫毒夹燥证,其能减轻新冠病毒感染者的发热、咳嗽、乏力、咳痰等症状,缓解患者焦虑情绪。一项双盲、安慰剂和随机对照试验表明,金花清感颗粒可缓解新冠病毒感染轻型患者的症状。张佳莹等对 245 例新冠病毒感染患者进行前瞻性研究,结论认为,金花清感颗粒可以缩短患者咳嗽、倦怠乏力等症状的持续时间,缩短新冠病毒核酸转阴时间,但不改变病死率和住院时间。

2. 流感　金花清感颗粒可用于治疗外感风热犯肺引起的流行性感冒,临床可见发热、头痛、全身酸痛、咽痛、咳嗽、恶风或恶寒、鼻塞流涕、舌质红、舌苔薄黄、脉数等。

【不良反应】李国勤等报道金花清感颗粒的不良反应发生率为 4.3%~6.8%,主要表现为恶心、呕吐、腹泻等消化系统症状。

【注意事项】①运动员及脾胃虚寒者慎用。②尚无研究数据支持用于体温 ≥39.1℃ 或血白细胞 >11.0×10^9/L 的患者,或重症流感患者。③有肝脏病史或服药前肝功能异常者慎用。④服药期间不宜同时服用滋补性中药。⑤忌烟、酒及辛辣、生冷、油腻食物。⑥尚无研究数据支持用于妊娠期或哺乳期妇女、儿童及老年人。

【用法用量】口服。每次 5g,每日 3 次。新冠病毒感染:每次 5~10g,每日 3 次。疗程 5~7 日。

（曹永孝）

参 考 文 献

[1] 曹惠慧,卢子滨.金花清感颗粒[M]//陈奇,张伯礼.中国中成药名方药效与应用丛书(呼吸消化卷).北京:科学出版社,2022:130.

[2] 段璨,夏文广,郑婵娟,等.金花清感颗粒联合西医常规治疗方案治疗

新型冠状病毒感染肺炎的临床观察[J/OL].中医杂志,2020,61(7):1473-1477.

[3] 高洁,肖光旭,樊官伟,等."三药三方"治疗COVID-19的临床和药理研究进展[J].科学通报,2022,67(27):3296-3310.

[4] 熊微,冉京燕,谢雪佳,等.治疗新型冠状病毒肺炎中成药的药理作用与临床应用[J].医药导报,2020,39(4):465-476.

[5] 薛阳.中成药金花清感颗粒研究进展[J].中国现代药物应用,2021,15(12):246-249.

[6] 徐娟,李佳,杨亮,等.口服中成药在新型冠状病毒肺炎治疗中的合理应用与药学监护[J].药物不良反应杂志,2020,22(3):155-159.

双黄连口服液(颗粒、片、胶囊)

【药物组成】金银花、黄芩、连翘。

【处方来源】研制方。《中国药典》(2020年版)。

【功能主治】疏风解表,清热解毒。用于外感风热所致的感冒,症见发热、咳嗽、咽痛。也用于新冠病毒感染者的治疗。

【药理作用】双黄连制剂具有抗病毒、抗菌、解热、抗炎、调节免疫功能等作用。

1. 抗病毒 双黄连制剂可促进机体产生 α 干扰素,增强机体免疫力。双黄连制剂能抑制呼吸道合胞病毒、流感病毒 A1和 A3 型、流行性腮腺炎病毒、2 型单纯疱疹病毒、脊髓灰质炎病毒、麻疹病毒、新型肠道病毒 71 型、水疱性口炎病毒等在细胞内的复制,抑制巨细胞病毒引起的豚鼠宫内感染,抑制小鼠病毒性肺炎、胰腺炎、心肌炎。网络药理分析表明双黄连制剂中的活性成分通过多靶点、多通路治疗新冠病毒感染,涉及白介素-6、肿瘤坏死因子、重组人胱天蛋白酶等靶点。

2. 抗菌 双黄连制剂体外试验对革兰氏阳性菌(如金黄色葡萄球菌、表皮葡萄球菌)抗菌活力较强,对化脓性链球菌、肺炎链球菌有一定抗菌活性。双黄连制剂对革兰氏阴性菌(如变形杆菌、奇异变形杆菌)抗菌活力强,对大肠埃希菌、肺炎克雷伯菌、铜绿假单胞菌、志贺氏菌等有一定抗菌活性。双黄连制剂还可抑制解脲支原体和肺炎支原体,缓解肺炎支原体肺部感染所引起的肺间质纤维化。

3. 解热 双黄连制剂对 2,4-二硝基苯酚所致的大鼠发热具有解热作用,其中双黄连颗粒的解热作用强于双黄连口服液。双黄连制剂亦对内毒素、伤寒及副伤寒菌苗引起的大鼠发热具有抑制作用。

4. 抗炎 双黄连制剂可降低二甲苯所致小鼠耳肿胀度,降低蛋清所致小鼠、大鼠足跖肿胀度。双黄连制剂亦可降低毛细血管通透性,对抗组胺致大鼠皮肤毛细血管通透性增高及腹腔注射乙酸致小鼠腹腔毛细血管通透性增高。

5. 调节免疫功能 双黄连制剂可增强健康人外周血自然杀伤细胞的活性,促进淋巴细胞产生 α 干扰素。双黄连腹腔注射可增强小鼠脾脏 T 细胞的增殖,促进白介素-2 的生成;也可增强小鼠单核巨噬细胞吞噬功能和溶血素的生成,提高免疫功能。

【临床应用】主要用于治疗感冒、新冠病毒感染等。

1. 新冠病毒感染 《新冠病毒感染居家中医药干预指引》

推荐双黄连制剂用于成人新冠病毒感染的治疗,能减轻患者咽痛、发热、肌肉酸痛、乏力、咳嗽等症状。北京市《新冠病毒感染者用药目录(第一版)》推荐双黄连口服液(颗粒)用于治疗以发热、咽痛、全身痛、舌苔黄为主的新冠病毒感染。

2. **感冒** 双黄连制剂具有疏风解表、清热解毒之效,用于治疗外感风热所致的感冒,症见发热、咳嗽、咽痛等。

3. **肺炎** 双黄连制剂与阿奇霉素联用可有效缓解肺炎患者胸闷、气喘等,缩短住院时间。

4. **其他** 双黄连制剂可用于甲型 H1N1 流感、疱疹性咽峡炎、急性扁桃体炎、小儿手足口病的治疗。

【不良反应】可见皮肤瘙痒、皮疹、多形红斑,有过敏性休克的报道。

【注意事项】①忌烟、酒,忌食生冷、油腻、不易消化的食物。②服药期间不宜服用滋补性中成药。③不适用于风寒感冒者。④高血压、糖尿病、心脏病、肝病、肾病等慢性病患者、妊娠期妇女或正在接受其他治疗的患者均应在医生指导下服用。⑤对本品过敏者禁用,过敏体质者慎用。

【用法用量】口服液:口服。每次 10mL 或 20mL,每日 3 次;小儿酌减或遵医嘱。颗粒:口服或开水冲服。每次 10g,每日 3 次;6 个月以下,每次 2~3g;6 个月至 1 岁,每次 3~4g;1~3 岁,每次 4~5g;3 岁以上儿童酌量或遵医嘱。无蔗糖颗粒服用量减半。胶囊/片:口服。每次 4 粒/片,每日 3 次,小儿酌减或遵医嘱。

(王　荣)

参 考 文 献

[1] 杨志华,闫海峰,闫艳芳,等. 基于网络药理学探讨双黄连口服液抑制新型冠状病毒(2019-nCoV)的分子机制研究[J]. 中药材,2020,43(9):2332-2339.

[2] 郑正伟,叶文倩,刘传锋. 基于网络药理学探讨双黄连口服液治疗新型冠状病毒肺炎的机制研究[J]. 中药材,2020,43(6):1515-1522.

[3] 黎菊凤,张志东,亓毅飞,等. 双黄连口服液对脓毒症大鼠的保护作用及初步机制研究[J]. 中药材,2014,37(1):111-114.

[4] 姚远,谢集建,刘彩霞. 双黄连口服液对豚鼠宫内感染巨细胞病毒致子代脑损伤的影响[J]. 现代中西医结合杂志,2021,30(8):820-824.

[5] 李国庆,胡辛欣,李聪然,等. 注射用双黄连的体外抗菌活性研究[J]. 中国医药指南,2013,11(9):84-85.

[6] 刘钱,张文文,姚运秀,等. 基于药效作用值的双黄连系列制剂再评价研究[J]. 中草药,2019,50(4):903-909.

[7] 郭娟. 双黄连口服液抗炎解热作用的实验研究[J]. 中国医药指南,2013,11(33):53-54.

[8] 侯莹. 双黄连口服液抗大鼠非特异性炎症作用的研究[J]. 黑龙江医药,2013,26(4):614-616.

[9] 郑锋,陆凤娟,徐颖,等. 双黄连颗粒联合阿奇霉素干混悬剂治疗小儿支原体肺炎的临床疗效观察[J]. 中药材,2015,38(2):416-418.

金莲清热颗粒(胶囊、泡腾片)

【药物组成】金莲花、大青叶、石膏、知母、地黄、玄参、炒苦杏仁。

【处方来源】研制方。《中国药典》(2020年版)。

【功能主治】清热解毒，生津利咽，止咳祛痰。用于感冒热毒壅盛证，症见高热、口渴、咽干、咽痛、咳嗽、痰稠；流行性感冒、上呼吸道感染见有上述证候者。

【药理作用】金莲清热方是根据《伤寒论》中的白虎汤和《温病条辨》中的增液汤加减化裁而来，具有抗病原微生物、抗炎解热、祛痰止咳等作用。

1. 抗病原微生物　Mpro是冠状病毒的一种非结构蛋白，在新冠病毒复制酶复合体成熟过程中发挥关键作用，金莲清热颗粒对Mpro蛋白酶有抑制作用。蒲健等研究发现，金莲清热泡腾片抗新冠病毒感染发热的机制主要是通过RAS系统，干预ACE靶点起作用。同时所含的知母、苦杏仁和大青叶能与IL-6结合，下调炎症因子的表达，减轻感染所致的发热等，并对炎症因子风暴具有潜在的抑制作用。金莲清热制剂可抑制流感病毒感染所致小鼠肺部病变和流感病毒在肺内的增殖；对金黄色葡萄球菌、流感病毒、甲型溶血性链球菌及肺炎链球菌均有抑制作用。

2. 抗炎解热　炎症反应是上呼吸道感染的基本病理过程，发热是病毒感染的临床表现。金莲清热制剂可减轻致炎物质所致小鼠耳肿胀及大鼠足肿胀，表明其具有明显的抗炎作用。金莲清热制剂对感染所引起的发热有明显解热作用，能降低注射酵母菌诱导的大鼠发热温度；对伤寒、副伤寒甲、乙三联菌苗所致的发热和牛乳所致的发热有解热作用。

3. 祛痰止咳　咳嗽、咳痰是上呼吸道感染的主要症状。金莲清热制剂可增加酚红在小鼠气管内的分泌,延长氨水刺激小鼠产生咳嗽的潜伏期,减少咳嗽次数,表明其具有祛痰和止咳作用。

4. 其他　可提高巨噬细胞对异物的清除率,提高血清溶血素生成水平,增强机体对 T 细胞依赖性抗原的体液免疫反应,还有镇痛和镇静作用。

【临床应用】

1. 新冠病毒感染　北京市《新冠病毒感染者用药目录(第一版)》推荐以发热、咽痛、全身痛、舌苔黄为主证者,可选用金莲清热颗粒治疗。《北京市新型冠状病毒肺炎中医药防治方案(试行第六版)》中,推荐儿童确诊病例(轻型/普通型),疫毒袭肺证,临床见发热或不发热、咽喉干痛、咳嗽、恶心呕吐、纳差、便秘,或见腹泻、舌尖偏红、苔白厚、脉浮数、指纹红者,可选择使用金莲清热泡腾片治疗。《四川省新型冠状病毒肺炎中医药防控技术指南(修订版)》中,推荐成人新冠病毒肺炎,邪热壅肺证,临床见发热、口渴、不欲饮、胸闷、咽干少痰、纳差、大便不畅或便溏、舌边尖红、苔黄、脉浮数者,可选择使用金莲清热泡腾片治疗。

2. 急性上呼吸道感染　金莲清热制剂可用于治疗外感时邪之时行感冒,临床可见高热、头身疼痛、口渴咽干、咽痛、咳嗽、舌红苔黄、脉数等。金莲清热泡腾片还可用于治疗轻症甲型 H1N1 流感,能有效缓解高热、肌肉酸痛等症状和缩短发热时间。金莲清热制剂适用于治疗急性上呼吸道感染,包括普通感冒、病毒性咽炎、喉炎、扁桃体炎等(属感冒风热、热毒壅肺、肺气失宣证),能有效缓解发热、鼻塞流涕、咳嗽痰稠、咽喉肿痛等症状,并可使患者外周血白细胞总数、中性粒细胞数恢复正常。

3. 其他病毒性疾病 金莲清热制剂也广泛用于治疗慢性咽炎、疱疹性咽峡炎、手足口病等病毒性疾病。

【不良反应】吴涛等报道了 1 例患儿口服金莲清热泡腾片后出现中枢性兴奋、失眠,停药当日缓解。一项 meta 分析描述了单纯金莲清热泡腾片治疗儿童手足口病,3 例患儿出现了轻度腹泻。

【注意事项】①忌烟、酒及辛辣、生冷、油腻食物。②不宜同时服用滋补性中药。③脾胃虚寒泄泻者慎服。④高血压、心脏病、肝病、糖尿病、肾病等慢性病严重者及婴儿应在医生指导下服用。⑤对本品过敏者禁用,过敏体质者慎用。

【用法用量】

胶囊剂:口服。每次 4 粒,每日 3 次。

颗粒剂:口服。成人每次 5g,每日 4 次,高热时每 4 小时 1 次;1 岁以下每次 2.5g,每日 3 次,高热时每日 4 次;1~15 岁每次 2.5~5g,每日 4 次,高热时每 4 小时 1 次。

泡腾片:热水溶解后口服。成人每次 2 片,每日 4 次,高热时每 4 小时 1 次;1 岁以下每次 1 片,每日 3 次,高热时每日 4 次;1~15 岁每次 1~2 片,每日 4 次,高热时每 4 小时 1 次。

(赖　珺)

参 考 文 献

[1] 常静,李廷谦,万美华,等.金莲清热胶囊治疗急性上呼吸道感染(感

冒风热证)的随机双盲对照试验[J].中国循证医学杂志,2005,5(8):593-598.

[2]蒲健,耿丽波,肖淦辰.金莲清热泡腾片抗新型冠状病毒肺炎发热症的网络药理学研究[J].时珍国医国药,2022,33(6):1486-1490.

[3]吴涛,王润芝.金莲清热泡腾片致幼儿中枢神经兴奋、失眠1例[J].中国现代应用药学,2019,36(14):1830.

[4]闫永彬,丁樱,韩姗姗.金莲清热泡腾片治疗手足口病专家建议[J].中医儿科杂志,2019,15(3):93-96.

[5]张洁,宋广荣,李静.金莲清热颗粒治疗轻症甲型H1N1流感疗效观察[J].陕西中医,2012,33(8):957-959.

清热解毒口服液(软胶囊、糖浆、片)

【药物组成】金银花、连翘、知母、石膏、黄芩、栀子、甜地丁、龙胆、板蓝根、麦冬、地黄、玄参。

【处方来源】研制方。《中国药典》(2020年版)。

【功能主治】清热解毒。用于热毒壅盛所致的发热面赤、烦躁口渴、咽喉肿痛;流感、上呼吸道感染见上述诸症者。

【药理作用】清热解毒口服液属辛凉解表剂,方中生石膏清热泻火,金银花辛凉解表,玄参清热凉血,三药均可清热解毒,生津止渴,为君药。生地黄清热凉血,连翘透表达邪,栀子清热泻火,板蓝根清热解毒,四药配伍,生津止渴消肿利咽,为臣药。紫花地丁清热消肿,黄芩清热燥湿,龙胆草可泻肝火,三药合用,泻火排毒,为佐药。知母和麦冬均可滋阴泻火、润肺止咳,为使药。诸药合用,共奏清热解表,清肺泻火之功效。具有抗病毒、抗菌、抗炎解热和调节免疫的作用。

1. **抗病毒** 病原微生物是呼吸道感染的主要病因。王保宁、贺凤兰等人研究显示,清热解毒方能减轻甲型 H1N1 流感病毒感染小鼠的症状,延长生存时间,降低致死率;体外能抑制甲型 H3N2 和乙型流感病毒。

2. **抗菌** 体外抑菌实验发现,清热解毒方能抑制呼吸道和消化道感染的常见致病菌,包括肺炎球菌、白喉杆菌、大肠埃希菌、金黄色葡萄球菌、乙型溶血性链球菌、甲型溶血性链球菌、铜绿假单胞菌等。

3. **抗炎解热** 炎症是流感的基本病理过程,发热是流感初期最主要的临床表现。清热解毒口服液对涂抹二甲苯所致小鼠耳廓肿胀、注射蛋清致大鼠足肿胀,以及植入棉球致大鼠肉芽组织增生均有不同程度的抑制作用,表明其对炎症早期的渗出、肿胀及后期的组织增生均有抑制作用。还对干酵母致大鼠发热有解热作用。

4. **调节免疫** 机体的免疫功能与感染性疾病的发生发展、转归密切相关。清热解毒口服液对小鼠的特异性免疫及非特异性免疫均有增强作用。表现为其能促进 B 细胞增殖,增强小鼠腹腔巨噬细胞的吞噬功能。同时,能使环磷酰胺所致免疫功能低下小鼠的外周血白细胞总数、IgG 含量明显升高,使溶血素抗体的形成能力提高。

【临床应用】

1. **新冠病毒感染** 新冠病毒感染的临床症状有咽痛、发热、肌肉酸痛、乏力、咳嗽等。清热解毒口服液有抗病毒作用,能抑制新冠病毒,促进病毒转阴;有抗炎解热作用,能缓解患者的高热与咽喉肿胀;有调节免疫的作用,能使患者产生抗体的能力增强,加快痊愈的进程。北京市《新冠病毒感染者用药目录(第一版)》推荐清热解毒口服液作为以发热、咽痛、全身痛、舌苔黄为主的新冠病毒感染患者的治疗药物。

2. **发热** 清热解毒口服液有较快的退热作用,用于普通感冒、流感引起的发热,还可用于肺炎、扁桃体炎等引起的高热。也有灌肠治疗小儿高热的案例。清热解毒口服液治疗发热性疾病 300 例,体温 38~40.5℃,有效率 90%,退热时间平均 2~3 天。其中,对流行性感冒、肺炎、扁桃体炎等疗效较好。

3. **流行性感冒** 适用于治疗外感时邪疫毒所致的时行感冒,临床可见壮热、头痛、无汗、口渴咽干、四肢酸痛等症。

4. **其他** 可用于手足口病、痤疮、唇疱疹、流行性角膜炎、银屑病的治疗。

【不良反应】偶见皮疹、荨麻疹、药物热及粒细胞减少。长期大量用药会导致肝、肾功能异常。解黎波报道了 2 例小儿清热解毒口服液致药物性皮炎,程晨报道了 1 例小儿清热解毒口服液致固定性药疹。

【注意事项】①服药时应饮食清淡,忌烟、酒及辛辣、生冷、油腻食物。②不宜同时服用滋补性中药。③风寒感冒者慎用。④孕妇禁用。

【用法用量】口服。口服液:每次 10~20mL,每日 3 次。软胶囊:每次 2~4 粒,每日 3 次。糖浆:每次 10~20mL,每日 3 次。片剂:每次 4 片,每日 3 次。或遵医嘱。儿童酌减。

(秦 琦)

参 考 文 献

［1］曹惠慧,余林中.清热解毒口服液(软胶囊、糖浆、片)［M］//陈奇,张伯礼.中国中成药名方药效与应用丛书(呼吸消化卷).北京:科学出版社,2022:136-138.

［2］田景振,崔清华.抗病毒中成药的研究与应用［M］.济南:山东科学技术出版社,2019:193.

［3］王保宁,张玉芬,任来峰,等.清热解毒口服液在小鼠体内抗甲型流感病毒的实验研究［J］.华西药学杂志,2012,27(3):287-288.

［4］贺凤兰,刘强,周杰,等.清热解毒软胶囊体内抗甲型 H1N1 流感病毒的作用研究［J］.中国药房,2017,28(4):497-500.

［5］贺凤兰,刘强,刘媛媛,等.欧意清热解毒软胶囊体外抗甲型 H1N1 流感病毒作用［J］.中国中药杂志,2011,36(14):1993-1996.

［6］侯天禄,詹恬恬,奚安,等.外感清热解毒方抗呼吸道病毒活性的体外实验研究［J］.世界中医药,2016,11(10):2089-2093.

［7］苗明三.病毒性疾病中成药的药理与临床［M］.北京:人民军医出版社,2010:258-259.

［8］蔡进金,蔡宏.感冒用药指南［M］.北京:金盾出版社,2009:239-240.

［9］薛晓凤.清热解毒口服液治疗呼吸道感染临床观察［J］.光明中医,2012,27(5):889-890.

［10］于新露,张丽萍,刁玉华.清热解毒软胶囊治疗急性咽炎的临床观察［J］.中医药信息,2006,23(3):28-29.

［11］张成妹.清热解毒口服液联合口腔炎喷雾剂治疗小儿手足口病随机平行对照研究［J］.实用中医内科杂志,2013,27(3):6-7.

[12] 解黎波. 小儿清热解毒口服液致不良反应 2 例报告[J]. 中华医药学杂志,2003,2(8):75-76.

[13] 陈海正. 清热解毒口服液超声雾化治疗唇疱疹疗效观察[J]. 北方药学,2016,13(9):23-24.

抗病毒口服液(颗粒、胶囊、片)

【药物组成】板蓝根、连翘、石膏、知母、广藿香、芦根、地黄、石菖蒲、郁金。

【处方来源】研制方。《中国药典》(2020 年版)。

【功能主治】清热祛湿,凉血解毒。用于风热感冒、温病发热及上呼吸道感染、流感、腮腺炎病毒感染等疾患。也用于新冠病毒感染。

【药理作用】抗病毒制剂具有抗病毒、抗菌、抗炎解热、增强免疫等作用。

1. 抗病毒　抗病毒口服液体内外对甲型 H1N1 流感病毒感染有较好的治疗和预防作用,可明显降低 H1N1 病毒感染后细胞病变情况,明显降低 H1N1 病毒感染后小鼠肺指数和死亡率,延长小鼠存活时间。通过网络药理分析表明抗病毒口服液的活性成分通过与新冠病毒的 3C 样蛋白酶和血管紧张素转化酶受体结合,作用于白介素-6、核激素受体超家族成员等靶点发挥对新冠病毒感染的治疗作用。

2. 抗菌　抗病毒制剂体外对表皮葡萄球菌、金黄色葡萄球菌、肺炎双球菌、藤黄微球菌、洋葱假单胞杆菌、短小芽孢杆菌、柠檬酸肠杆菌有较好的抑菌效果。抗病毒制剂对肺炎双球菌感染小鼠产生明显保护作用。

3. **抗炎解热** 抗病毒制剂可降低致炎剂引起的小鼠耳肿胀和大鼠足跖肿胀;可抑制小鼠肉芽组织增生。抗病毒制剂对2,4-二硝基苯酚及干酵母所致的大鼠发热具有解热作用。

4. **增强免疫** 抗病毒制剂具有免疫增强作用,可提高小鼠网状内皮系统的非特异性吞噬功能,增加炭粒廓清实验中炭末吞噬系数。亦可提高绵羊红细胞诱导抗体生成水平。

【临床应用】主要用于感冒、新冠病毒感染等。

1. **新冠病毒感染** 《新冠病毒感染居家中医药干预指引》推荐抗病毒口服液用于成人新冠病毒感染的治疗,症见咽痛明显、发热、肌肉酸痛、乏力或咳嗽。

2. **感冒、流行性感冒** 抗病毒制剂用于治疗感冒风热、温病发热所致的发热、头痛、咽喉肿痛、咳嗽、尿黄等症状,能够缩短发热时间。抗病毒制剂可用于治疗外感时邪所致的流行性感冒,可缓解高热恶寒,头身疼痛,口干口渴,舌红,苔薄黄,脉浮数等症。

3. **其他** 抗病毒制剂还可用于小儿手足口病、小儿腮腺炎、流行性乙型脑炎、疱疹性口炎、慢性牙龈炎等疾病的治疗。

【不良反应】主要以胃肠系统、皮肤损害为主,可见恶心、呕吐、腹泻、腹痛、腹胀、腹部不适、皮疹、瘙痒、过敏反应等;偶见喉咙干痒、有痰、咳嗽、无力、发热、冷汗、头昏、心率加快等;停药后大部分症状自行消失。

【注意事项】①忌烟、酒,忌食生冷、油腻食物。②服药期间不宜服用滋补性中成药。③体温超过38.5℃的患者,请到医院就诊;脾胃虚寒泄泻者慎服。④高血压、糖尿病、心脏病、肝病、肾病等患者均应在医生指导下服用。⑤对本品过敏者禁用,过敏体质者慎用。⑥久病体虚者如出现腹泻时慎用。

【用法用量】口服。口服液:每次 10mL,每日 2~3 次;小儿酌减。颗粒:每次 1 袋,每日 3 次。胶囊剂:成人每次 4~6 粒,3~7 岁每次 2 粒,2 岁以下每次 1 粒,每日 3 次。片剂:每次 4 片,每日 3 次。

（王　荣）

参 考 文 献

［1］毛鑫,姚荣妹,包蕾,等. 抗病毒口服液防治甲型流感病毒感染的药效学研究［J］.西部中医药,2021,34(12):12-15.

［2］肖平,谭云丹,倪静,等. 基于系统药理学探讨抗病毒口服液治疗COVID-19 分子机制［J］.安徽科技学院学报,2021,35(3):39-47.

［3］刘俊珊,刘东依. 抗病毒口服液(颗粒、片、胶囊)［M］//陈奇,张伯礼. 中国中成药名方药效与应用丛书(呼吸消化卷). 北京:科学出版社,2022:44-46.

［4］李洪皎,李凌香,牟梓君,等. 抗病毒口服液治疗普通感冒临床应用专家共识［J］.中医杂志,2021,62(11):1008-1012.

［5］许明利,胡思源,林侃侃,等. 抗病毒口服液治疗手足口病的研究进展［J］.中国药物经济学,2020,15(1):125-128.

柴银口服液

【药物组成】柴胡、金银花、黄芩、葛根、荆芥、青蒿、连翘、桔梗、苦杏仁、薄荷、鱼腥草。

【处方来源】研制方。《中国药典》(2020 年版)。

【功能主治】清热解毒,利咽止咳。用于上呼吸道感染外感风热证,症见发热恶风、头痛、咽痛、汗出、鼻塞流涕、咳嗽、舌边尖红、苔薄黄。

【药理作用】

1. 抗病毒　柴银口服液对甲型、乙型流感病毒等有抑制作用,可抑制小鼠肺内流感病毒的增殖,延长病毒感染小鼠的生存期,降低死亡率。柴银口服液组方中的黄芩、金银花、连翘、鱼腥草抗菌谱广,尤其对金黄色葡萄球菌、溶血性链球菌、肺炎球菌具有抑制作用,而柴胡与黄芩、荆芥配伍可抑制流感病毒、疱疹病毒。柴银颗粒抗新冠病毒的机制可能是通过 SPI3K-AKT/mTOR、IL-17 等信号通路作用于 14 个潜在靶点抑制新冠病毒的侵袭和增殖。

2. 抗炎解热　柴银口服液可降低血液中炎症因子 IL-6、IL-8、TNF-α 的水平,减轻炎症反应。发热是新冠病毒感染后的典型症状,柴银口服液对内毒素诱导的大鼠发热有解热作用,能够缩短风热感冒的儿童患者的高热时间。

3. 增强免疫　柴银口服液可增加血中 $CD4^+$、$CD4^+/CD8^+$ 的水平,促使 T 细胞亚群达到平衡,进而发挥增强免疫力的作用。

【临床应用】

1. 新冠病毒感染　新冠病毒感染的临床症状有咽痛、发热、咳嗽等。柴银口服液有抗炎解热作用,能缓解患者的高热与咽喉肿胀;有调节免疫的作用。北京市《新冠病毒感染者用药目录(第一版)》推荐柴银口服液作为以发热、咽痛、全身痛、舌苔黄为主的新冠病毒感染的治疗药物。

2. 感冒　柴银口服液可用于治疗小儿风热感冒,有利于改善患儿的临床症状,提高机体免疫力,缓解炎症反应。柴银口服液在咳嗽消失时间、发热消退时间、咽喉部充血等临床表现的消退时间上,总有效率高,效果显著。

3. 其他　柴银口服液还可用于小儿疱疹性咽峡炎及手足口病的治疗。

【不良反应】偶有恶心呕吐、皮肤红疹。

【注意事项】脾胃虚寒者宜温服。

【用法用量】口服。每次 20mL,每日 3 次,连服 3 日。

(陈敬国)

参 考 文 献

[1] 刘俊珊,曹惠慧.柴银口服液[M]//陈奇,张伯礼.中国中成药名方药效与应用丛书(呼吸消化卷).北京:科学出版社,2022:48.

[2] 梅林,刘凌云,程正学,等.金银花及其制剂含药血清中绿原酸 HPLC 紫外光谱测定和抑菌活性研究[J].激光杂志,2007,28(4):95-96.

[3] 尤雪瑶,谭影影,王伟,等.基于网络药理学和分子对接的柴银颗粒治疗流感作用机制研究[J].中国药师,2022,25(12):2123-2130.

[4] 江启煜,黄文恒.柴银口服液对大鼠内毒素诱导发热模型的影响[J].贵阳中医学院学报,2010,32(3):71-73.

[5] 闫赋琴,徐善荣,邵明国,等.柴银口服液治疗小儿风热感冒的临床效果评价[J].世界中医药,2021,16(24):3653-3656.

［6］喜雷,史彦香,宋毅,等.柴银口服液与奥司他韦治疗小儿上呼吸道感染疗效比较分析［J］.世界中医药,2019,14(10):2679-2682.

银翘解毒丸
（软胶囊、颗粒、片、合剂、蜜丸、浓缩丸、液）

【药物组成】金银花、连翘、薄荷、荆芥、淡豆豉、牛蒡子(炒)、桔梗、淡竹叶、甘草。

【处方来源】清·吴瑭《温病条辨》。《中国药典》(2020年版)。

【功能主治】疏风解表,清热解毒。用于风热感冒,症见发热头痛、咳嗽口干、咽喉疼痛。

【药理作用】

1. 抗病毒　银翘解毒软胶囊对人冠状病毒、流感病毒均有抑制作用。银翘解毒软胶囊可抑制新冠病毒的复制,降低病毒感染引起的炎症因子(如趋化因子、白介素-6、白介素-8)的升高。网络药理学研究显示,银翘解毒软胶囊通过干扰新冠病毒复制、调节炎症信号通路及炎症因子分泌发挥治疗作用。银翘解毒软胶囊对甲型 H1N1 流感病毒感染小鼠有保护作用,能降低感染小鼠肺指数,延长存活时间,降低死亡率,其机制可能与下调活化蛋白激酶 C1 受体和 M1 蛋白相对表达量,降低小鼠肺组织内病毒载量有关。银翘解毒口服液能够提高流感病毒感染小鼠脾脏 NK 细胞的活性和血清 γ 干扰素含量,产生抗病毒作用。

2. 解热镇痛　银翘解毒软胶囊对注射三联菌苗所致大鼠发热及注射伤寒菌苗所致家兔发热有解热作用。在化学刺激或热刺激所致小鼠疼痛模型中,银翘解毒方能延长小鼠疼痛反应潜伏期,减少舔足和扭体次数,具有镇痛作用。

3. 抗炎镇咳　银翘解毒方对二甲苯所致小鼠耳肿胀及注射蛋清致小鼠足肿胀均有抑制作用,具有抗炎作用。银翘解毒海绵剂能延长氨水所致咳嗽模型小鼠咳嗽潜伏期和减少咳嗽次数,具有镇咳作用。

【临床应用】主要用于治疗流感、新冠病毒感染。

1. 新冠病毒感染　《新冠病毒感染者居家中医药干预指引》推荐银翘解毒颗粒用于治疗新冠病毒感染引起的咽痛发热、肌肉酸痛、乏力或咳嗽症状。北京市《新冠病毒感染者用药目录(第一版)》推荐银翘解毒丸(软胶囊)用于治疗以发热、咽痛、全身痛、舌苔黄为主的新冠病毒感染者。

2. 流感　银翘解毒类被《甲型 H1N1 流感诊疗方案(2009年第三版)》收载为治疗风热犯卫型轻症流感患者的常用中成药之一。银翘解毒方用于治疗甲型流感病毒引起的流行性感冒,可有效缩短退热时间、咳嗽消失时间、咽喉疼痛消失时间及病毒转阴时间,改善患者临床症状,降低机体炎症介质水平。

3. 其他　银翘解毒方也用于急性咽炎、流行性腮腺炎和痤疮的治疗。

【不良反应】尚不明确。

【注意事项】①忌烟、酒及辛辣、生冷、油腻食物。②不宜在服药期间同时服用滋补性中药。③风寒感冒者不适用。其表现为恶寒重发热轻、无汗、头痛、鼻塞、流清涕、喉痒咳嗽等。④糖尿病患者,以及高血压、心脏病、肝病、肾病等疾病严重者应在医生指导下服用。⑤儿童、妊娠期妇女、哺乳期妇女、年老体弱者及脾虚便溏者应在医生指导下服用。⑥发热体温超过 38.5℃ 的患者,应去医院就诊。⑦对本品过敏者禁用,过敏体质者慎用。

【用法用量】口服。丸剂:以芦根汤或温开水送服。每次 1 丸,每日 2~3 次。颗粒剂:开水冲服。每次 15g 或 5g(含乳糖),每日 3 次;重症者加服 1 次。片剂:每次 4 片,每日 2~3 次。胶囊剂:每次 4 粒,每日 2~3 次。软胶囊剂:每次 2 粒,每日 3 次。合剂:每次 10mL,每日 3 次,用时摇匀。蜜丸:以芦根汤或温开水送服。每次 1 丸,每日 2~3 次。浓缩丸:以芦根汤或温开水送服。每次 6g,每日 2~3 次。液剂:每次 20mL,每日 2~3 次。

(米燕妮　刘燕妮)

参 考 文 献

[1] 刘俊珊,郑远茹,禹志领.银翘解毒丸(颗粒、片、胶囊、合剂、蜜丸、浓缩丸、液)[M]//陈奇,张伯礼.中国中成药名方药效与应用丛书(呼吸消化卷).北京:科学出版社,2022:31-33.

[2] 刘振海,杨春光,雷标,等.银翘解毒软胶囊体外抑制人冠状病毒 229E 及其介导的炎症的研究[J].中药新药与临床药理,2022,33(1):64-68.

[3] 苏真真,张新庄,柯志鹏,等.银翘解毒软胶囊治疗新型冠状病毒肺炎(COVID-19)的网络药理学研究[J].中草药,2020,51(9):2354-2360.

[4] 马荣,许扬,毕明刚,等.银翘解毒口服液对流感病毒 FM1 感染 SCID 小鼠 NK 细胞活性及 IFN-γ 含量的影响[J].中国中药杂志,2010,35(11):1456-1459.

[5] 周远鹏,江京莉,严少敏,等.银翘解毒片的药理研究[J].中成药,

1990,12(1):22-25.

[6] 魏云,刘礼意,唐映红,等. 银翘解毒颗粒剂与丸剂的药理作用比较[J]. 中成药,1992,14(8):32-33.

[7] 邢富强,何建国,曹永才. 银翘解毒口服液药理实验研究[J]. 中国中药杂志,1990,15(10):46-50.

[8] 李文武,梁瑞峰. 银翘解毒海绵剂抗菌、解热、止咳及镇痛作用的实验研究[J]. 中医研究,2010,23(10):26-29.

[9] 李琛,戴晨希,姜春雷,等. 银翘解毒颗粒联合阿比多尔治疗甲型流感的疗效及对炎症介质的影响[J]. 现代药物与临床,2021,36(7):1484-1487.

小柴胡颗粒(片、胶囊、泡腾片)

【药物组成】柴胡、黄芩、姜半夏、党参、生姜、甘草、大枣。

【处方来源】东汉·张仲景《伤寒论》。《中国药典》(2020年版)。

【功能主治】解表散热,疏肝和胃。用于外感病,邪犯少阳证,症见寒热往来、胸胁苦满、食欲不振、心烦喜呕、口苦咽干。

【药理作用】小柴胡颗粒属和解少阳剂,方中柴胡苦平,入肝胆经,透泄少阳之邪、疏泄气机之郁滞,为君药。黄芩苦寒,清泄少阳之热,为臣药。佐以半夏、生姜和胃降逆止呕;党参、大枣益气健脾,一者取其扶正以祛邪,一者取其益气以御邪内传,俾正气旺盛,则邪无内向之机。生姜、大枣合用,又可调和脾胃,兼顾表里。甘草助人参、大枣扶正,且能调和诸药,为使药。以清热为主,对多种原因引起的发热均有明显效果,同时具有抗病

毒、抗菌、解热镇痛、抗炎、调节免疫功能和促进下丘脑-垂体-肾
上腺皮质轴功能的作用。

1. **抗病毒、抗菌**　小柴胡颗粒对鸭乙肝病毒有抑制作用,
还可抑制乙肝表面抗原和乙肝 E 抗原在 2215 细胞中的分泌。
小柴胡颗粒体外对金黄色葡萄球菌、白色葡萄球菌、甲型链球
菌、乙型链球菌、大肠埃希菌、变形杆菌、粪产碱杆菌等均有抑制
作用。

2. **解热镇痛**　机体感染病原微生物后,致热原增加,作用
于下丘脑的体温调节中枢,引起体温升高。小柴胡颗粒对注射
酵母液致小鼠、大鼠发热均有抑制作用;小柴胡汤对注射伤寒、
副伤寒菌苗致家兔发热有抑制作用。疼痛是感染的常见症状,
小柴胡颗粒对腹腔注射乙酸所致小鼠疼痛有抑制作用。

3. **抗炎**　小柴胡颗粒所含甘草具有抗炎及抗水肿等作用,
能够抑制注射蛋清后引起的大鼠足肿胀;可对抗腹腔注射乙酸
引起的小鼠腹腔毛细血管通透性增加;能抑制注射角叉菜胶所
致大鼠足肿胀;可抑制反流性胃炎大鼠胃组织炎性细胞浸润及
植入棉球所致的肉芽组织增生。此外,还可降低大鼠血浆中前
列腺素 E_2 的含量,在体外抑制花生四烯酸转化为前列腺素 H_2,
同时抑制血中前列腺素 H_2、前列腺素 E_2 的生成,并抑制环氧合
酶的活性。以上表明,小柴胡制剂有明显的抗炎作用。

4. **调节免疫功能**　免疫功能低下使得病原微生物更易入
侵人体,因此调节免疫力也是抗病手段之一。小柴胡颗粒能增
强 IgG 的产生;还可作用于吞噬细胞,提高机体免疫功能。小柴
胡颗粒可增强巨噬细胞的吞噬能力和自然杀伤细胞(NK 细胞)

的活性,促进脾脏分泌肿瘤坏死因子 α、白介素-2 等细胞因子;还可对抗泼尼松龙的免疫抑制作用。小柴胡汤可提高柯萨奇病毒 B3m 所致心肌炎乳鼠在急性期的 NK 细胞活性和心肌浸润细胞白介素-2 受体的表达,调节 T 细胞亚群功能,并抑制细胞病变和心肌酶活性。小柴胡汤能提高小鼠腹腔巨噬细胞的吞噬功能。

5. 促进下丘脑-垂体-肾上腺皮质轴功能　小柴胡制剂能增加小鼠肾上腺重量,升高血清皮质酮含量;还能升高大鼠血清皮质酮和血浆促肾上腺皮质激素的含量,升高大鼠下丘脑二羟苯乙酸和 5-羟吲哚乙酸的含量,降低下丘脑、大脑皮质中 5-羟色胺/5-羟吲哚乙酸和纹状体多巴胺/二羟苯乙酸的比例。由此表明,小柴胡制剂可促进下丘脑-垂体-肾上腺皮质轴的功能。

6. 其他　小柴胡制剂能够抑制胃酸分泌,保护胃黏膜;对氢氧化钠、乙醇、吲哚美辛、醋酸、利血平等所致的大鼠胃溃疡模型均有保护作用,可抑制正常大鼠的胃液分泌、总酸排出量和胃蛋白酶活性,并增加胃壁结合黏液量;可增加犬冠状动脉血流和肾血流;抑制胶原诱发的小鼠血小板聚集;可改善高脂血症,减轻动脉粥样硬化。

【临床应用】

1. 新冠病毒感染　新冠病毒感染的临床症状有咽痛、发热、肌肉酸痛、乏力、食欲不振等。小柴胡颗粒有抗病毒作用,能解热镇痛,缓解患者高热与咽痛、全身痛。《新冠病毒感染者居家中医药干预指引》成人治疗方案中,推荐服用小柴胡颗粒。北京市《新冠病毒感染者用药目录(第一版)》中,也推荐使用小柴胡颗粒用于治疗以发热、咽痛、全身痛、舌苔黄为主的新冠病毒感染者。

2. 流感 是由流感病毒引起的急性呼吸道传染病,临床可见突然恶寒、高热、头身疼痛、口干口渴、咳嗽、舌红、苔薄黄、脉浮数等症。小柴胡制剂在缓解发热、咳嗽方面具有优势,适用于治疗外感风寒化热内传或风热邪气直入少阳引起的寒热往来、胸胁苦满、心烦喜呕、舌边尖红、口苦咽干等少阳感冒证。临床常用于治疗急性上呼吸道感染、体虚反复感冒、胃肠型感冒见上述诸症者,退热效果较佳。

3. 慢性支气管炎 是气管、支气管黏膜及周围组织的慢性非特异性炎症。临床以咳嗽、咳痰及喘息为主要症状。小柴胡颗粒有助于缓解咳嗽、咳痰、喘息及改善呼吸困难。

4. 其他 小柴胡制剂还可用于治疗慢性肝炎、肝硬化、慢性肾功能不全、小儿厌食症、胃食管反流等。

【不良反应】不良反应发生率较低。有皮肤过敏反应、重症药疹的个案报道;偶有头晕目眩、齿龈出血等反应。

【药物相互作用】

1. 与干扰素合用 可引起间质性肺炎。

2. 与维生素 C 同服 黄芩的主要有效成分为黄酮类化合物,与维生素 C 同服会被分解,从而降低药效。

3. 与利尿药合用 甘草可促进糖原异生、升高血糖,两药同用容易使患者出现水肿、高血压等。

4. 与阿司匹林合用 甘草酸能抑制胃酸分泌,与阿司匹林合用会损伤胃黏膜,诱发胃、十二指肠溃疡。

【注意事项】①服药时应饮食清淡,忌烟、酒及辛辣、生冷、油腻食物。②半夏与羊肉同服会产生不良反应,影响药效。③风寒感冒、肝火偏亢及肝阳上亢者不宜。④高血压患者禁服。⑤本处方内含党参,忌与藜芦及含藜芦的方剂或成药同用。⑥阴虚血少者禁用。⑦糖尿病、心脏病、肝病、肾病等疾病严重者应在医生指导下服用。⑧儿童、孕妇、哺乳期妇女、年老体弱者及脾虚便溏者应在医生指导下服用。⑨过敏体质者慎用。

【用法用量】颗粒剂:开水冲服,每次 1~2 袋,每日 3 次。片剂:口服。每次 4~6 片,每日 3 次。胶囊剂:口服。每次 4 粒,每日 3 次。泡腾片:温开水冲溶后口服。每次 1~2 片,每日 3 次。

(秦　琦)

参 考 文 献

[1] 刘俊珊,禹志领 . 小柴胡颗粒(片、胶囊、泡腾片)[M]//陈奇,张伯礼 . 中国中成药名方药效与应用丛书(呼吸消化卷).北京:科学出版社,2022:83-86.

[2] 刘绍能 . 中医消化科医师处方手册[M].郑州:河南科学技术出版社,2020:59.

[3] 马少丹,阮时宝 . 实用中成药荟萃[M].福州:福建科学技术出版社,2017:44-45.

[4] 梁华梓,李洪春,肖凤勤,等 . 临床中成药速查手册[M].郑州:河南科学技术出版社,2018:45.

[5] 扈瑞娥,穆惠荣,郭道利 . 实用中成药[M].天津:天津科学技术出版社,2008:18-19.

［6］王竹鑫,章道荣.袖珍中药安全速查手册［M］.长沙:湖南科学技术出版社,2008:434.

［7］龙子江,白玫,余世春.小柴胡汤口服液解热抗炎作用的研究［J］.基层中药杂志,1995,9(4):34-36.

［8］LIU X Q,HU X J,XU H X,et al. Xiaochaihu decoction attenuates the viciouscircle between the oxidative stress and the ALP inactivation through LPS-catecholamines interactions in gut,liver and brain during CCL^{4+} ethanol-induced mouse HCC［J］.BMC Complement Altern Med,2013,13(1):375.

［9］张军能,张轶.小柴胡颗粒抗肺癌的机制研究［J］.湖南中医药大学学报,2010,30(6):46-48.

［10］李晓.小柴胡片治疗慢性乙型肝炎100例临床观察［J］.中药材,2001,24(6):467.

［11］方向前.莫沙必利与奥美拉唑联合小柴胡颗粒治疗胃食管反流38例临床观察［J］.中国民族民间医药,2015,24(24):114-116.

［12］王洁.中药配方颗粒小柴胡汤加减治疗伤寒、副伤寒30例［J］.浙江中医杂志,2009,44(3):197.

［13］于秀萍,贾玉礼,李雪静.口服小柴胡颗粒引起皮肤过敏反应1例［J］.中国医院药学杂志,2006,26(7):913.

［14］李焕德,刘绍贵,彭文兴.临床基本药物手册［M］.2版.长沙:湖南科学技术出版社,2018:795-796.

抗感颗粒(口服液)

【药物组成】金银花、赤芍、绵马贯众。

【处方来源】研制方.《中国药典》(2020年版)。

【功能主治】清热解毒。用于外感风热引起的感冒,症见发热、头痛、鼻塞、打喷嚏、咽痛、全身乏力、酸痛。

【药理作用】

1. 抗病毒　抗感颗粒中的金银花有清热解毒、疏散风热的功效,为清热解毒第一良药,可抑制流感病毒、呼吸道疱疹病毒和弧病毒等。赤芍具有清热凉血、散瘀止痛的作用;绵马贯众具有清热解毒、凉血止血的作用,可明显抑制流感病毒 PR8 株、乙型、丙型和丁型,对单纯疱疹病毒、柯萨奇病毒等作用明显。三味中药配伍,能有效控制病毒,缓解发热、畏寒、头痛、打喷嚏、咽痛、鼻塞流涕、全身乏力等症状。在临床试验中,抗感颗粒能够抑制流感病毒所致肺病变的发展。

2. 抗菌　抗感颗粒有广谱抗菌作用。金银花对引发呼吸道感染的流感杆菌、肺炎球菌、白喉杆菌、伤寒杆菌等具有显著抑制作用;赤芍清热利湿、凉血消肿,能泻肝火,对痢疾杆菌、金黄色葡萄球菌、伤寒杆菌、肺炎双球菌、溶血性链球菌有着较强的抑菌作用。

3. 抗炎　抗感颗粒具有抗炎作用,能抑制小鼠耳肿胀和大鼠足跖肿胀,能降低小鼠腹腔毛细血管通透性,抑制炎症急性期的水肿与渗出增加,从而缓解红、肿、热、痛等症状。抗感颗粒能够显著降低大鼠炎性渗出液中组胺的含量,提示其抗炎作用可能与抑制炎症介质组胺释放有关。

4. 提高免疫力　抗感颗粒能改善免疫功能,阻止病毒进入机体。T 细胞与 NK 细胞是主要的防御细胞,在疾病初期,NK 细胞作为机体固有免疫应答细胞,首先产生应答、活化,产生

IFN-γ、IL-2、TNF-α 等,诱导 Th 淋巴细胞分化,调节免疫功能。抗感颗粒可以升高白细胞总数和中性粒细胞数,增强脾巨噬细胞的吞噬功能,升高小鼠血清中抗体效价,降低升高的 IFN-γ、IL-2、TNF-α 的水平。

【临床应用】

1. 新冠病毒感染　北京市《新冠病毒感染者用药目录(第一版)》推荐抗感颗粒用于治疗以发热、咽痛、全身痛、舌苔黄为主的新冠病毒感染者。

2. 流行性感冒　抗感颗粒治疗小儿流行性感冒疗效显著。

3. 疱疹性口炎　抗感颗粒治疗疱疹性口炎效果显著。

4. 流行性腮腺炎　抗感颗粒联合蒲地蓝口服液治疗小儿流行性腮腺炎,治愈率高,可缩短病程,减少并发症。

5. 手足口病　用单磷酸阿糖腺苷联合抗感颗粒治疗手足口病,能够提高手足口病患儿的免疫功能,降低炎症因子水平,改善临床症状。

【不良反应】尚不明确。

【注意事项】①忌烟、酒及辛辣、生冷、油腻食物。②不宜同时服用滋补性中成药。③风寒感冒者慎用。④高血压、心脏病、糖尿病等慢性病严重者应在医生指导下服用。⑤孕妇慎用,对本品过敏者禁用,过敏体质者慎用。

【用法用量】

颗粒:开水冲服。每次 10g,每日 3 次;小儿酌减或遵医嘱。

口服液:口服。每次 10mL,每日 3 次;小儿酌减或遵医嘱。

(闫萍萍)

参 考 文 献

[1] 梁桂华.探讨抗感颗粒联合奥司他韦治疗小儿流行性感冒的临床疗效[J].疾病监测与控制,2020,14(2):129-131.

[2] 王彦平,王赖儿.抗感颗粒联合奥司他韦颗粒治疗小儿乙型流感的疗效观察[J].内蒙古中医药,2019,38(9):58-59.

[3] 李宏云,胡榕,汪明辉,等.抗感颗粒(儿童装)对普通型手足口病患儿免疫功能及炎性因子的影响[J].西部中医药,2021,34(4):1-4.

[4] 黄荣.抗感颗粒治疗小儿流行性感冒120例多中心随机对照双盲临床研究[J].心理月刊,2020,15(7):217.

[5] 朱晓燕.康复新液联合抗感颗粒治疗小儿疱疹性口炎的临床治疗效果[J].吉林医学,2019,40(5):1021-1022.

[6] 张迎庆.蒲地蓝口服液联合抗感颗粒治疗小儿流行性腮腺炎40例[J].中国药业,2015,24(2):88-89.

桑菊感冒片(颗粒、合剂、糖浆、丸)

【药物组成】桑叶、连翘、苦杏仁、菊花、薄荷素油、桔梗、甘草、芦根。

【处方来源】清·吴瑭《温病条辨》。《中国药典》(2020年版)。

【功能主治】疏风清热,宣肺止咳。用于风热感冒初起,头痛、咳嗽、口干、咽痛。

【药理作用】

1. 解热　桑菊饮对致热动物模型有解热作用。五联菌苗可刺激体温调节中枢,促使动物发热。桑菊感冒合剂可抑制注射五联菌苗所致的家兔发热。桑菊饮对鲜酵母所致大鼠发热有明显的解热作用。

2. **抗炎** 炎症是感冒的主要病理过程之一。桑菊饮可以通过抑制 NF-κB 的表达发挥抗炎作用,其抗炎活性主要与 16 种单体物质相关。

3. **抗菌** 桑菊饮对乙型溶血性链球菌、肺炎链球菌、金黄色葡萄球菌、铜绿假单胞菌、大肠埃希菌具有不同的抑制作用。

4. **抗急性肺损伤** 急性肺损伤的发生与多种因素有关,如严重创伤、感染、中毒、体外循环等,其实质是炎性反应和毛细血管通透性增加的综合征。而 p38 蛋白(p38 MAPK)、人核转录因子(NF-κB p65)信号通路在炎症反应中常常被激活,而使得炎症加剧。桑菊饮可有效减轻内毒素所致的急性肺损伤小鼠肺组织病理学变化,降低肺泡灌洗液中炎症细胞的数目、肺湿/干重,提高超氧化物歧化酶活性,并能降低丙二醛水平,减少 p38 MAPK 与 NF-κB p65 蛋白表达,起到保护肺组织的作用。

【临床应用】

1. **新冠病毒感染** 新冠病毒感染常有发热、头痛、咳嗽、咽痛等症状,桑菊感冒制剂能解热、抗炎、止咳,可以缓解症状。北京市《新冠病毒感染者用药目录(第一版)》推荐桑菊感冒片用于治疗以发热、咽痛、全身痛、舌苔黄为主的新冠病毒感染者。

2. **咳嗽** 桑菊饮配合宣降药对治疗感冒后咳嗽风热郁肺证疗效较好。桑菊感冒片合复方丹参片治疗小儿风热犯肺型咳嗽,可改善肺微循环,提高疗效。

3. **感冒**　桑菊感冒片适用于风热感冒证。风温初起,但咳及身热不甚,口微渴、脉浮数者。

4. **其他**　桑菊感冒片可用于治疗感染性疾病(初期)、百日咳、急性结膜炎等。

【不良反应】尚不明确。

【注意事项】①忌烟、酒及辛辣、生冷、油腻食物。②不宜同时服用滋补性中药。③风寒感冒者不适用。④高血压、心脏病、肝病、糖尿病、肾病等慢性病严重者应在医生指导下服用。⑤儿童、妊娠期妇女、哺乳期妇女、年老体弱者及脾虚便溏者应在医生指导下服用。⑥过敏者禁用,过敏体质者慎用。

【用法用量】口服。片剂:每次 4~8 片,每日 2~3 次。颗粒剂:开水冲服。每次 1~2 袋,每日 2~3 次。合剂及糖浆:每次15~20mL,每日 3 次。丸:每次 25~30 粒,每日 2~3 次。

(刘东正)

参 考 文 献

［1］刘俊珊,田春阳,禹志领. 桑菊感冒片(颗粒、合剂、糖浆、丸)［M］//陈奇,张伯礼. 中国中成药名方药效与应用丛书(呼吸消化卷). 北京:科学出版社,2022:27-28.

［2］许俊棣,孟庆棣. 古典清热方对家兔体温的影响［J］. 中药通报,1986,11(1):51-52.

［3］富杭育,贺玉琢,周爱香,等. 以解热的药效法初探麻黄汤、桂枝汤、银翘散、桑菊饮的药物动力学［J］. 中药药理与临床,1992,8(1):1-4.

［4］潘梓烨,常念伟,周梦鸽,等. 桑菊饮抗炎活性成分筛选与单体验证

［J］. 中草药, 2016, 47(8): 1289-1296.

［5］ 卢芳国, 朱应武, 田道法, 等. 12个中药复方体外抗菌作用的研究［J］. 湖南中医学院学报, 2004, 24(4): 9-11.

［6］ 张天柱, 杨世海, 张景龙. 桑菊饮对内毒素诱导小鼠急性肺损伤的保护作用［J］. 中药药理与临床, 2014, 30(5): 12-14.

［7］ 李尝赐. 桑菊饮配合宣降药对治疗风热郁肺型感冒后咳嗽的效果观察［J］. 临床合理用药杂志, 2019, 12(35): 40-41.

［8］ 王丽, 郭萍, 高云丽, 等. 桑菊感冒片合复方丹参片治疗小儿咳嗽100例［J］. 中医儿科杂志, 2007, 3(4): 36-37.

［9］ 杨海霞, 刘欢, 黄桂成, 等. 桑菊饮治疗感染性急病［J］. 中医临床研究, 2019, 11(23): 32-34.

板蓝根颗粒

【药物组成】板蓝根。

【处方来源】研制方。《中国药典》(2020年版)。

【功能主治】清热解毒, 凉血利咽。用于肺胃热盛所致的咽喉肿痛、口咽干燥、腮部肿胀; 急性扁桃体炎、腮腺炎见上述证候者。

【药理作用】

1. **抗病毒**　板蓝根颗粒广泛用于病毒性疾病的防治。其可明显延长甲型 H1N1 流感病毒感染小鼠的生存时间并提高其存活率, 对甲型 H1N1 流感病毒感染小鼠的肺组织有一定程度的保护作用。板蓝根提取物 S-03 对 8 种流感病毒有抑制作用, 效果呈浓度相关性。板蓝根水提物能抑制人 H1N1、H7N9 等多种不同亚型的流感病毒。板蓝根多糖对流感病毒、肝炎病毒及伪狂犬病病毒等多种病毒具有抑制作用。抗病毒机制主要有：①干扰病毒核酸合成，发挥直接抗病毒作用；②有效成分作用于细胞膜表面，与病毒竞争性吸附，阻断病毒进入细胞；③阻碍病毒在细胞内的生物合成；④板蓝根中有机酸类有抗内毒素活性，能清除氧自由基，抑制炎症因子的合成与释放，起间接抗病毒的作用；⑤促进抗体生成，提高机体防御功能。

2. 抗炎 板蓝根乙醇提取物对涂抹二甲苯所致的小鼠耳肿胀、注射角叉菜胶所致的大鼠足肿胀及棉球植入所致的大鼠肉芽组织增生、腹腔注射乙酸所致的小鼠毛细血管通透性增加有抑制作用，提示其具有抗炎活性。板蓝根活性成分落叶松酯醇-4-O-β-D-葡萄糖苷可抑制流感病毒诱导的 NF-κB 的活化，板蓝根多糖可通过抑制 IL-6 的表达降低马立克氏病病毒感染细胞的炎症反应，可抑制流感病毒诱导的促炎因子的释放。

3. 免疫调节 板蓝根多糖促进免疫细胞的增殖，增强脾脏T 细胞的增殖能力，促进小鼠胸腺发育及胸腺细胞的增殖，提高免疫力。板蓝根多糖亦可诱导免疫细胞分化，提高免疫应答效应。

【临床应用】主要用于治疗流感、新冠病毒感染。

1. 新冠病毒感染 北京市《新冠病毒感染者用药目录(第一版)》推荐板蓝根颗粒用于治疗以发热、咽痛、全身痛、舌苔黄为主的新冠病毒感染者。

2. 流感 板蓝根颗粒联合磷酸奥司他韦治疗甲型 H1N1流感，可改善流感样临床表现(如发热、咳嗽、咳痰、咽痛)，缩短平均住院天数。

3. **感冒**　板蓝根颗粒用于治疗由病毒引起的上呼吸道感染,临床可见咽喉肿痛、咳嗽、鼻塞、流涕等症。在以利巴韦林为对照组治疗上呼吸道感染的研究中,板蓝根颗粒组总有效率高,退热效果显著,并且对改善咳嗽、鼻塞、流涕及打喷嚏等上呼吸道卡他症状效果明显。采用板蓝根颗粒和维生素 C 联合预防小儿呼吸道感染效果明显,能降低感染率和感染次数。

4. **流行性腮腺炎**　板蓝根颗粒联合利巴韦林注射液治疗流行性腮腺炎,在总有效率及退热时间、腮肿消退时间、住院时间方面均优于单独使用利巴韦林。

5. **其他**　板蓝根颗粒还可用于手足口病和乳头瘤病毒感染的治疗。

【不良反应】部分脾胃虚寒患者,服用后可能引起腹泻,因感冒病毒在肠上皮细胞的持续表达也可引起腹泻,故腹泻与药物的相关性尚待进一步证实。

【注意事项】①建议脾胃虚寒的患者,使用姜水冲服。②葡萄糖-6-磷酸脱氢酶缺乏症患者慎用。

【用法用量】开水冲服。每次 1~2 袋(相当饮片 7~14g),每日 3~4 次。

(曹　蕾　刘东正)

参 考 文 献

[1] 余林中,李浩茹.板蓝根颗粒[M]//陈奇,张伯礼.中国中成药名方药效与应用丛书(呼吸消化卷).北京:科学出版社,2022:108-110.

［2］李咸慰,宋沁洁,杨新荣,等.板蓝根多糖抗病毒作用及其机制研究进展［J］.中草药,2022,53(19):6227-6233.

［3］杨建昕,李峰,李娜,等.板蓝根抗病毒活性成分研究进展［J］.辽宁中医药大学学报,2016,18(7):141-143.

［4］郝敬友,霍墨涵,梁蒙,等.基于抗菌及抗炎作用探究板蓝根微粉对雏鸡沙门菌病的防治效果［J］.中国兽医学报,2021,41(12):2468-2474.

［5］何立巍,杨婧妍,侯宪邦.板蓝根正丁醇部位抗病毒活性组分及相关化学成分研究［J］.中草药,2017,48(14):2843-2849.

复方银花解毒颗粒

【药物组成】青蒿、山银花、荆芥、薄荷、野菊花、大青叶、连翘、鸭跖草、淡豆豉、前胡。

【处方来源】研制方。国药准字 Z20040024。

【功能主治】疏风解表、清热解毒。用于普通感冒、流行性感冒属风热证,症见发热、微恶风、头痛、鼻塞流涕、咳嗽、咽痛、全身酸痛、苔薄白或微黄、脉浮数。

【药理作用】复方银花解毒颗粒以银翘散化裁而来,方中以金银花、连翘为君药。金银花味甘性寒,气味芳香,具有清热解毒之功,善治温病发热等病证;连翘苦而微寒,轻清上浮;两药既能解表透邪,又能清热解毒。荆芥、薄荷、豆豉为臣药,疏散解表。荆芥辛温而不燥,配入辛凉清解剂中,可加强解表透邪之力;薄荷辛凉,疏散风热利咽喉;豆豉辛甘微苦弱寒,宣散表邪;共助君药开皮毛而散热于外。青蒿、大青叶、野菊、鸭跖草为佐药。青蒿苦寒清热,芳香透邪;大青叶味苦性寒,清热凉血,擅长清解时祛之热毒;野菊花味苦辛性微寒,清热解毒;鸭跖草味甘性寒,清热解毒,以解热见长。前胡为使药,宣散风热,肃肺化痰。诸药合用,具有抗病毒、解热、抗炎和镇痛的作用。

1. **抗病毒** 复方银花解毒颗粒中大青叶、金银花成分可抑制流感病毒。不仅能够抑制冠状病毒的复制,而且可以抑制病毒感染引起的炎症因子表达,其机制可能与抑制冠状病毒的RNA复制和蛋白表达及抑制丝裂原活化蛋白激酶(MAPK)信号通路,降低炎症因子表达有关。复方银花解毒颗粒的活性成分青蒿素、异鼠李素、芫花素、槲皮素、木犀草素、山柰酚等作用于丝裂原活化蛋白激酶1、表皮生长因子受体、丝氨酸/苏氨酸激酶、半胱氨酸蛋白酶8、一氧化氮合酶3等靶点,抑制新冠病毒,改善患者临床症状。

2. **解热抗炎** 青蒿化学成分倍半萜类有解热、抗炎作用。青蒿中多个成分均能降低酵母引起的大鼠体温升高,有解热作用。金银花主要活性成分绿原酸有抗菌、抗炎、抗病毒作用。荆芥的主要成分挥发油及黄酮类化合物,可有解热、抗炎、镇痛等作用。NF-κB在调控免疫和炎症反应的过程中起着关键作用。当细胞受炎症因子刺激后,NF-κB的抑制蛋白(IκBα)磷酸化并降解,NF-κB解离、活化,诱导相关炎症基因的表达,如环氧合酶2,产生前列腺素,引起一系列炎症反应。复方银花解毒颗粒通过抑制NF-κB的活化,抑制环氧合酶2的活性,减少炎症物质的产生,发挥解热作用;同时通过减少IκBα的磷酸化、抑制NF-κB激活,发挥解热、抗炎作用。复方银花解毒颗粒对伤寒杆菌、副伤寒杆菌、变形杆菌和大肠杆菌内毒素所致的发热家兔有解热作用;对幼鼠发热模型也有解热抗炎作用,降低模型动物体内炎症因子水平,能使异常升高的体温恢复正常。复方银花解毒颗粒对脂多糖诱导的幼龄大鼠急性肺损伤具有较强的保护作用。

3. **镇痛**　方中的青蒿可抑制中枢神经系统,发挥镇静作用。

【临床应用】

1. **新冠病毒感染**　新冠病毒感染的临床症状有发热、咽痛、流涕、全身痛等。复方银花解毒颗粒有抗病毒、抗炎作用,能抑制冠状病毒的复制,且能有效抑制此类病毒感染引起的炎症因子表达,因此可以促进病毒转阴,同时降低患者的炎症反应,缓解咳嗽、流涕症状;还有解热镇痛作用,可以缓解患者的高热与咽喉痛、全身疼痛。《新冠病毒感染者用药目录(第一版)》推荐复方银花解毒颗粒用于治疗以发热、咽痛、全身痛、舌苔黄为主的新冠病毒感染者。

2. **感冒和流感**　复方银花解毒颗粒是临床常用于治疗普通感冒和流感的中成药。朱光喜研究了 96 例普通感冒患者,观察组 48 例口服复方银花解毒颗粒,对照组 48 例口服抗病毒颗粒,观察组患者的治疗总有效率为 90%,高于对照组的 71%。袁利超研究了 78 例流感风热证的患者,在接受复方银花解毒颗粒治疗后,临床总有效率为 98.55%。

【不良反应】个别患者偶见轻度恶心、呕吐、腹痛。

【注意事项】①风寒感冒者不宜使用。②忌烟、酒及辛辣、生冷、油腻食物。

【用法用量】开水冲服。每次 1 袋,每日 3 次,重症者加服 1 次。

(秦　琦)

参 考 文 献

[1] 蒋萌,熊宁宁,奚肇庆,等.银花解毒颗粒治疗上呼吸道感染及流行性感冒风热证的临床试验[J].中药新药与临床药理,2003,14(4):270-272.

[2] 张冬玲,何枢衡,吴建雄,等.基于网络药理学研究复方银花解毒颗粒抗新型冠状病毒的潜在机制[J].西北药学杂志,2021,36(4):568-575.

[3] 郑志慧,王琨,卫海琳,等.复方银花解毒颗粒抗冠状病毒药效作用及初步机制研究[J].药学学报,2022,57(6):1808-1815.

[4] 卢建平,蒋静涵,章辉.银花解毒颗粒治疗流行性感冒风热证的临床研究[J].中成药,2003,25(2):123-128.

[5] 奚肇庆,刁人政.银花解毒颗粒治疗流行性感冒风热证临床观察[J].中国中医急症,2003,12(1):20-21.

[6] 刁人政,奚肇庆.银花解毒颗粒治疗上呼吸道感染风热证Ⅱ期临床试验小结[J].山东中医药大学学报,2003,27(2):127-129.

[7] 朱光喜.复方银花解毒颗粒治疗普通感冒的临床效果[J].中国当代医药,2021,28(20):180-182.

[8] 储锦,马星月,秦婷婷,等.复方银花解毒颗粒对干酵母诱导幼鼠发热模型的退热作用研究[J].药学与临床研究,2020,28(4):246-250.

[9] 徐世军,马莉,沈云辉,等.实用临床药物学[M].北京:中国医药科技出版社,2019:23.

［10］刘光大,吴建雄,王书源,等.复方银花解毒颗粒的指纹图谱、多成分
含量测定及多元统计分析［J］.药学与临床研究,2021,29(6):405-
410.

［11］徐颖,王爽,秦婷婷,等.复方银花解毒颗粒对脂多糖致幼龄大鼠急
性肺炎模型的抗炎作用及 TLR4/NF-κB/NLRP3 信号通路的影响［J］.
中草药,2021,52(1):203-210.

［12］袁利超,麻晓,朱琳,等.复方银花解毒颗粒治疗流行性感冒风热证
的随机对照临床研究［J］.北京中医药,2021,40(5):532-535.

银丹解毒颗粒

【药物组成】蜜麻黄、生石膏、金银花、蜜桑白皮、葶苈子、
黄芩、升麻、玄参、牡丹皮、生地黄、麸炒白术。

【处方来源】银丹解毒颗粒由麻杏石甘汤、清瘟败毒饮和葶
苈大枣泻肺汤等经典名方加减化裁而成,是北京地坛医院研发的
治疗新冠病毒肺炎的中药制剂。京药制备字 Z20200012000。

【功能主治】宣肺透邪,解毒凉血。用于疫毒犯(闭)肺证,
症见发热、咳嗽痰少或有黄痰,胸闷气促,甚则发绀,倦怠乏力、
食欲不振、大便不畅或便溏、舌红或边尖红、苔黄或腻、脉数,以
及新冠病毒肺炎见上述诸症者。

【药理作用】银丹解毒颗粒通过抗炎作用,产生效应。新
冠病毒入侵人体激活免疫系统,释放炎症因子(如 IL-6、IL-1β、
IL-8、TNF-α)以及趋化因子(如 G-CSF、IP-10、MCP-1)等。过度
的炎症反应导致炎性风暴。NF-κB通路是经典的炎症相关通路,
可被细胞因子、病毒等多种因素激活,与多种细胞因子受体和

Toll 样受体介导的信号级联共享,形成"瀑布效应",最终导致肺炎和肺水肿进行性加重。银丹解毒颗粒可以降低内毒素诱导的急性肺损伤模型的免疫反应、肺水肿以及 NF-κB 通路相关炎症因子 IL-6、IL-1β 和 TNF-α 的释放;抑制 p65 向细胞核转运,降低内毒素处理的 RAW264.7 细胞中 NO 浓度。银丹解毒颗粒通过抑制 NF-κB 通路,减少炎症因子的产生,抑制炎症级联反应,减轻新冠病毒引起的炎症反应,缩短新冠病毒感染病程,延缓进展。

【临床应用】北京市《新冠病毒感染者用药目录(第一版)》推荐银丹解毒颗粒用于治疗以发热、咽痛、全身痛、舌苔黄为主的新冠病毒感染者。银丹解毒颗粒治疗新冠病毒肺炎,能缩短急性肺渗出性病变消散时间,缩短病毒核酸转阴时间;可以改善患者症状,缩短咳嗽、胸闷等症状持续时间;促进肺部炎症吸收。

【不良反应】偶有服药后大便次数增多,建议根据情况减量或停药。

【注意事项】①忌烟、酒及辛辣、生冷、油腻食物。②不宜在服药期间同服滋补性中成药。③高血压、心脏病患者慎用。④肝肾功能异常者、儿童、孕妇、哺乳期妇女、年老体弱者及脾虚便溏者应在医生指导下服用。⑤不宜长期服用。⑥对本品过敏者禁用,过敏体质者慎用。

【用法用量】开水冲服。每次 1~2 袋,每日 3 次。

(闫萍萍)

参 考 文 献

［1］任婕,刘遥,吴秀艳,等.银丹解毒颗粒治疗SARS-CoV-2变异株B.1.1.7
COVID-19临床观察［J］.中医学报,2022,37（2）:391-396.

［2］FENG Y,LIU Y,LIU L,et al. Real-world effectiveness of Yindan Jiedu
granules-based treatment on patients infected with the SARS-CoV-2
Omicron variants BA.2 combined with high-risk factors:A cohort study［J］.
Frontiers in Pharmacology,2022,13（978979）:1-12.

清开灵胶囊
（软胶囊、颗粒、滴丸、片、泡腾片、分散片、口服液）

【药物组成】胆酸、珍珠母、猪去氧胆酸、栀子、水牛角、板蓝根、黄芩苷、金银花。

【处方来源】清·吴瑭《温病条辨》中安宫牛黄丸加减演化方。《中国药典》(2020年版)。

【功能主治】清热解毒,镇静安神。用于外感风热时毒、火毒内盛所致高热不退、烦躁不安、咽喉肿痛、舌质红绛、苔黄、脉数者;上呼吸道感染、病毒性感冒、急性化脓性扁桃体炎、急性咽炎、急性气管炎等病证见上述证候者。

【药理作用】

1. 抗病毒　清开灵制剂可抑制人冠状病毒、流感病毒（H1N1、H5N1、H7N9）、1型登革病毒、2型登革病毒、人类免疫缺陷病毒1型。清开灵注射液可降低冠状病毒感染模型小鼠的肺指数和肺部病毒载量,其机制可能与调节免疫功能、抑制细胞因子风暴、减少自由基堆积等有关。网络药理学研究显示,清开灵注射液可能通过作用于胱天蛋白酶 3、胱天蛋白酶 8、FASLG 等靶点调节细胞凋亡通路及肿瘤坏死因子通路,起到对新冠病毒感染的潜在治疗作用。清开灵注射液具有体外抗 H1N1、H5N1、H7N9 流感病毒作用。注射用清开灵冻干粉能抑制流感病毒感染小鼠肺组织内的病毒复制,减轻肺充血,延长小鼠存活的时间,提高存活率,对流感病毒感染小鼠有明显的保护作用。清开灵注射液对 1 型登革病毒和 2 型登革病毒具有抑制作用,对人类免疫缺陷病毒 1 型亦具有抑制作用,可体外抑制人类免疫缺陷病毒 1 型进入细胞和抑制胞内复制。

2. 解热抗炎　清开灵制剂具有解热作用。清开灵制剂能降低酵母发热模型大鼠的体温,对内毒素性、内生致热原性及 2,4-二硝基苯酚所致家兔发热均有解热作用,其机制可能与纠正受扰的氨基酸代谢有关,或与抑制内生致热原白介素-1β 的生成,从而降低下丘脑发热介质 cAMP 的含量有关。清开灵颗粒、滴丸对注射伤寒、副伤寒甲、乙三联菌苗所致家兔发热有解热作用。清开灵制剂能抑制蛋清致大鼠足趾肿胀的炎症反应,能减轻二甲苯所致小鼠耳廓肿胀,能有效对抗角叉菜胶所致大鼠足肿胀,亦能抑制大鼠植入棉球所致的肉芽组织增生,具有抗炎作用。清开灵口服液对肺炎克雷伯菌所致肺炎具有抑制作用,其机制可能与调控 Toll 样受体 4/核因子 κB 信号通路有关。

3. 抗菌　清开灵制剂具有广谱抗菌作用。其对金黄色葡萄球菌、大肠埃希菌、铜绿假单胞菌、白色葡萄球菌、肺炎克雷伯菌、肺炎双球菌、甲型溶血性链球菌、乙型溶血性链球菌有不同程度的抑制作用;清开灵制剂对金黄色葡萄球菌和肺炎克雷伯菌感染小鼠有保护作用,能降低小鼠的死亡率,延长小鼠生存时间。

4. 利胆 清开灵颗粒对林可霉素所致豚鼠实验性胆囊炎有促进胆汁分泌的作用。

【临床应用】主要用于治疗流感、新冠病毒感染。

1. 新冠病毒感染 《新冠病毒感染者居家中医药干预指引》推荐清开灵颗粒用于治疗新冠病毒感染引起的咽痛明显、发热、肌肉酸痛、乏力或咳嗽者。北京市《新冠病毒感染者用药目录(第一版)》推荐清开灵颗粒/片/胶囊/软胶囊用于治疗以发热、咽痛、全身痛、舌苔黄为主的新冠病毒感染者。清开灵注射液对人冠状病毒导致的上呼吸道感染症状有明显的抑制作用,与生脉注射液或参麦注射液合用效果更显著。

2. 流感 清开灵制剂已被《甲型 H1N1 流感诊疗方案(2009年第三版)》收载为治疗热毒壅肺型重症与危重症流感患者的常用中成药之一。奥司他韦联合清开灵颗粒治疗小儿甲型流感可明显缓解流感症状,提高咽部甲型流感病毒清除率,同时能拮抗奥司他韦引起的头痛、头晕、烦躁等副作用。清开灵注射液联合利巴韦林注射液可提高流感治疗的效果。

3. 感冒 清开灵口服制剂适用于治疗外感风热所致的感冒,症见发热、微恶风或高热不退、烦躁不安、咳嗽痰黄、咽喉肿痛、大便秘结、小便短赤、舌红绛、苔黄、脉浮数等,以及上呼吸道感染属外感风热,入里化热而见上述诸症者。清开灵制剂能有效缓解感冒患者发热、咽痛、鼻塞与咳嗽等典型症状。

4. **咽炎** 清开灵口服制剂可用于治疗风热袭咽的喉痹证，症见咽部灼热、发干而痛、有异物感、吞咽不利、咽中痰多、咽壁轻度红肿、软腭肿胀、喉底小瘰红肿突起、发热恶风、头痛鼻塞、舌尖红、苔黄白、脉浮数等，以及急、慢性咽炎见上述诸症者，可有效改善咽部不适感、异物感等。

5. **其他** 清开灵口服制剂还可用于治疗扁桃体炎、流行性腮腺炎、手足口病、病毒性肝炎、小儿肺炎、原发性疱疹性口炎、慢性胃炎、玫瑰糠疹、带状疱疹等。

【**不良反应**】恶心、呕吐、口干、腹泻、腹痛、腹胀、皮疹、瘙痒、头晕、头痛、胸闷、乏力、潮红、过敏或过敏样反应等。

【**注意事项**】①忌烟、酒及辛辣、生冷、油腻食物。②不宜同时服用滋补性中药。③风寒感冒者不适用。④久病体虚患者如出现腹泻时慎用。⑤高血压、心脏病、肝病、糖尿病、肾病等慢性病严重者应在医生指导下服用。⑥儿童、哺乳期妇女、年老体弱者及脾虚便溏者应在医生指导下服用。⑦体温超过38.5℃的患者，应去医院就诊。⑧对本品过敏者禁用，过敏体质者慎用。

【**禁忌证**】①对本品及所含成分过敏者禁用。②新生儿、婴幼儿禁用。③本品能引起低钾血症，故心衰使用洋地黄治疗的患者应慎用，有周期性瘫痪病史的患者禁用。

【**用法用量**】口服。胶囊剂：每次2~4粒（每粒0.25g），或每次1~2粒（每粒0.4g），每日3次；儿童酌减或遵医嘱。软胶囊：每次0.4~0.8g，每日3次；儿童酌减或遵医嘱。颗粒剂：每次1~2袋，每日2~3次；儿童酌减或遵医嘱。滴丸：口服或舌下含服。每次10~20丸，每日2~3次；儿童酌减或遵医嘱。片剂：每次 1~2 片,每日 3 次;儿童酌减或遵医嘱。泡腾片:热水中泡腾溶解后服用。每次 2~4 片,每日 3 次;儿童酌减或遵医嘱。分散片:可直接口服,也可将本品放入适量温开水中,待分散均匀后口服。每次 2~4 片,每日 3 次;儿童酌减,或遵医嘱。口服液:每次 20~30mL,每日 2 次;儿童酌减。

(米燕妮　刘燕妮)

参 考 文 献

[1] 刘俊珊,杨华一. 清开灵胶囊[M]//陈奇,张伯礼. 中国中成药名方药效与应用丛书(呼吸消化卷). 北京:科学出版社,2022:88-91.

[2] 郭姗姗,赵荣华,耿子涵,等. 清开灵注射液治疗冠状病毒肺炎的作用机制研究[J]. 中国药物警戒,2021,18(12):1111-1116.

[3] 张英睿,干志强,刘紫轩,等. 基于网络药理学和分子对接的清开灵注射液治疗新型冠状病毒肺炎(COVID-19)的作用机制探寻[J]. 中草药,2020,51(12):3201-3210.

[4] 赵利华,陈全姣. 清开灵注射液体对 H1N1、H5N1 和 H7N9 流感病毒的作用研究[J]. 中药新药与临床药理,2015,26(5):644-648.

[5] 肖华,古曦,李莉,等. 注射用清开灵冻干粉体内抗病毒作用研究[J]. 中药药理与临床,2009,25(1):53-54.

[6] 纪泃敏,梁宇恒,何炽明,等. 清开灵注射液体外对 1 型登革病毒的抗病毒作用研究[J]. 中国热带医学,2021,21(2):107-111.

[7] 范东瀛,高娜,安静,等. 清开灵注射液体外抗 2 型登革病毒的作用[J]. 微生物学免疫学进展,2017,45(5):34-40.

[8] 赵令斋,曾耀英,黄秀艳,等. 清开灵注射液体外抑制 HIV-1 作用[J].

暨南大学学报(自然科学与医学版),2009,30(2):176-179.

[9] 蒋玉凤,黄启福,严京,等.清开灵注射液对家兔实验性发热的作用研究[J].中国中医基础医学杂志,2001,7(7):513-516.

[10] 李臻,边立荣,曲韵智.清开灵滴丸对家兔感染性退热作用的研究[J].内蒙古医学杂志,2003,35(2):103-104.

[11] 黄良胜.清开灵注射液解热抗炎作用的实验研究[J].临床合理用药杂志,2012,5(3):6-7.

[12] 李莉,李东,黄继华,等.注射用清开灵冻干粉抗炎及免疫调节作用研究[J].中药药理与临床,2008,24(5):59-60.

[13] 姜翠莲,孙建宁,张硕峰,等.超滤工艺清开灵注射液解热抗炎作用研究[J].中国实验方剂学杂志,2010,16(4):105-108.

[14] 陈红英,李新,许浚,等.基于TLR4/NF-κB信号通路研究清开灵口服液防治肺炎的作用机制[J].中草药,2022,53(19):6101-6107.

[15] 马辉,王丽萍,李庆忠,等.清开灵胶囊抑菌作用的实验研究[J].中医药学报,2008,36(3):26-28.

[16] 何军,黄清松.清开灵颗粒体外抑菌作用研究[J].赣南医学院学报,2011,31(2):192-193.

[17] 林萌,熊丽君,陈贤娥,等.国产奥司他韦联合清开灵颗粒治疗小儿甲型流感的疗效分析[J].福建医药杂志,2019,41(1):74-76.

[18] 郑颖文.利巴韦林注射液配合清开灵软胶囊治疗流行性感冒40例临床观察[J].现代中西医结合杂志,2009,18(2):141-142.

[19] 宋婧,谢俊大,赵奎君.清开灵制剂治疗感冒发热的临床文献分析及评价[J].中国医院用药评价与分析,2011,11(9):775-777.

[20] 张慧颖.清开灵注射液用于上呼吸道感染的治疗[J].内蒙古中医

药,2015,34(2):22-23.

[21] 李河清,石青彦,孟祥明.清开灵软胶囊治疗急性咽炎临床观察[J].现代中西医结合杂志,2010,19(3):301.

[22] 许文英,李永,王继红.清开灵胶囊治疗慢性咽炎389例临床体会[J].黑龙江医药科学,2000,23(2):16.

[23] 万广闻,朱秀银,陈红斗,等.1477例清开灵注射剂及其口服制剂不良反应对比分析[J].中国药业,2019,28(13):83-85.

小儿豉翘清热颗粒

【药物组成】连翘、淡豆豉、薄荷、荆芥、栀子(炒)、大黄、青蒿、赤芍、槟榔、厚朴、黄芩、半夏、柴胡、甘草。

【处方来源】研制方。国药准字Z20050154。

【功能主治】小儿风热感冒夹滞证,发热、咳嗽、鼻塞流涕、咽红肿痛、纳呆口渴、脘腹胀满、便秘或大便酸臭、溲黄。

【药理作用】小儿豉翘清热颗粒为表里双解剂。方中淡豆豉辛而微温,透解表邪,宣泄郁热。连翘清心泻火,解散上焦之热。淡豆豉、连翘共为君药。薄荷辛凉,疏散风热,清利头目,且可解毒利咽。荆芥辛温,散风解表,宣毒透疹。栀子苦寒清降,性缓下行,清心肺之火而利小便。大黄苦寒沉降,荡涤肠胃积滞。以上四味药相须为用,既可助君药疏风解表,又可清热导滞,共为臣药。厚朴辛苦温,善除胃中滞气,能下有形之实满,又可散无形之湿满。槟榔辛苦温,可降气行滞。黄芩为清热燥湿之上品,能清肺和大肠之蕴热。柴胡微苦微辛,气平微寒,具有轻清上升、宣透疏达之性,可外解少阳之表,内泻阳明之实热。半夏燥湿化痰,和胃降逆。青蒿苦寒芳香,清泻肝胆和血分之热。赤芍苦微寒,善于清热凉血、活瘀通络。以上七味共为佐药。甘草调和诸药,为使药。诸药合用,共奏疏风解表、清热导滞之功。药理作用有抗病毒、抗菌、抗炎、解热、镇痛等。

1. **抗病毒** 方中槟榔、薄荷具有抗病毒作用。栀子中富含苷类化合物,可发挥抗病毒作用。小儿豉翘清热颗粒联合更昔洛韦治疗传染性单核细胞增多症,疗效优于更昔洛韦单独用药。

2. **抗菌** 小儿豉翘清热颗粒对肺炎链球菌、金黄色葡萄球菌、大肠杆菌等多种细菌性病原体有抑制作用。其有效成分中连翘酚抗菌作用显著,尤其对金黄色葡萄球菌抗菌效力强。

3. **抗炎** 黄芩所含的黄芩多糖、黄芩苷等活性成分可抑制炎症因子,诱导炎症细胞凋亡。淡豆豉中的异黄酮具有较强的抗炎功效,且含有的大豆皂苷有抗凝及免疫调节作用。连翘提取物连翘酚和甾醇化合物具有抗氧化、抗炎作用。半夏中的总生物碱与厚朴中的厚朴酚也可发挥抗炎作用。栀子中的栀子苷可泻火除烦、清热利尿及凉血解毒。小儿豉翘清热颗粒对巴豆油所致小鼠耳廓肿胀和角叉菜胶所致大鼠足肿胀有抑制作用,抗炎机制为降低肿瘤坏死因子 α、白介素-6 的水平。

4. **解热镇痛** 黄芩、柴胡对内源性致热原具有拮抗作用,还可调节下丘脑体温调节中枢,起解热作用。薄荷醇能收缩扩张的毛细血管,减轻因持续发热所致机体免疫功能损伤。小儿豉翘清热颗粒对酵母引起的大鼠发热有降温作用,能降低醋酸引起的小鼠扭体次数,提高小鼠水浴甩尾的痛阈值。

5. **其他** 小儿豉翘清热颗粒能增加便秘小鼠的排便数量。

【临床应用】

1. **新冠病毒感染** 新冠病毒感染的临床症状有发热、全身痛、口臭等。小儿豉翘清热颗粒有抗病毒、抗菌、抗炎作用。《新冠病毒感染者居家中医药干预指引》儿童治疗方案中，推荐使用小儿豉翘清热颗粒。北京市《新冠病毒感染者用药目录（第一版）》也推荐小儿豉翘清热颗粒作为以发热、咽痛、全身痛、舌苔黄为主的新冠病毒感染者的治疗药物。

2. **小儿上呼吸道感染、流感** 上呼吸道感染发病快、易感性强，常见于小儿。发热、鼻塞、咳嗽等是其常见症状，其中90%以上由病毒感染所致。王伟峰的临床研究表明，小儿豉翘清热颗粒对上呼吸道感染患儿临床疗效高。谢云龙等研究表明，小儿豉翘清热颗粒联合磷酸奥司他韦在儿童流行性感冒治疗中，有效率为97%。张莎莎等研究表明，小儿豉翘清热颗粒联合奥司他韦治疗儿童流行性感冒可提高总有效率。杨艳茹研究表明，小儿豉翘清热颗粒联合磷酸奥司他韦治疗甲型流行性感冒，总有效率为96%，且能够促进患儿临床症状的转归和病毒转阴。

3. **小儿支气管肺炎** 小儿支气管肺炎为常见的呼吸道感染疾病，主要由病毒、细菌、支原体等病原体感染所致，也可能是多种致病菌的混合感染。临床主要表现为发热、咳嗽、气喘及肺部啰音等。陈虎等研究显示，小儿豉翘清热颗粒联合阿奇霉素治疗小儿支气管肺炎，能够快速缓解患儿症状、消除炎症反应，整体治疗效果显著。杨巍等研究显示，小儿豉翘清热颗粒联合阿奇霉素治疗肺炎支原体肺炎，总有效率为98%。

4. **疱疹性咽峡炎** 张晓莉等研究表明小儿豉翘清热颗粒联合常规抗病毒药物治疗小儿疱疹性咽峡炎,症状改善显著,疗效佳,起效快。吴方春和黄颖仪的研究显示,小儿豉翘清热颗粒联合其他药物治疗疱疹性咽峡炎,有效率均高于单独用药。

5. **其他** 小儿豉翘清热颗粒也可治疗小儿手足口病和小儿感冒夹滞证。

【不良反应】不良反应较少,偶见皮疹、腹泻。

【注意事项】①风寒感冒及无积滞者不宜用。②不宜与含乌头、附子的药物同用。③宜清淡饮食,忌辛辣、生冷、油腻食物。④服药期间忌服滋补性中药。

【用法用量】开水冲服,每日 3 次。6 个月~1 岁:每次 1~2g(半袋~1 袋)。1~3 岁:每次 2~3g(1 袋~1 袋半)。4~6 岁:每次 3~4g(1 袋半~2 袋)。7~9 岁:每次 4~5g(2 袋~2 袋半)。10 岁以上:每次 6g(3 袋)。

(秦　琦)

参 考 文 献

[1] 李华,茹凉,瞿梦婷,等.小儿豉翘清热颗粒与连花清瘟颗粒治疗小儿上呼吸道感染疗效比较[J].陕西中医,2022,43(6):724-727.

[2] 谢云龙,黄伟方,谢玉峰,等.磷酸奥司他韦联合小儿豉翘清热颗粒治疗儿童流行性感冒的效果及对 CRP 水平的影响[J].中外医学研究,2022,20(1):114-117.

[3] 孙洪胜.常用中成药[M].济南:山东科学技术出版社,2020:17.

[4] 李焕德,刘绍贵,彭文兴.临床基本药物手册[M].2 版.长沙:湖南科

学技术出版社,2018:796.

[5] 戴德银.新编简明中成药手册[M].4版.郑州:河南科学技术出版社,
2017:36.

[6] 茹仁萍,武谦虎.抗感染药物临床合理应用手册[M].北京:中国医药
科技出版社,2016:562.

[7] 陈虎.阿奇霉素联合小儿豉翘清热颗粒治疗小儿支气管肺炎的效果
分析[J].大医生,2022,7(2):111-113.

[8] 钱笑笑.小儿豉翘清热颗粒治疗小儿外感发热的临床研究[J].大医
生,2021,6(22):79-82.

[9] 张莎莎,杨宗贤,黄家伟,等.小儿豉翘清热颗粒联合奥司他韦治疗儿
童流行性感冒的meta分析[J].中医临床研究,2022,14(3):7-10,13.

[10] 杨巍.小儿豉翘清热颗粒联合阿奇霉素对肺炎支原体肺炎患儿炎症
因子水平及症状恢复的影响[J].中国医学创新,2022,19(24):79-83.

[11] 杨艳茹.磷酸奥司他韦联合小儿豉翘清热颗粒治疗甲型流行性感冒
的临床效果研究[J].中外医疗,2022,41(4):102-105.

[12] 吴方春,张飞飞,吴海洁.小儿豉翘清热颗粒联合利巴韦林治疗小儿
疱疹性咽峡炎临床研究[J].新中医,2021,53(1):94-97.

[13] 黄颖仪,李晓芬,李曼莹.小儿豉翘清热颗粒联合康复新液对疱疹性
咽峡炎患儿的影响[J].中外医学研究,2022,20(3):1-5.

维 C 银翘片（胶囊、颗粒）

【**药物组成**】山银花、连翘、荆芥、淡豆豉、淡竹叶、牛蒡子、
芦根、桔梗、甘草、马来酸氯苯那敏、对乙酰氨基酚、维生素 C、薄
荷素油。

【处方来源】中西药复方制剂。《中国药典》(2020 年版)。

【功能主治】疏风解表,清热解毒。用于外感风热所致的流行性感冒,症见发热、头痛、咳嗽、口干、咽喉疼痛。

【药理作用】维 C 银翘片是在经典名方银翘散基础上添加化学药组成的复方制剂,有抗病毒、抗菌、解热、抗炎、镇痛、增强免疫及抗过敏等作用。

1. 抗病毒、抗菌 银翘散对革兰氏阳性菌和革兰氏阴性菌都有广泛抑制作用,并有明显的抗病毒作用。银翘散有直接抗 FM1、Adv7 病毒的作用,且能降低小鼠病毒感染性肺炎中的肺指数;有明显的抑制甲型流感病毒的作用;能够明显提高动物的抗感染能力;能阻断乙型流感病毒的增殖;能降低流感病毒致死性感染引起的小鼠死亡数,提高小鼠保护率。银翘散能够抑制金黄色葡萄球菌、表皮葡萄球菌、枯草杆菌、变形杆菌、白色念珠菌、沙门氏菌属、铜绿假单胞菌,但对肠球菌族、粪链球菌、α 链球菌、肺炎链球菌无抑制作用。方中维生素 C 可增强白细胞的吞噬能力,诱导体内产生干扰素,干扰病毒 mRNA 转录和 DNA 复制,增强对感染的抵抗力,具有抑制致癌物质生成的作用。

2. 解热 银翘散各种剂型对伤寒、副伤寒甲、乙三联菌苗所致家兔发热有解热作用,可抑制干酵母诱导引起的大鼠发热。方中对乙酰氨基酚通过抑制下丘脑前列腺素合成产生解热作用。

3. 抗炎 银翘散能增强巨噬细胞对异物的吞噬能力;对巴豆油所致小鼠耳肿胀有抑制作用;对蛋清引起的大鼠足跖肿胀有抑制作用;对右旋糖酐引起的大鼠足跖肿胀有抑制作用;对小

鼠肉芽组织增生有抑制作用;对甲醛引起的大鼠足跖肿胀有抑制作用;能抑制二甲苯引起的小鼠急性炎症和毛细血管通透性增加。这表明维 C 银翘片的中药部分有明显的抗炎作用。方中维生素 C 参与细胞间质形成,能促进胶原纤维和四氢叶酸形成,减少疼痛,降低毛细血管通透性和脆性,减少组织渗透,起到消肿和促进伤口愈合的作用。

4. **镇痛**　银翘散使醋酸所致小鼠的扭体次数明显减少。方中对乙酰氨基酚的镇痛作用机制是抑制环氧合酶,降低前列腺素的合成,减少痛觉神经末梢神经冲动的产生。

5. **增强免疫**　方中金银花能提高炎性细胞的吞噬功能,增加血清溶菌酶活性,从而提高机体非特异性免疫功能。牛蒡子可增强机体免疫功能,使淋巴细胞转化率显著提高,可明显增加抗体生成细胞的形成,增强巨噬细胞的吞噬功能。

6. **抗过敏**　方中的马来酸氯苯那敏是抗组胺药物,通过阻断组胺受体,对抗组胺引起的血管扩张,降低毛细血管通透性,减轻过敏反应。

【临床应用】

1. **新冠病毒感染**　新冠病毒感染的临床症状有咽痛、发热、肌肉酸痛、乏力、咳嗽等。维 C 银翘片的抗病毒和抗炎作用,能缓解患者的咽喉肿胀;通过解热镇痛作用,能缓解发热,减轻肌肉酸痛、咽痛和关节痛等;通过抗过敏作用,能够缓解流泪、打喷嚏、鼻塞和流涕的症状;能增强机体的免疫功能,使患者产生抗体的能力增强,加快痊愈的进程。北京市《新冠病毒感染者用药目录(第一版)》推荐维 C 银翘片用于治疗以发热、咽痛、全身痛、舌苔黄为主的新冠病毒感染患者。

2. 发热 基孔肯雅热由伊蚊叮咬传播，是以发热、皮疹及剧烈关节疼痛为主要特征的病毒性疾病，主要流行于东南亚和非洲地区。维 C 银翘片联合利巴韦林治疗儿童基孔肯雅热，其体温和血沉恢复正常的人数比例均高于对照组（利巴韦林＋物理退热），表明维 C 银翘片可以有效改善儿童基孔肯雅热的发热症状，加快患儿的康复。

3. 传染病 维 C 银翘片还可用于治疗流行性感冒、麻疹、风疹、水痘、手足口病、流行性腮腺炎、流行性出血热、猩红热、登革热、传染性单核细胞增多症、流行性乙型脑炎等。

4. 内科疾病 维 C 银翘片还用于治疗以下疾病：呼吸系统疾病，如呼吸道感染、支气管炎；循环系统疾病，如病毒性心肌炎、风湿性心肌炎；泌尿系统疾病，如急性肾小球肾炎、猩红热并发肾炎、IgA 肾炎；血液系统疾病，如血小板减少性紫癜、过敏性紫癜、再生障碍性贫血等。

5. 儿科疾病 维 C 银翘片还用于治疗儿科疾病，如小儿外感发热、小儿上呼吸道感染、小儿急性扁桃体炎、小儿急性结膜炎、小儿口腔炎、小儿疱疹性咽峡炎、小儿迁延性肺炎、婴幼儿哮喘、小儿再生障碍性贫血等。苗娓娓采用维 C 银翘片辅助常规疗法治疗过敏性紫癜的患儿，结果表明维 C 银翘片能够显著调节过敏性紫癜儿童的免疫球蛋白水平，治疗的总有效率高。

6. 耳鼻喉科疾病 维 C 银翘片还用于治疗耳鼻喉科疾病，如鼻窦炎、突发性耳聋、急性中耳炎、耳胀等。

【**不良反应**】维 C 银翘片引起不良反应的主要成分是其中

的马来酸氯苯那敏和对乙酰氨基酚。

1. **过敏反应** 2004年1月至2010年4月,国家药品不良反应监测中心数据库中,有关维C银翘片的病例报告数共计1885例,其中严重病例报告达48例,约占所有报告的2.55%,表现为全身发疹型皮疹伴瘙痒、严重荨麻疹、重症多形红斑型药疹、大疱性表皮松解症、肝功能异常、过敏性休克、过敏样反应、昏厥、间质性肾炎、白细胞减少、溶血性贫血等。

2. **超量服用** 会导致胃肠道不适、头痛、失眠和肝肾功能异常。

3. **中西药不合理配伍** 邱小婷报道了2006年至2012年,76份维C银翘片出现的不良反应,因配伍西药所出现的不良反应占比41%,不良反应以头晕、目眩为主的占比为57%。

4. **横纹肌溶解综合征** 有引起横纹肌溶解及低钾血症的个案。

【**注意事项**】①对本品过敏者禁用,过敏体质者慎用。②忌烟、酒及辛辣、生冷、油腻食物。③不宜在服药期间同时服用滋补性中药。④不适用于风寒感冒。⑤小儿、年老体弱者、孕妇及哺乳期妇女应在医生指导下服用。⑥高血压、心脏病、糖尿病等慢性病严重者应在医生指导下服用。⑦服药3天后症状无改善,或症状加重,或出现新的严重症状(如胸闷、心悸等)应立即停药,并去医院就诊。⑧膀胱颈梗阻、幽门十二指肠梗阻、甲状腺功能亢进、青光眼以及前列腺肥大患者慎用,肝、肾功能不全者慎用。⑨服药期间不得驾驶机、车、船,从事高空作业、机械作业及操作精密仪器。⑩连续用药不宜超过5天,成人24小时内服用剂量不应超过 2g。⑪不能与其他抗感冒西药联用,防止重复用药。

【用法用量】口服。片剂,每次 2 片,每日 3 次。胶囊剂,每次 2 粒,每日 3 次。颗粒剂,开水冲服,每次 10g,每日 3 次。

(秦 琦)

参 考 文 献

[1] 庞文娟,王丽,张生杰. HPLC 法同时测定维 C 银翘片中 8 种成分的含量[J]. 中医药导报,2022,28(5):75-78.

[2] 苗娓娓. 维 C 银翘片辅助治疗对过敏性紫癜儿童 IgA、IgG 水平的影响研究[J]. 中国实用医药,2016,11(12):129-130.

[3] 戴德银. 新编简明中成药手册[M].4 版. 郑州:河南科学技术出版社,2017:6.

[4] 冯彬彬,贾彦敏. 中药药理[M]. 北京:中国医药科技出版社,2021:55.

[5] 曲明. 对乙酰氨基酚的药理作用[J]. 医药前沿,2012(23):56-57.

[6] 刘丰华,郭惠娟,王莉. 维生素 C 的药理与临床应用[J]. 亚太传统医药,2010,6(3):89-90.

[7] 吕慧. 维 C 银翘片和银黄含片改善急性咽炎咽痛症状的临床观察[J]. 河北医药,2012,34(20):3167-3168.

[8] 吴俊贤,陈俊琦,张少群,等. 维 C 银翘片和银黄含片治疗急性咽炎疗效观察[J]. 陕西中医,2012,33(8):955-957.

[9] 关江伟,陈进杰,苏淑仪,等. 维 C 银翘片对儿童基孔肯雅热患者疗效的评价[J]. 海南医学,2012,23(10):75-76.

[10] 邓宇红,李莉,王克平. 维 C 银翘片对小儿手足口病治疗效果的临床

分析[J].国际病毒学杂志,2016,23(2):117-120.

[11] 公丕庆.维 C 银翘片致药疹 1 例[J].人民军医,2016,59(4):336.

[12] 张金安,郭均平,李群林,等.维 C 银翘片致全身性药疹 1 例[J].中国药师,2019,22(10):1899-1900.

[13] 邱小婷.维 C 银翘片引起不良反应 76 例分析[J].现代诊断与治疗,2014,25(8):1760-1761.

二、以治疗怕冷、发热、全身痛、流涕为主或伴咽痛的中成药

散寒化湿颗粒

【药物组成】麻黄、生石膏、炒苦杏仁、羌活、葶苈子、绵马贯众、地龙、徐长卿、广藿香、佩兰、苍术、茯苓、白术、焦麦芽、焦山楂、焦神曲、厚朴、焦槟榔、草果、生姜。

【处方来源】研制方。国药准字 C20220001。

【功能主治】散寒化湿,宣肺透邪,辟秽化浊,解毒通络。用于治疗寒湿郁肺所致的疫病,症见发热、乏力、周身酸痛、咳嗽、咳痰、胸闷憋气、纳呆、恶心、呕吐、腹泻、大便黏腻不爽、舌质淡胖齿痕或淡红、舌苔白厚腻或腐腻、脉滑或濡。

【药理作用】散寒化湿颗粒由五个古代经典名方麻杏石甘汤、神术散、达原饮、藿朴夏苓汤、葶苈大枣泻肺汤加减化裁而来。全方药性平缓,从病因、病机、证候等多个角度,通过恢复肺、皮表、脾胃功能,进而祛除盘踞于机体内外的寒湿邪气和戾气,阻断病情进展。

【临床应用】用于治疗新冠病毒感染。症见发热、恶风寒、肌肉酸痛、咽干咽痛、乏力，或鼻塞、咳嗽、流涕。散寒化湿颗粒疏风解表，能缓解以上诸症。《新型冠状病毒感染诊疗方案(试行第十版)》推荐散寒化湿颗粒用于治疗轻型、中型新冠病毒感染者。《新冠病毒感染者居家中医药干预指引》推荐散寒化湿颗粒用于治疗成人新冠病毒感染，症见发热、恶风寒、肌肉酸痛、咽干咽痛、乏力，或鼻塞流涕，或咳嗽等。随机、对照、开放性临床研究结果显示，散寒化湿颗粒可提高新冠病毒感染患者发热、咳嗽、咽痛、乏力等主要症状消失率；缩短病毒转阴时间，提高转阴率；缩短患者住院时间。

【不良反应】偶见恶心、呕吐、腹泻、腹胀、饮食难化等。

【用法用量】开水冲服。每次 20g(2 袋)，每日 3 次。疗程 7~14 日。

【注意事项】①老年、体弱多病者，乏力明显者应及早加用温阳补气之药。②高龄或有心脏病者，注意麻黄用量或不用。③高血压、心脏病患者慎用。④不得超剂量、长时间、反复使用。⑤运动员慎用。

(史小莲)

参 考 文 献

何丽云,李凌香,张小平,等.武汉抗疫 1 号方治疗社区隔离人群发热的疗效分析[J].吉林中医药,2021,41(3):281-286.

感冒清热颗粒(胶囊、口服液、片）

【药物组成】荆芥穗、薄荷、防风、柴胡、紫苏叶、葛根、桔梗、苦杏仁、白芷、苦地丁、芦根。

【处方来源】研制方。《中国药典》(2020年版)。

【功能主治】疏风散寒,解表清热。用于风寒感冒,症见头痛发热、恶寒身痛、流清涕、咳嗽咽干。

【药理作用】

1. **抗病毒** 感冒清热颗粒的有效成分槲皮素、芦丁、山奈酚、金合欢素和柚皮素,可作用于3C样蛋白酶及血管紧张素转化酶2受体,阻断新冠病毒入侵人体细胞,调控细胞凋亡通路,调节 PTGS2、PTGS1、DPP4 等蛋白表达,调控机体细胞凋亡、免疫炎症反应,从而治疗新冠病毒感染。感冒清热颗粒中的薄荷及荆芥穗的水溶性成分能抗呼吸道合胞病毒。

2. **解热** 发热是新冠病毒感染的典型症状。感冒清热颗粒能够抑制皮下注射2,4-二硝基苯酚诱导的大鼠发热、静脉注射伤寒多糖菌苗和内毒素诱导的家兔发热,显示其具有解热作用。其解热作用与抑制血浆和下丘脑中前列腺素 E_2 的合成或释放有关。

3. **抗炎** 感冒清热颗粒的活性成分,特别是黄酮类成分,可能通过参与机体炎症反应与免疫调节发挥抗普通感冒的作用。

4. **增强免疫** 感冒清热颗粒能促进小鼠淋巴细胞的吞噬能力和T细胞增殖;通过非特异性免疫系统发挥部分防御作用;

可增强体液免疫应答,对于感染后恢复和预防再次感染有积极作用。

【临床应用】

1. 新冠病毒感染　《新冠病毒感染者居家中医药干预指引》成人治疗方案推荐感冒清热胶囊(颗粒)用于治疗新冠病毒感染,症见发热、恶风寒、肌肉酸痛、咽干咽痛、乏力,或鼻塞流涕,或咳嗽等。北京市《新冠病毒感染者用药目录(第一版)》收录感冒清热颗粒/口服液,用于治疗新冠病毒感染引起的发热、咽痛、全身痛、舌苔黄等症。

2. 感冒　用感冒清热片治疗风寒感冒,能缓解症状,改善生活质量,提升患者治疗的依从性,加快恢复。用感冒清热颗粒治疗小儿风寒感冒,疗效显著。

【不良反应】一儿童因服感冒清热冲剂6次,致多形红斑型药疹。

【注意事项】①忌烟、酒及辛辣、生冷、油腻食物。②不宜在服药期间同时服用滋补性中药。③高血压、心脏病、肝病、糖尿病、肾病等慢性病严重者应在医生指导下服用。④对本品过敏者禁用,过敏体质者慎用。⑤与环孢素 A 同用,可能引起环孢素 A 血药浓度升高。

【用法用量】颗粒剂:开水冲服。每次 1 袋,每日 2 次。口服液:口服,每次 1 支(每支 10mL),每日 2 次。胶囊剂:口服,每次 3 粒,每日 2 次。咀嚼片:咀嚼后溶化吞服,每次 2 片,每日 2 次。

(张小君　曹永孝)

参 考 文 献

［1］曹惠慧,卢子滨.金花清感颗粒［M］//陈奇,张伯礼.中国中成药名方药效与应用丛书(呼吸消化卷).北京:科学出版社,2022:130.

［2］吴倩文,赵书武,高丰,等.基于网络药理学和分子对接的感冒清热颗粒防治新型冠状病毒肺炎的作用机制［J］.世界中医药,2021,16(19):2856-2863.

［3］姚梅悦,马奇,周长征,等.感冒清热颗粒体外抗病毒有效成分研究［J］.药学研究,2013,32(1):1-3.

［4］张继营.服用感冒清热冲剂致多形性红斑型药疹1例［J］.中国中药杂志,1994,19(11):693.

正柴胡饮颗粒

【**药物组成**】柴胡、防风、陈皮、甘草、赤芍、生姜。

【**处方来源**】明·张介宾《景岳全书》。《中国药典》(2020年版)。

【**功能主治**】发散风寒,解热止痛。用于外感风寒所致的发热恶寒、无汗、头痛、鼻塞、喷嚏、咽痒咳嗽、四肢疼痛;流感初起、轻度上呼吸道感染见上述证候者。

【**药理作用**】

1. **抗病毒** 正柴胡饮颗粒对甲型流感病毒 FM1 和乙型流感病毒具有抑制作用,能减轻副流感病毒 1、呼吸道合胞病毒、柯萨奇 B 族病毒(4、5、6 型)、腺病毒 3 型、疱疹病毒引起的细胞病变。

2. 解热、抗炎 正柴胡饮颗粒对内毒素致家兔发热有解热作用。炎症反应是病毒感染及急性上呼吸道感染的基本病理过程,与疾病的发生发展密切相关。正柴胡饮颗粒对于急性炎症有抗炎作用,能对抗前列腺素、5-羟色胺引起的毛细血管通透性增高。

3. 抗菌 正柴胡饮颗粒体外对流感杆菌、肺炎球菌、金黄色葡萄球菌、大肠埃希菌、福氏痢疾杆菌均有不同程度的抑制作用。

4. 调节免疫 正柴胡饮颗粒可以将流感病毒感染小鼠的巨噬细胞水平恢复至正常。正柴胡饮颗粒是组胺的非竞争性拮抗剂,能明显对抗过敏反应,是其治疗鼻塞、流涕等卡他症状的药理依据之一。

【临床应用】主要用于治疗新冠病毒感染、流感和感冒等。

1. 新冠病毒感染 《新冠病毒感染者居家中医药干预指引》推荐正柴胡饮颗粒用于治疗新冠病毒感染患者,症见发热、恶风寒、肌肉酸痛、咽干咽痛、乏力,或鼻塞流涕、咳嗽。北京市《新冠病毒感染者用药目录(第一版)》也推荐正柴胡饮颗粒用于治疗新冠病毒感染。

2. 流感 正柴胡饮颗粒可用于治疗外感时邪的时行感冒,症见发热、恶寒较重、无汗、身痛、流清涕、打喷嚏、稍有咳嗽、无痰或有少量白色稀薄痰液、苔薄白、脉浮紧等。

3. 感冒 正柴胡饮颗粒适用于外感风寒所致的感冒,症见发热恶寒、头身疼痛、鼻塞流涕、咽痒、咳嗽、舌淡苔白、脉浮或浮紧等。临床常用于治疗轻度上呼吸道感染属外感风寒而见上述诸症者。还可用于胃肠型感冒,症见头身痛或昏重、腹痛或腹胀、呕吐、腹泻、乏力等,能较快缓解腹痛、腹胀和呕吐等临床症状。

【不良反应】尚不明确。

【注意事项】①忌烟、酒及辛辣、生冷、油腻食物。②不宜在服药期间同时服用滋补性中药。③风热感冒者不适用,如发热明显、微恶风、有汗、口渴、鼻流浊涕、咽喉肿痛、咳吐黄痰。④高血压、心脏病、肝病、糖尿病、肾病等慢性病严重者应在医生指导下服用。⑤对本品过敏者禁用,过敏体质者慎用。

【用法用量】开水冲服。每次 10g 或 3g(无糖),每日 3 次;小儿酌减。

(黄婷婷)

参 考 文 献

[1] 余冬成,陈冰.正柴胡饮颗粒治疗外感发热的疗效与安全性[J].中国医药指南,2008,6(2):124-125.

[2] 陈志宏.正柴胡饮颗粒治疗外感发热的疗效观察[J].上海中医药杂志,2006,40(4):22-23.

[3] 晏萍,熊宝光.正柴胡饮颗粒联合博抗治疗呼吸系统感染的临床观察[J].实用临床医学,2007,8(1):30-31.

[4] 常金荣.流行性感冒的中医药治疗与研究述略[J].中医药学刊,2003,21(7):1078-1079,1081.

[5] 梁宁生,符为民,王永生.正柴胡饮冲剂治疗感冒208例疗效分析[J].中国中医急症,1999,8(3):127-129,99.

[6] 张国华,李小兰.正柴胡饮冲剂联合复方阿嗪米特治疗胃肠型感冒的

疗效观察[J].中国中西医结合消化杂志,2013,21(3):152-153.

荆防颗粒(合剂)

【**药物组成**】荆芥、防风、羌活、独活、川芎、柴胡、前胡、桔梗、茯苓、枳壳、甘草。

【**处方来源**】明·张时彻《摄生众妙方》。国药准字 Z37020357。

【**功能主治**】解表散寒,祛风胜湿。用于外感风寒夹湿所致的感冒,症见头身疼痛、恶寒无汗、鼻塞清涕、咳嗽。

【**药理作用**】荆防颗粒是依据荆防败毒散研发而成,方以荆芥、防风为君药,辛平透散,主治风寒湿表证,对于风寒、风热表证初起均适宜使用,且对寒、热、湿、郁、痰毒导致的疾病效果好。

1. **抑制新冠病毒蛋白酶**　荆防颗粒提取物对新冠病毒 3C样蛋白酶、木瓜样蛋白酶有一定的抑制作用,从而抑制新冠病毒的复制,减少病毒量。荆防颗粒抗冠状病毒感染机制可能是通过 β-谷甾醇、啤酒甾醇、异鼠李素、橙皮素、木犀草素等成分作用于 VEGFA、IL-6、TNF、APP 等靶点,调控 MAPK 信号通路、TNF 信号通路等。

2. **抗炎**　荆防颗粒能改善内毒素所致肺炎模型小鼠的肺泡结构,下调炎症标志蛋白肿瘤坏死因子 α 和 IL-6 的表达;上调线粒体功能关键蛋白细胞色素 C 氧化酶表达量及 ATP 含量;上调微循环相关蛋白 CD31 与 Occludin 表达;上调病毒感染相关蛋白 DDX21 与 DDX3 表达,提示荆防颗粒能够抑制肺部炎症、改善肺部能量代谢和肺微循环,发挥保护肺的作用。荆防败毒散可抑制二甲苯致小鼠耳肿胀,其作用与阿司匹林相当。

3. **解热镇痛** 荆防颗粒能抑制 COX-2 活性,荆防败毒散可抑制肌内注射蛋白胨引起的家兔发热。荆防感冒颗粒能抑制干酵母致大鼠的体温升高,能减少醋酸所致的扭体次数,能降低毛细血管通透性。

【临床应用】

1. **新冠病毒感染** 《新冠病毒感染者居家中医药干预指引》成人治疗方案,推荐荆防颗粒用于治疗新冠病毒感染,症见发热、恶风寒、肌肉酸痛、咽干咽痛、乏力,或鼻塞流涕、咳嗽。北京市《新冠病毒感染者用药目录(第一版)》推荐荆防颗粒用于治疗以怕冷、发热、全身痛、流清涕为主的并伴有咽痛的新冠病毒感染患者。

2. **上呼吸道感染** 荆防颗粒适用于风寒夹湿所致上呼吸道感染,临床可见头身疼痛、恶寒无汗、鼻塞、流清涕、咳嗽痰白、舌淡苔白、脉浮滑等。荆防清热颗粒治疗儿童急性病毒性上呼吸道感染,总有效率显著高于对照组。

3. **感冒** 普通感冒(风寒证)患者 138 例随机分为荆防颗粒组(92 例)和安慰剂组(46 例),荆防颗粒组患者感冒的中位数痊愈时间少于安慰剂组,痊愈率和显效率均高于安慰剂组。同时单项症状消失时间均缩短。结果表明,荆防颗粒可显著缩短普通感冒的病程,能改善普通感冒的临床症状。

【不良反应】尚不明确。

【注意事项】①忌烟、酒及辛辣、生冷、油腻食物。②不宜在服药期间同时服用滋补性中成药。③风热感冒者不适用。④糖尿病、高血压、心脏病、肝病、肾病等慢性病严重者,妊娠期妇女或正在接受其他治疗的患者,均应在医生指导下服用。⑤对本品过敏者禁用,过敏体质者慎用。

【用法用量】颗粒剂:开水冲服。每次 15g,每日 3 次。合剂:口服。每次 10~20mL,每日 3 次,用时摇匀。

（曹　蕾）

参 考 文 献

[1] 刘俊珊,卢子滨. 荆防颗粒[M]//陈奇,张伯礼. 中国中成药名方药效与应用丛书(呼吸消化卷). 北京:科学出版社,2022:18-19.

[2] 黄佳奇,谭影影,陈美琳,等. 基于网络药理学及分子对接技术探讨荆防颗粒治疗流感的作用机制[J]. 中国医院用药评价与分析,2021,21(11):1291-1297.

[3] 陈文璐,张怡萍,牟艳芳,等. 基于生物信息技术的荆防颗粒治疗冠状病毒感染疾病机制探析[J]. 中草药,2020,51(15):3937-3951.

[4] 胡浩原,雷威. 荆防颗粒对风寒感冒患儿血清炎性因子水平的影响[J]. 现代医学与健康研究电子杂志,2020,4(14):125-126.

[5] 杨梅,张莉,杨红,等. 荆防清热颗粒治疗儿童急性病毒性上呼吸道感染临床观察(风热外感型)[J]. 双足与保健,2018,27(18):97-98.

[6] 何家靖,杨兆丽,黄荣岗,等. 荆防感冒颗粒解热镇痛与抗炎作用的实验研究[J]. 浙江中西医结合杂志,2012,22(9):691-694.

九味羌活丸(颗粒、口服液、片)

【药物组成】羌活、防风、苍术、细辛、川芎、地黄、白芷、黄芩、甘草。

【处方来源】《此事难知》引张元素方。《中国药典》（2020年版）。

【功能主治】疏风解表，散寒除湿。用于外感风寒挟湿导致的感冒，症见恶寒、发热、无汗、头痛且重、肢体酸痛。

【药理作用】

1. **解热抗炎** 九味羌活口服液、颗粒对疫苗、内毒素、啤酒酵母等引起的兔和大鼠发热有解热作用。在内毒素诱导初期，单核细胞内核酸和蛋白质合成及细胞外 Ca^{2+} 内流减少可减弱致热原的产生。九味羌活丸对 Ca^{2+} 内流及单核细胞内 DNA 合成有明显抑制作用，可能是其解热的作用机制之一。炎症是感染的主要病理过程。角叉菜胶、蛋清可使动物出现炎症反应。九味羌活丸对注射角叉菜胶致大鼠足跖肿胀有抑制作用。九味羌活口服液能抑制涂抹巴豆油所致小鼠耳肿胀和注射蛋清所致大鼠足肿胀。

2. **镇痛** 九味羌活水提物和醇提物能抑制乙酸所致小鼠扭体反应，减少扭体次数，其醇提物还能提高小鼠热刺激痛阈值。九味羌活丸具有明显的镇痛作用。

3. **镇静** 观察动物在单位时间内的自发活动次数减少是判断药物镇静作用的方法。九味羌活口服液和颗粒能减少小鼠自发活动次数，提示其有镇静作用。

【临床应用】

1. **新冠病毒感染** 《新冠病毒感染者居家中医药干预指引》成人治疗方案，推荐九味羌活丸（颗粒）用于治疗新冠病毒感染,症见发热、恶风寒、肌肉酸痛、咽干咽痛、乏力,或鼻塞流涕、咳嗽。北京市《新冠病毒感染者用药目录(第一版)》推荐九味羌活丸用于治疗新冠病毒感染,症见怕冷、发热、全身痛、流清涕,可伴有咽痛。

2. **上呼吸道感染** 九味羌活制剂适用于外感风寒湿邪所致的感冒,症见恶寒发热、无汗、头项强痛、肢体酸痛等,常用于急性上呼吸道感染属风寒挟湿而见上述诸症者,对发热、恶风、头痛、肢体酸痛等症状有较好的疗效。

3. **关节炎** 九味羌活制剂还适用于外感风寒湿邪所致的痹病,症见关节疼痛、腰膝沉重,甚至周身肢节疼痛。常用于治疗风湿性关节炎、类风湿关节炎、骨关节炎等见上述诸症者。

【不良反应】尚不明确。

【注意事项】①忌烟、酒及辛辣、生冷、油腻食物。②不宜在服药期间同时服用滋补性中药。③糖尿病、高血压、心脏病、肝病、肾病等慢性病严重者应在医生指导下服用。④儿童、妊娠期妇女、哺乳期妇女、年老体弱者应在医生指导下服用。⑤体温超过 38.5℃,应去医院就诊。⑥对本品过敏者禁用,过敏体质者慎用。⑦风热感冒或湿热证者慎用。

【用法用量】颗粒:姜汤或温开水冲服,每次 15g,每日 2~3 次。丸剂:姜汤或温开水送服,每次 6~9g,每日 2 次。口服液:口服,每次 20mL,每日 2~3 次。片剂:用姜汤或温开水送服,每次 4~5 片,每日 2~3 次。

(曹 蕾)

参 考 文 献

［1］刘俊珊,田春阳,禹志领.荆防颗粒(合剂)［M］//陈奇,张伯礼.中国中成药名方药效与应用丛书(呼吸消化卷).北京:科学出版社,2022:10-11.

［2］朱艺.九味羌活软胶囊治疗感冒(风寒挟湿证)的临床研究［D］.南京:南京中医药大学,2007:1-28.

感冒疏风丸(颗粒、片)

【药物组成】麻黄绒(炙)、桂枝、白芍(酒炙)、苦杏仁、桔梗、防风、独活、紫苏叶、谷芽(炒)、生姜(捣碎)、大枣(去核)、甘草。

【处方来源】研制方。国药准字 Z53020885。

【功能主治】散寒解表,宣肺止咳。用于风寒感冒,症见恶寒发热、咳嗽气促、头痛鼻塞、鼻流清涕、四肢倦怠。

【药理作用】

1. 解热抗炎 感冒疏风片可显著抑制静脉注射大肠埃希菌内毒素所致的家兔发热;可明显抑制巴豆油所致的小鼠耳廓炎性肿胀。

2. 镇痛 感冒疏风片可明显减少腹腔注射乙酸所致的小鼠扭体反应次数,表明其具有一定的镇痛作用。

3. 抗菌 感冒疏风片对金黄色葡萄球菌、大肠埃希菌、变形杆菌、肺炎球菌、甲型溶血性链球菌、乙型溶血性链球菌等均具有不同程度的抑制作用。

【临床应用】主要用于治疗新冠病毒感染和感冒等。

1. **新冠病毒感染** 《新冠病毒感染者居家中医药干预指引》成人治疗方案,推荐感冒疏风胶囊(片、颗粒)用于新冠病毒感染者,症见发热、恶风寒、肌肉酸痛、咽干咽痛、乏力或鼻塞流涕、咳嗽等。北京市《新冠病毒感染者用药目录(第一版)》推荐感冒疏风颗粒用于治疗以怕冷、发热、全身痛、流清涕为主且伴有咽痛的新冠病毒感染患者。

2. **感冒** 感冒疏风片适用于风寒束表、肺气失宣所致的感冒,症见恶寒发热、咳嗽气促、头痛、鼻塞、鼻流清涕、骨节痛、四肢倦怠等。常用于治疗上呼吸道感染见上述诸症者。

【不良反应】尚不明确。

【注意事项】①忌烟、酒及辛辣、生冷、油腻食物。②不宜在服药期间同时服用滋补性中成药。③风热感冒者不适用。④肝病、糖尿病、肾病等慢性病严重者应在医生指导下服用。⑤高血压、心脏病患者慎用。⑥对本品过敏者禁用,过敏体质者慎用。⑦该药含有麻黄绒,运动员禁用。

【用法用量】口服。丸剂:水蜜丸每次 6g;大蜜丸每次 1 丸,每日 2 次。颗粒剂:每次 1 袋,每日 2 次。片剂:每次 4 片,每日 2 次。

(黄婷婷)

参 考 文 献

[1] 刘俊珊,曹惠慧. 感冒疏风丸(颗粒、片)[M]//陈奇,张伯礼. 中国中成药名方药效与应用丛书(呼吸消化卷). 北京:科学出版社,2022:20-21.

[2] 李玉琴,王玉忠.感冒疏风颗粒含量测定方法的研究[J].宁夏医学杂志,2014,36(2):178-180.

[3] 张红宇,王莉.感冒疏风片的药效学研究[J].云南中医中药杂志,2005,26(2):50-55.

四季感冒片

【药物组成】桔梗、紫苏叶、陈皮、荆芥、连翘、防风、甘草(炙)、香附(炒)、大青叶。

【处方来源】研制方。国药准字 Z20064320。

【功能主治】清热解表。用于四季风寒感冒引起的发热头痛、鼻流清涕、咳嗽口干、咽喉疼痛、恶心厌食。

【药理作用】

1. 解热镇痛　四季感冒片对静脉注射蛋清致家兔发热有解热作用。通过热板法实验和乙酸致扭体实验发现,四季感冒片有镇痛作用。

2. 抗炎,增强免疫力　四季感冒片对大鼠蛋清性踝关节肿胀与小鼠二甲苯性耳肿胀有明显的抑制作用。四季感冒片有增强小鼠腹腔巨噬细胞的吞噬功能、免疫细胞功能的作用。

【临床应用】

1. 新冠病毒感染　《新冠病毒感染者居家中医药干预指引》与《新冠病毒感染者用药目录(第一版)》推荐四季感冒片用于治疗新冠病毒感染,症见发热、恶风寒、肌肉酸痛、咽干咽痛、乏力、鼻塞流涕、咳嗽等。

2. 急性上呼吸道感染　四季感冒片适用于外感风寒感冒,

症见发热头痛、鼻流清涕、咳嗽口干、咽喉疼痛、恶心厌食等。临床常用于治疗急性上呼吸道感染见上述诸症者。其药效平和，适用于体弱者、妊娠期妇女。

【不良反应】尚不明确。

【注意事项】①忌烟、酒及辛辣、生冷、油腻食物。②不宜在服用期间同时服用滋补性中药。③高血压、心脏病、肝病、糖尿病、肾病等慢性病严重者应在医生指导下服用。④对本品过敏者禁用，过敏体质者慎用。

【用法用量】口服。每次 3~5 片，每日 3 次；或遵医嘱。

（张小君　曹永孝）

参 考 文 献

李艳杰,张志华,韩慧民,等.四季感冒片的药理作用[J].黑龙江医药,1995,8(2):70-74.

感冒软胶囊

【药物组成】麻黄、桂枝、羌活、防风、荆芥穗、白芷、当归、川芎、苦杏仁、桔梗、薄荷、石菖蒲、葛根、黄芩。

【处方来源】研制方。国药准字 Z20043804。

【功能主治】散风解热。用于外感风寒引起的头痛发热、鼻塞流涕、恶寒无汗、骨节酸痛、咽喉肿痛。

【药理作用】

1. 解热镇痛　感冒软胶囊可抑制静脉注射三联菌苗诱导的家兔发热；减少腹腔注射乙酸所致小鼠扭体反应次数。

2. 抗炎 感冒软胶囊可抑制巴豆油所致小鼠耳廓炎性肿胀。

3. 抗菌 感冒软胶囊对表皮葡萄球菌、金黄色葡萄球菌、肺炎链球菌、肺炎克雷伯菌、大肠埃希菌均具有不同程度的抑制作用。

4. 增强免疫 感冒软胶囊可增强正常小鼠的炭粒廓清功能,增加小鼠的胸腺重量,具有免疫促进作用。

【临床应用】散风解热。用于治疗外感风寒引起的感冒。北京市《新冠病毒感染者用药目录(第一版)》推荐感冒软胶囊用于治疗以怕冷、发热、全身痛、流清涕为主的并伴有咽痛的新冠病毒感染患者。

【不良反应】感冒软胶囊与苯丙哌林同服可导致过敏性休克。

【注意事项】表虚自汗、风热外感、阴虚盗汗及虚喘者慎用。该药含麻黄碱,运动员禁用。

【用法用量】口服,每次 2~4 粒,每日 2 次。

(曹　蕾)

参 考 文 献

董香君.感冒软胶囊与苯丙哌林同服致过敏反应 1 例[J].临床合理用药杂志,2011,4(9):23.

芎菊上清丸

【药物组成】川芎、菊花、黄芩、栀子、炒蔓荆子、黄连、薄荷、连翘、荆芥穗、羌活、藁本、桔梗、防风、甘草、白芷。

【处方来源】宋·太平惠民和剂局《太平惠民和剂局方》。《中国药典》(2020年版)。

【功能主治】清热解表,散风止痛。用于外感风邪引起的恶风身热、偏正头痛、鼻流清涕、牙痛、喉痛。

【药理作用】

1. 解热　芎菊上清丸能降低上呼吸道感染患者的体温,改善流涕、鼻塞、咽痛、咳嗽等症。

2. 镇痛　芎菊上清丸能减轻上呼吸道感染患者的头痛,减少偏头痛患者头痛发作次数。

【临床应用】主要用于治疗新冠病毒感染和感冒等。

1. 新冠病毒感染　新冠病毒感染引起的炎症,常有发热、疼痛、流涕、鼻塞、咽痛、咳嗽等症状,芎菊上清丸可以对症治疗。北京市《新冠病毒感染者用药目录(第一版)》推荐芎菊上清丸用于治疗以怕冷、发热、全身痛、流清涕为主的可伴有咽痛的新冠病毒感染患者。

2. 感冒　芎菊上清丸适用于风热感冒患者,其有疏风解表,清热解毒之功。症见恶风身热、偏正头痛、鼻流清涕、牙痛、喉痛等。

【不良反应】尚不明确。

【注意事项】年老体虚者慎用;肝火上攻、风阳上扰头痛患者慎用;风寒感冒患者慎用。

【用法用量】口服,每次1丸,每日2次。

(黄婷婷)

参 考 文 献

［1］孙萍.四种上清丸在临床中的辨证应用［J］.中医临床研究,2011,
3(18):55.

［2］牛俐,郑红梅,赵英.芎菊上清丸配合心理疏导治疗偏头痛52例［J］.
中医药临床杂志,2005,17(1):40.

祖卡木颗粒

【药物组成】山柰、睡莲花、破布木果、薄荷、大枣、洋甘菊、甘草、蜀葵子、大黄、罂粟壳。

【处方来源】维吾尔族药。国药准字 Z65020179。

【功能主治】调节异常气质,清热,发汗,通窍。用于感冒咳嗽、发热无汗、咽喉肿痛、鼻塞流涕。

【药理作用】祖卡木意为感冒。

1. 抗病毒　祖卡木颗粒含有黄酮类化合物、槲皮素、木犀草素和柚皮素等物质,可参与 CASP3 调控的细胞凋亡信号通路,发挥抗病毒作用。

2. 抗炎　祖卡木颗粒含有山柰酚、槲皮素、麝香草酚等物质,有抗炎作用。其抗炎机制可能与抑制 MAPK 信号通路和 IL-6 炎症因子的释放有关。祖卡木颗粒能抑制肺组织中 CD14 和共刺激分子 CD80、CD86mRNA 的表达,减轻机体免疫细胞的过度应激反应,避免细胞因子风暴的发生。

3. 免疫调节　网络药理学研究结果表明,祖卡木颗粒可调节 γ 干扰素、白介素-4 等 Th1、Th2 细胞因子,并作用于信号通路,如 Toll 样受体信号通路、T 细胞受体信号通路、NOD 样受体信号通路等,发挥免疫调节作用。

【临床应用】

1. 新冠病毒感染 北京市《新冠病毒感染者用药目录(第一版)》推荐祖卡木颗粒用于治疗以怕冷、发热、全身痛、流清涕伴有咽痛的新冠病毒感染患者。

2. 上呼吸道感染 祖卡木颗粒治疗小儿上呼吸道感染,可迅速缓解鼻塞、流涕、发热等症状。祖卡木颗粒联合阿比多尔治疗小儿急性上呼吸道感染,能更快地缓解症状,缩短病程,减少不良反应。祖卡木颗粒联合利巴韦林治疗小儿急性上呼吸道感染,可显著减轻利巴韦林单用的不良反应,缩短退热、咳嗽消失以及咽喉红肿的时间。

【用法用量】口服,每次 12g,每日 3 次。

【不良反应】尚不明确。

【注意事项】运动员慎用。糖尿病患者遵医嘱。不宜长期服用。

(刘 庆 曹永孝)

参 考 文 献

[1] 侯帅红,韩林涛,周祯祥等.祖卡木颗粒通过抑制急性肺损伤大鼠 MAPK 信号通路抗炎作用机制研究[J].中国中医基础医学杂志, 2021,27(12):1896-1900.

[2] 梁秋丽,吴文忠,邹汉金.祖卡木颗粒联合阿比多尔治疗儿童急性上呼吸道感染的临床研究[J].黑龙江医药,2021,34(4):761-763.

［3］刘鹏,王国松.祖卡木颗粒联合利巴韦林治疗小儿急性上呼吸道感染的临床研究［J］.现代药物与临床,2018,33（12）:3204-3207.

［4］吉米丽汗·司马依,买买提明·努尔买买提,季志红,等.新疆祖卡木颗粒干预新冠肺炎细胞因子风暴机制的网络药理学研究［J］.沈阳药科大学学报,2022,39（5）:575-582.

［5］孟小娟.维药祖卡木颗粒治疗小儿急性上呼吸道感染的临床研究［J］.新疆中医药,2012,30（5）:36-37.

儿感清口服液

【药物组成】荆芥穗、薄荷、化橘红、黄芩、紫苏叶、法半夏、桔梗、甘草。

【处方来源】研制方。国药准字 Z19991032。

【功能主治】解表清热,宣肺化痰。用于小儿外感风寒、肺胃蕴热证,症见发热恶寒、鼻塞流涕、咳嗽有痰、咽喉肿痛、口渴。

【药理作用】全方辛温(荆芥穗、紫苏叶)、辛凉(薄荷)解表药并用,风寒、风热感冒同治;解表清热药与清里热药(黄芩)并用,外感内热同治;解表清热药与化痰止咳药(化橘红、法半夏、桔梗、甘草)并用,外感、内热、痰湿兼顾。方中无辛烈发汗药物,无大寒大凉药物,可有效保护儿童体内的正气及脾胃功能。儿感清口服液有退热、止咳、化痰的作用。

【临床应用】

1. 新冠病毒感染　北京市《新冠病毒感染者用药目录(第一版)》推荐儿感清口服液用于治疗以怕冷、发热、全身痛、流清涕为主的且伴有咽痛的新冠病毒感染者。

2. 普通型感冒　儿感清口服液可用于治疗外感发热咳嗽的轻中度病症,尤其适用于体弱易感的儿童。

【不良反应】可能有腹泻等不良反应。

【注意事项】①忌食辛辣、生冷、油腻食物。②服药 3 天症状无改善或服药期间症状加重者,应及时就医。③如有少量沉淀,可摇匀后服用。④对本品过敏者禁用,过敏体质者慎用。

【用法用量】口服,1~3 岁:每次 10mL,每日 2 次;4~7 岁:每次 10mL,每日 3 次;8~14 岁:每次 20mL,每日 3 次。

（史小莲）

参 考 文 献

心知.儿童感冒咳嗽的良药——儿感清口服液[J].家庭中医药,2013,20(1):31.

小儿柴桂退热口服液(颗粒)

【药物组成】柴胡、桂枝、葛根、浮萍、黄芩、白芍、蝉蜕。

【处方来源】研制方。《中国药典》(2020 年版)。

【功能主治】发汗解表,清里退热。用于小儿外感发热。症见发热,头身痛,流涕,口渴,咽红,溲黄,便干。

【药理作用】

1. 抗病毒、抗菌　小儿柴桂退热口服液体外对甲型、乙型流感病毒有不同程度的抑制作用;体外对金黄色葡萄球菌、乙型链球菌、肺炎球菌、流感杆菌有抑制作用。

2. **抗炎解热** 小儿柴桂退热口服液能抑制急性渗出性炎症,抑制炎症反应。小儿柴桂退热口服液可促进小鼠发汗,降低体温,压低发热高峰,而对正常体温无明显影响。

3. **镇静止惊** 小儿柴桂退热口服液能减少自主活动,延长士的宁致小鼠惊厥的潜伏期和死亡时间,具有镇静止惊作用。

【临床应用】

1. **新冠病毒感染** 《新冠病毒感染者居家中医药干预指引》儿童治疗方案推荐小儿柴桂退热颗粒用于治疗新冠病毒感染,症见恶寒发热、肌肉酸痛等。北京市《新冠病毒感染者用药目录(第一版)》也推荐小儿柴桂退热口服液用于治疗新冠病毒感染引起的怕冷、发热、全身痛、流清涕、咽痛等症。

2. **上呼吸道感染** 小儿柴桂退热颗粒辅助治疗小儿急性上呼吸道感染,可缩短临床症状消失时间。小儿柴桂退热颗粒配合小儿氨酚黄那敏颗粒治疗急性上呼吸道感染,能够有效改善患儿症状,疗效确切。

3. **小儿外感发热** 小儿外感发热常表现为外有风寒、内有邪热的表寒里热证。小儿柴桂退热口服液治疗小儿呼吸道感染引起的发热,效果明显。小儿柴桂退热颗粒能发汗解表、清里退热,适用于小儿外感发热及受寒感冒。

4. **感冒** 小儿柴桂退热颗粒联合磷酸奥司他韦治疗流行性感冒,可有效改善患儿的临床症状,减轻炎症反应。小儿柴桂退热颗粒联合云实感冒合剂治疗小儿风寒感冒有明显疗效。

5. **支原体肺炎** 小儿柴桂退热颗粒联合阿奇霉素治疗支

原体肺炎,可降低血清 C 反应蛋白、降钙素原含量,促进康复,临床疗效更佳。

【用法用量】

口服液:口服。1 周岁以内,每次 5mL;1~3 岁,每次 10mL;4~6 岁,每次 15mL;7~14 岁,每次 20mL;每日 4 次,3 日为一个疗程。

颗粒:开水冲服。1 周岁以内,每次 0.5 袋;1~3 岁,每次 1 袋;4~6 岁,每次 1.5 袋;7~14 岁,每次 2 袋;每日 4 次,3 日为一个疗程。

【不良反应】偶见胃肠道反应,有腹泻、皮疹、瘙痒、恶心、呕吐等。

【注意事项】①忌烟、酒及辛辣、生冷、油腻食物。②不宜在服药期间同时服用滋补性中药。③糖尿病患儿、脾虚易腹泻者应在医生指导下服用。

(张小君　曹永孝)

参 考 文 献

[1] 李杰.小儿柴桂退热颗粒辅助治疗小儿急性上呼吸道感染 58 例临床观察[J].中医儿科杂志,2020,16(3):77-79.

[2] 朱炜炜.小儿柴桂退热颗粒治疗急性上呼吸道感染效果观察[J].中国乡村医药,2021,28(11):32.

[3] 钟成梁,沈雯,蔡秋晗,等.治疗小儿急性上呼吸道感染中成药的研究进展[J].现代药物与临床,2017,32(8):1600-1604.

[4] 赵开尖.小儿柴桂退热颗粒联合磷酸奥司他韦治疗小儿流行性感冒

临床研究[J].新中医,2021,53(22):117-119.

[5]程晓红.苗药云实感冒合剂联合小儿柴桂退热颗粒治疗小儿风寒感冒临床效果[J].中国民族医药杂志,2021,27(6):23-24.

[6]卢素敏,张桂聪,叶小兰.小儿柴桂退热颗粒对小儿支原体肺炎的疗效分析[J].深圳中西医结合杂志,2021,31(4):42-44.

[7]付亮,汤万权.小儿柴桂退热颗粒联合阿奇霉素治疗肺炎支原体肺炎患儿的效果[J].中国民康医学,2020,32(17):83-85.

[8]陈烨.肺炎支原体感染并发咳嗽变异性哮喘患儿应用小儿柴桂退热颗粒疗效观察[J].医学理论与实践,2022,35(18):3158-3160.

[9]刘德胜,金顺善,刘善慧,等.小儿柴桂退热口服液的药理作用[J].长春中医学院学报,1999,15(4):44-46.

三、以治疗咽痛、发热、舌苔黄为主的中成药

六神丸（胶囊）

【药物组成】牛黄、麝香、蟾酥、雄黄、珍珠粉、冰片。

【处方来源】清·雷允上《雷允上诵芬堂方》。国药准字Z32020481。

【功能主治】清热解毒，消炎止痛。用于烂喉丹痧、咽喉肿痛、喉风喉痈、单双乳蛾、小儿热疖、痈疡疔疮、乳痈发背、无名肿毒。

【药理作用】

1. 抗新冠病毒　六神胶囊（丸）对新冠病毒原始株、变异株等均有抑制作用，特别是对奥密克戎变异株具有更好的病毒抑制率，能减少新冠病毒在感染细胞囊泡内的病毒颗粒。六神胶囊（丸）对新冠病毒感染小鼠具有死亡保护作用，可抑制感染小鼠新冠病毒滴度和肺部炎症介质的过度表达。网络药理学研究提示，六神丸对新冠病毒的干预作用涉及细胞因子（IL-6、IL-1、IL-1β）、细胞凋亡基因（CASP3）、肿瘤坏死因子（TNF）、MAPK 炎

症通路节点(MAPK1、MAPK3)等。通过分子对接可见,六神丸有效成分与新冠病毒关键靶点蛋白 ACE2 和水解酶 3CL 对接效果较好,提示六神丸能抑制病毒侵入和复制。

2. **抗肿瘤和增强免疫**　六神丸通过抑制肿瘤血管生成、抑制肿瘤细胞增殖、促进肿瘤细胞凋亡、逆转细胞耐药、抑制肿瘤细胞转移等起抗肿瘤作用。六神丸能提高肿瘤组织中 $CD4^+$ T 细胞与 $CD8^+$ T 细胞的比例,促进抗肿瘤细胞因子的表达,激活机体抗肿瘤免疫应答。

3. **其他**　六神丸能降低毛细血管通透性,减少炎性渗出,激活巨噬细胞提高其吞噬能力,具有抗炎、镇痛、生肌、收敛的作用。

【临床应用】

1. **新冠病毒感染**　六神胶囊(丸)有抗新冠病毒、抗炎及免疫调节等作用,能缓解新冠病毒感染的症状。北京市《新冠病毒感染者用药目录(第一版)》推荐六神丸(胶囊)用于治疗以咽痛、发热、舌苔黄为主的新冠病毒感染者。《上海市新型冠状病毒肺炎中医诊疗方案(试行第二版)》推荐六神胶囊(丸)用于治疗新冠病毒感染轻型属风热犯肺证者。六神丸可缩短新冠病毒感染患者的退热时间,改善患者临床症状。

2. **呼吸系统疾病**　六神丸可提高支气管扩张症急性加重期风热犯肺证患者的临床疗效,具有一定的抗炎作用。在临床上广泛应用于治疗流行性感冒、急性支气管炎、急性扁桃体炎等急性上呼吸道感染疾病。

3. **其他**　六神丸可用于治疗寻常型痤疮、带状疱疹、牙周脓肿、口腔溃疡,外用可治疗浆液性乳腺炎。

【不良反应】①消化系统:恶心、呕吐、腹痛、腹泻、腹部不适等。②皮肤及附件:皮疹、瘙痒。③精神神经系统:头晕、烦躁、口唇麻木、四肢麻木、头痛等。④呼吸系统:胸闷、呼吸困难、咽喉阻塞感。有喉头水肿的个案文献报道。⑤心血管系统:心悸、心律失常等。⑥其他:有严重过敏反应的个案报道。

【禁忌证】①对本药过敏者。②妊娠期妇女。六神丸含麝香和雄黄成分。麝香能收缩子宫,会引起流产或早产;孕妇忌雄黄。③婴儿不宜。六神丸含有蟾酥,其有效成分蟾毒素过量可引起中毒,故 2 岁以下的婴幼儿应慎用,新生儿禁用。

【药物相互作用】①服用地高辛时,忌服六神丸。两者合用可引起心动过缓或其他心律失常。②六神丸含有雄黄(四硫化四砷),不宜与硫酸盐(如硫酸阿托品、硫酸亚铁等)联用。硫酸盐会促使雄黄中的硫化砷氧化,增加雄黄的毒性。③六神丸含有朱砂,不宜与华素片合用。华素片中含有碘分子,能与朱砂中的二价汞结合,形成碘化汞类有毒汞盐沉淀,导致药物性肠炎。④六神丸有抑制消化酶的作用,不宜与助消化药多酶片、胃蛋白酶及淀粉酶合用,会使消化酶降低疗效或失效。

【注意事项】①过敏体质者慎用。②本品含有麝香,运动员慎用。③六神胶囊仅供成人服用。④若红肿已出脓或已穿烂,切勿外敷丸剂。⑤含蟾酥、雄黄有毒药物,不宜过量、久用。外用不可入眼内。⑥老人、素体脾胃虚弱者、心脏病患者慎用。

【用法用量】胶囊:口服。每次 1 粒,每日 3 次。小水丸:每日 3 次,温开水送服;1 岁每次 1 粒,2 岁每次 2 粒,3 岁每次

3~4粒,4~8岁每次5~6粒,9~10岁每次8~9粒,成人每次10粒。另可外敷在皮肤红肿处,取丸十数粒,用冷开水或米醋少许,盛食匙中化散,敷搽四周,每日数次常保潮润,直至肿退为止。如红肿已出脓或已穿烂,切勿再敷。

(赖 珺)

参 考 文 献

[1] 王雪蕊,徐霄龙,陈奕杉,等.六神丸的现代药理学及临床研究进展[J].中国临床医生杂志,2021,49(10):1158-1161.

[2] 朱钰,崔欣语,周婧,等.六神丸干预新型冠状肺炎的靶点挖掘及分子对接研究[J].南京中医药大学学报,2020,36(5):675-683.

[3] 孙仕奇,陈飞飞,尹成伟,等.六神丸联合常规治疗对COVID-19患者的临床疗效[J].中成药,2021,43(8):2277-2280.

[4] 韩珊珊,刘寨东.六神丸抗肿瘤作用研究进展[J].江苏中医药,2022,54(6):79-82.

[5] 秦湧.六神丸治疗流行性感冒的临床观察[J].中草药,2021,52(6):1687-1691.

蓝芩口服液

【药物组成】板蓝根、黄芩、栀子、黄柏、胖大海。

【处方来源】研制方。国药准字Z20063795。

【功能主治】清热解毒,利咽消肿。用于急性咽炎,肺胃实热证所致的咽痛、咽干、咽部灼热。可用于新冠病毒感染者咽痛明显、发热、肌肉酸痛、乏力或咳嗽的常规治疗。

【药理作用】

1. **抗病毒**　网络药理学研究表明,蓝芩口服液对新冠病毒具有多靶点调控的特点,靶点包括丝裂原活化蛋白激酶 8、白介素-6（IL-6）、IL-10 等。

2. **抗菌**　蓝芩口服液对枯草杆菌、大肠杆菌、金黄色葡萄球菌、脑膜炎双球菌、肺炎球菌、卡他球菌、白喉杆菌、甲型溶血性链球菌、乙型溶血性链球菌、化脓性链球菌、类白喉棒状杆菌等多种细菌具有抑制作用。蓝芩口服液能降低患者血清肿瘤坏死因子 α、C 反应蛋白及白介素-6 的水平。

3. **解热**　蓝芩口服液对伤寒、副伤寒三联菌苗引起的发热反应有明显的退热作用。

【临床应用】主要用于治疗新冠病毒感染、流行性感冒等。

1. **新冠病毒感染**　《新冠病毒感染居家中医药干预指引》和《新冠病毒感染者用药目录（第一版）》均推荐蓝芩口服液用于新冠病毒感染,症见咽痛、发热、舌苔黄、肌肉酸痛、乏力或咳嗽。

2. **流行性感冒**　蓝芩口服液可缩短由 H1N1、H3N2 等病毒引起的发热、咽痛、肌痛消失时间,降低 CRP、IL-6 和 MCP-1 等炎症指标水平,增加 IgA、IgM、IgG 水平,并降低并发症的发生率、危重症比例和住院比例。

3. **手足口病**　蓝芩口服液可提高治疗手足口病的总有效率,缩短退热时间、皮疹消退时间、口腔溃疡消退时间和住院时间。

4. **其他**　蓝芩口服液还可用于慢性咽炎、过敏性喉炎、小儿疱疹性咽峡炎等疾病的治疗。

【不良反应】主要表现为胃肠道反应,有报道蓝芩口服液可致过敏反应。

【注意事项】①忌烟、酒,忌食生冷、鱼腥食物。②不宜在服药期间服用温补性中成药。③不适用于风寒感冒,症见恶寒发热、无汗、鼻流清涕者。④体温超过38.5℃,到医院就诊。⑤孕妇、糖尿病患者、儿童应在医生指导下服用。⑥过敏者禁用,过敏体质者慎用,脾虚大便溏者慎用。

【用法用量】口服,每次10mL,每日3次。

(王　荣)

参 考 文 献

[1] 李研达,曾煜,刘旺.基于网络药理学的蓝芩口服液治疗新型冠状病毒肺炎的分子机制研究[J].海南医学,2021,32(7):821-826.

[2] 陈波涛,杨学清.蓝芩口服液临床应用及新进展[J].中西医结合心血管病电子杂志,2019,7(10):17-18.

[3] 翁光辉,黄嫚,袁健婷,等.蓝芩口服液联合利巴韦林喷雾剂对手足口病患儿炎性因子水平的影响与安全性分析[J].现代医学与健康研究电子杂志,2021,5(7):29-31.

[4] 陈慧慧,姚银辉.蓝芩口服液治疗手足口病效果的meta分析[J].中国医学工程,2020,28(2):4-10.

[5] 储开东,季凤华.奥司他韦颗粒联合蓝芩口服液治疗小儿早期甲型流感疗效观察[J].儿科药学杂志,2021,27(4):34-37.

[6] 徐璐.蓝芩口服液致过敏反应[J].药物不良反应杂志,2021,23(11):603-604.

蒲地蓝消炎口服液

【药物组成】蒲公英、板蓝根、苦地丁、黄芩。

【处方来源】研制方。《中国药典》(2020 年版)。

【功能主治】清热解毒,消肿利咽。用于疖肿、腮腺炎、咽炎、扁桃体炎。

【药理作用】

1. 抗病毒 生物信息学和网络药理学分析显示,蒲地蓝消炎口服液体外和体内均表现出有效的抗新型冠状病毒活性,抑制病毒复制;具有缓解症状和改善肺部炎症的作用。蒲地蓝消炎口服液也能抑制其他部分病毒。

2. 抑菌 蒲地蓝消炎口服液含有的黄芩苷、生物碱、酚酸类等物质能破坏菌体结构、干扰菌体代谢,从而抑制金黄色葡萄球菌、鲍曼不动杆菌、铜绿假单胞菌和大肠杆菌等临床致病菌。

3. 抗炎消肿 蒲地蓝消炎口服液含有植物酚酸、黄酮、生物碱等多种抗氧化、抗自由基物质,作用于信号传导途径、基因表达、酶活化等不同环节,从而抑制炎症。网络药理学分析,蒲地蓝消炎口服液具有抗炎、消肿等作用,且主要通过调节白介素-17 信号通路,调节功能性基因 miR-24 与炎症期蛋白 YKL-40 的表达,抑制炎症反应,发挥抗炎作用。蒲地蓝消炎口服液可减少炎症组织的渗出、水肿。

【临床应用】

1. 新冠病毒感染 北京市《新冠病毒感染者用药目录(第一版)》推荐蒲地蓝消炎口服液用于治疗新冠病毒感染,症见咽痛、发热、舌苔黄的患者。

2. **上呼吸道感染**　蒲地蓝消炎口服液治疗小儿急性上呼吸道感染,可缩短发热时间与复常时间;可缩短咳嗽时间,显著改善患者咽痛、咽肿、咽充血等症状。蒲地蓝消炎口服液与头孢克洛干混悬剂或者头孢西丁钠、利巴韦林联合用于急性上呼吸道感染的治疗,可缩短用药时间,减少或避免抗生素的不良反应。

3. **扁桃体炎**　蒲地蓝消炎口服液能缩短扁桃体脓性分泌物消失时间,减少咽痛、扁桃体肿大或充血消退时间,缩短发热时间与复常时间。

4. **腮腺炎**　蒲地蓝消炎口服液与抗病毒药物联合使用可缩短腮腺肿大时间,缩短发热、头痛时间。

【用法用量】口服。每次 10mL(相当于饮片 10g),每日 3 次。儿童酌减:6 个月以上至 2 周岁按体质量计算,剂量为 1.0mL/(kg·d),每日 3 次;2~6 周岁,每次 5mL,每日 3 次;6~12 周岁,每次 10mL,每日 2 次;12 周岁以上,每次 10mL,每日 3 次。

【不良反应】恶心、呕吐、腹胀、腹痛、腹泻、乏力、头晕等;皮疹、瘙痒等过敏反应。

【注意事项】孕妇、过敏体质者、血液病患者慎用;腹痛、喜暖、泄泻等脾胃虚寒者慎用。

（刘　庆　曹永孝）

参 考 文 献

[1] 王莹,谭春迎. 蒲地蓝消炎口服液联合奥司他韦对病毒性肺炎患儿炎

症反应及 miR-24、YKL-40 表达的影响[J].中国药物经济学,2022,17
(3):73-76.

[2]张伟,潘梦瑾,郎靖,等.基于网络药理学研究蒲地蓝消炎口服液的药
理作用分子机制及与疾病的关系[J].新中医,2022,54(8):1-9.

[3]李小丽.蒲地蓝消炎口服液联合头孢克洛干混悬剂治疗小儿急性上
呼吸道感染的临床疗效观察[J].中国实用医药,2022,17(10):121-
123.

[4]王帅.蒲地蓝消炎口服液对急性上呼吸道感染患儿临床症状改善、血
清 PCT、IL-18 水平的影响[J].辽宁医学杂志,2022,36(3):81-83.

[5]白玉,李宇翔,时宇静,等.蒲地蓝消炎口服液治疗小儿上呼吸道感
染临床效果及安全性的 meta 分析[J].中国中药杂志,2020,45(9):
2203-2209.

[6]吴海燕.蒲地蓝消炎口服液对急性上呼吸道感染患儿炎性因子及免
疫功能的影响[J].中国妇幼保健,2020,35(11):2037-2040.

[7]王连心,苗青,谢雁鸣,等.蒲地蓝消炎口服液临床应用专家共识[J].
中国中药杂志,2019,44(24):5277-5281.

[8]DENG W,XU Y F,KONG Q X,et al. Therapeutic efficacy of Pudilan
Xiaoyan Oral Liquid(PDL)for COVID-19 in vitro and in vivo[J]. Signal
transduction and targeted therapy,2020,5(1):66.

[9]王贝.蒲地蓝口服液联合头孢西丁钠、利巴韦林治疗上呼吸道感染的
临床分析[J].中国医学工程,2020,28(1):69-71.

西瓜霜润喉片

【药物组成】西瓜霜、冰片、薄荷素油、薄荷脑。

【处方来源】研制方。《中国药典》(2020 年版)。

【功能主治】清音利咽,消肿止痛。用于防治咽喉肿痛,声音嘶哑,喉痹,喉痛,喉蛾,口糜,口舌生疮,牙痛;急、慢性咽喉炎,急性扁桃体炎,口腔溃疡,口腔炎,牙龈肿痛等病症。

【药理作用】西瓜霜润喉片属疏风利咽剂。方中西瓜霜清热解毒、消肿止痛、清咽利喉,为君药。冰片芳香走窜、清热解毒、消肿止痛,为辅药。薄荷清轻疏散、引药上行,并可疏解风热表证、利咽消肿,为佐使药。本方芳香辛散轻扬,西瓜霜与薄荷油又兼具清润之性以润喉,故方寒而不滞、辛而不燥。作为含片,口感好,吸收快。药理作用有抗病毒、抗菌、抗炎、消肿止痛和提高免疫力。

1. 抗病毒,抗菌 西瓜霜润喉片对流感病毒(FM1)、单纯疱疹病毒(HSV-1)及腺病毒所致细胞病变有明显的抑制作用;能明显抑制 FM1、HSV-1 病毒在细胞内的增殖。西瓜霜润喉片对革兰氏阳性和阴性需氧菌以及厌氧菌,均有明显的抗菌作用。

2. 抗炎 西瓜霜润喉片能显著对抗巴豆油所致小鼠耳廓炎症和抑制醋酸所致小鼠腹腔毛细血管通透性的升高;明显降低角叉菜胶导致的大鼠足跖炎症的肿胀率,表明有抗炎作用;能抑制白细胞游走而减少大鼠急性胸膜炎的渗出液;对大鼠肾上腺中维生素 C、胆固醇含量无明显影响,表明西瓜霜润喉片的抗炎作用不依赖于垂体-肾上腺皮质系统;能抑制大鼠炎症组织渗出物中组胺和 PGE_2 含量,表明西瓜霜润喉片对炎症介质有直接作用。

3. 消肿止痛 西瓜霜由西瓜皮、皮硝组成。西瓜皮具有清热作用;皮硝的主要成分是硫酸钠,可加快创面的淋巴管生成,有消肿止痛作用;皮硝还含有少量硫酸镁,有消除水肿作用。冰片有抗炎和止痛的功效。西瓜霜润喉片能抑制小鼠扭体反应的发生;对针刺皮肤局部有一定的止痛作用。

4. 提高机体免疫力　能升高小鼠巨噬细胞吞噬鸡红细胞的吞噬百分率。

【临床应用】

1. 新冠病毒感染　新冠病毒感染的临床症状有咽痛、发热、肌肉酸痛、乏力、咳嗽等。西瓜霜润喉片有抗病毒、抗炎、止痛作用,能缓解患者的咽喉肿痛等症状,加快痊愈。北京市《新冠病毒感染者用药目录(第一版)》,推荐西瓜霜润喉片治疗以咽痛、发热、舌苔黄为主的新冠病毒感染患者。

2. 上呼吸道感染　如急性咽喉炎、慢性咽喉炎、扁桃体炎等。西瓜霜润喉片治疗急性扁桃体炎 124 例,总有效率为 94.5%。治疗急、慢性咽炎 328 例,总有效率为 90.3%。

3. 口腔疾病　如口腔炎、口腔黏膜溃疡、小儿鹅口疮等伴有热毒上攻五官诸证时可选用该药。西瓜霜润喉片治疗口腔多种疾病 6 628 例,治愈率 82.9%,总有效率 96.2%。对肺胃蕴热证之咽喉、口齿疾病疗效更佳。

4. 外用　西瓜霜润喉片可用于中耳炎、蚊虫叮咬、耳鼻湿疹并感染等证属热毒上攻者。另外还可用于治疗臁疮腿。

【不良反应】可出现荨麻疹、消化系统不良反应。亦有空腹服药后腹痛、皮肤过敏及血尿的报道。

【注意事项】①勿空腹服药。②服药期间忌烟、酒,忌食辛辣、油腻、鱼腥食物。③该药含有山豆根,不宜长期或过量服用。④妊娠期及哺乳期妇女禁用。⑤老人、儿童、脾胃虚弱及阴虚火旺者慎服。⑥血糖高者慎用。⑦本药仅用于局部,全身作用不强。

【用法用量】口腔用药:先漱口清除口腔食物残渣,后含服。每小时含化 2~4 片(每片 0.6g)或每小时含化 1~2 片(每片 1.2g),用药后禁食 30~60 分钟。外用:先清洁患处,再取适量药物敷于患处。

(秦　琦)

参考文献

[1] 张兴,高蕾,杨鹏斌.家庭科学用药指导[M].郑州:河南科学技术出版社,2018:154.

[2] 梁华梓,李洪春.临床中成药速查手册[M].郑州:河南科学技术出版社,2018:1025.

[3] 马少丹,阮时宝.实用中成药荟萃[M].福州:福建科学技术出版社,2017:392.

[4] 蔡进金,蔡宏.感冒用药指南[M].北京:金盾出版社,2009:473-474.

[5] 裴妙荣.中医方剂化学[M].北京:中国中医药出版社,2008:141-142.

[6] 王竹鑫,章迺荣.袖珍中药安全速查手册[M].长沙:湖南科学技术出版社,2008:847.

[7] 王三虎,卢栋,王四旺,等.现代临床用药[M].西安:第四军医大学出版社,2006:406.

[8] 张树生,高普.中药贴敷疗法[M].2版.北京:中国医药科技出版社,1999:524.

［9］邹节明,张家铨,潘左径,等.西瓜霜润喉片药效学及毒理研究［J］.中医杂志,1997,38(10):619.

［10］邹节明,张家铨.中成药的药理与应用［M］.上海:复旦大学出版社,2003:724-725.

［11］李贵.儿科常用中西药物手册［M］.北京:人民卫生出版社,2003:49-50.

［12］牛忻群.西瓜霜润喉片外用治疗臁疮6例［J］.中国中西医结合杂志,1996,16(9):532.

［13］卢月云,孙桂巍.西瓜霜润喉片致腹痛3例［J］.中国中医药咨讯,2011,3(5):244.

［14］王瑞荣,张丽敏,许东.西瓜霜润喉片致荨麻疹及血尿［J］.药物不良反应杂志,2002,4(4):260.

金嗓子喉片

【药物组成】薄荷脑、山银花、西青果、桉油、石斛、罗汉果、橘红、八角茴香油。

【处方来源】研制方。国药准字 B20020993。

【功能主治】疏风清热,解毒利咽,芳香避秽。用于改善急性咽炎所致的咽喉肿痛、干燥灼热、声音嘶哑。也用于新冠病毒感染。

【药理作用】

1. 清除自由基 金嗓子喉片的有效成分可显著清除自由基,保护咽喉上皮细胞免受自由基损伤。金嗓子喉片可激活细胞内抗氧化酶系的活性。

2. 抗炎镇痛　金嗓子喉片具有抗炎、消肿、镇痛的作用。

【临床应用】主要用于治疗新冠病毒感染、急性咽炎及慢性咽炎急性发作等引起的咽喉肿痛、干燥灼热、声音嘶哑等症。

1. 新冠病毒感染　咽干、咽痛是感染新冠病毒后的常见症状,金嗓子喉片的抗炎、消肿、镇痛作用,能改善咽喉肿痛。北京市《新冠病毒感染者用药目录(第一版)》将金嗓子喉片列为治疗咽痛、发热、舌苔黄的药物。

2. 咽炎　金嗓子喉片可明显改善急性咽炎及慢性咽炎急性发作期咽痛、咽黏膜及悬雍垂红肿,减轻咽干灼热、头痛、咳嗽及下颌角淋巴结肿痛等。

3. 咳嗽　金嗓子喉片能明显减轻血管紧张素转化酶抑制剂(ACEI)所致的咳嗽、咽痒,提高患者对 ACEI 的依从性。

4. 其他　金嗓子喉片还可用于复发性口腔溃疡的治疗。

【不良反应】尚不明确。有致过敏反应及喉头水肿的报道。

【注意事项】①忌烟、酒,忌辛辣、鱼腥食物。②不宜在服药期间服用温补性中药。③孕妇、糖尿病患者、儿童应在医生指导下服用。④脾虚大便溏者慎用。⑤属风寒感冒咽痛者,症见恶寒发热、无汗、鼻流清涕者慎用。⑥对本品过敏者禁用,过敏体质者慎用。

【用法用量】含服,每次 1 片,每日 6 次。

(王　荣)

参 考 文 献

[1]陈建军,殷善开,刘世喜,等.冰连清咽喷雾剂治疗急性咽炎及慢性咽

炎急性发作多中心随机对照研究[J].临床耳鼻咽喉头颈外科杂志,
2018,32(1):1-6.

[2] 张士谅.金嗓子喉片治疗 ACEI 制剂致咳嗽的临床观察[J].心血管
病防治知识(学术版),2011(9):30-31.

[3] 夏燕.金嗓子喉片致过敏反应 1 例[J].咸宁学院学报(医学版),
2008,22(1):9.

金喉健喷雾剂

【药物组成】艾纳香油、大果木姜子油、薄荷脑、甘草酸单
胺盐。

【处方来源】研制方。国药准字 Z20025361。

【功能主治】祛风解毒,消肿止痛,清咽利喉。用于风热所
致咽痛、咽干、咽喉红肿、牙龈肿痛、口腔溃疡。

【药理作用】

1. 抗病毒　金喉健喷雾剂提取物对流感病毒有抑制作用。

2. 抗炎　金喉健喷雾剂能抑制血清中白介素-1 的产生,促
进血清表皮生长因子的表达,促进咽部黏膜炎症的修复。

3. 抗菌　金喉健喷雾剂对 A 族链球菌、致病性与条件致病
性葡萄球菌有杀灭作用。

4. 提高免疫　金喉健喷雾剂能增加白细胞和 T 细胞,提高
机体免疫功能。

【临床应用】

1. 新冠病毒感染　新冠病毒感染多有咽喉疼痛,甚至有刀
割咽喉的感觉,金喉健喷雾剂可以缓解咽喉疼痛。北京市《新

冠病毒感染者用药目录(第一版)》推荐金喉健喷雾剂用于治疗以咽痛、发热、舌苔黄为主的新冠病毒感染者。

2. 口腔溃疡 金喉健喷雾剂能祛风解毒、消肿止痛、清咽利喉,同时对黏膜有修复保护功能,对口腔溃疡有止痛和促进愈合作用。

3. 咽炎 金喉健喷雾剂可促进气道纤毛运动功能,减轻黏膜肿胀,改善呼吸道功能,降低毛细血管通透性,减少渗出,具有抗炎、消肿的作用,可治疗由急、慢性咽炎引起的咽部异物感、痒感、烧灼感、微痛感等。

4. 其他 金喉健喷雾剂还用于小儿手足口病、口腔黏膜炎、疱疹性咽峡炎、慢性根尖周炎、急性扁桃体炎等疾病的治疗。

【不良反应】尚不明确。

【注意事项】①忌辛辣、鱼腥食物。②使用时应避免接触眼睛。③不宜在服药期间同时服用温补性中药。④孕妇慎用。儿童应在医生指导下使用。⑤属风寒感冒咽痛者,症见恶寒发热、无汗、鼻流清涕者慎用。⑥切勿置本品于近火及高温处并严禁剧烈碰撞,使用时勿近明火。⑦对本品及酒精过敏者禁用,过敏体质者慎用。

【用法用量】喷患处,每次适量,每日数次。

(张小君　曹永孝)

参 考 文 献

[1] 温荣城,贾金艳,李霞,等 . 金喉健配方超临界提取工艺产物体外抗病

毒研究［J］.中国民族民间医药,2021,30(3):15-18.

［2］曾小勤.金喉健治疗急慢性咽炎对细菌作用的观察分析［J］.中国当
代医药,2010,17(13):103-104.

［3］莎其尔,乌达木.蒙脱石散联合金喉健喷雾剂治疗老年人群口腔溃疡
效果分析［J］.全科口腔医学电子杂志,2019,6(25):31,98.

［4］钱丹丹,兰和魁,陈剑锋,等.金喉健喷雾剂治疗手足口病口腔疱疹80
例［J］.世界中医药,2012,7(2):119.

［5］贾文学,许秋荣,任晓华,等.金喉健喷雾剂治疗慢性咽炎疗效观察
［J］.河北医药,2010,32(21):3062.

穿心莲内酯滴丸

【药物组成】穿心莲内酯。

【处方来源】研制方。《中国药典》(2020年版)。

【功能主治】清热解毒,抗菌消炎。用于上呼吸道感染、细
菌性痢疾。

【药理作用】

1. 抗病毒　穿心莲内酯滴丸可占据病毒复制 DNA 与蛋白
质结合位点,阻止蛋白质对 DNA 片段的包裹,从而使病毒不能
正常复制;抑制病毒包膜表面糖基蛋白荧光肽的裂解,阻止病毒
入侵细胞;影响病毒诱导的视黄酸诱导基因蛋白 I 样受体信号
通路。

2. 抗菌　穿心莲内酯滴丸可减少龈下菌斑中细菌总数和
牙龈卟啉单胞菌数量,降低牙龈卟啉单胞菌在细菌总量中的构
成比。穿心莲内酯滴丸可干预金黄色葡萄球菌氨基酸及葡萄糖

的代谢,降低细菌的毒力。

3. 抗炎解热　穿心莲内酯滴丸可抑制中性粒细胞、巨噬细胞等炎症细胞的活性或抑制炎症介质表达,发挥抗炎作用。穿心莲内酯注射液能作用于调节体温中枢的介质,达到平稳体温的效果。

4. 调节免疫　穿心莲内酯滴丸可以降低辅助性 T 细胞水平,抑制其分泌的细胞因子 IL-17 等,发挥免疫调节作用。穿心莲内酯可激活巨噬细胞、促进淋巴因子激活的杀伤细胞的生长,并延长其杀伤效应时间等。

5. 其他　穿心莲内酯滴丸还具有抗肿瘤、保肝、保肺、保护神经系统、调节糖代谢、抗动脉粥样硬化、抗心肌缺血、抗心肌肥厚等作用。

【临床应用】

1. 新冠病毒感染　北京市《新冠病毒感染者用药目录(第一版)》推荐穿心莲内酯滴丸用于治疗以咽痛、发热、舌苔黄为主症的新冠病毒感染患者。

2. 呼吸道感染　穿心莲内酯类制剂具有灭活流感病毒、腺病毒、呼吸道病毒,增强机体免疫等作用,可治疗由上呼吸道感染引起的发热、咳嗽、咽部充血、鼻塞流涕和下呼吸道感染引起的肺炎、慢性阻塞性肺疾病、小儿急性支气管炎等。

3. 慢性咽炎　穿心莲内酯滴丸具有祛热解毒、消炎止痛之功效,可治疗由慢性咽炎引起的咽部梗阻感、干燥、咽痒及疼痛。

4. 其他　穿心莲内酯类制剂在手足口病、腮腺炎、脓毒症、幼儿急疹、轮状病毒性肠炎、慢性胃炎、病毒性心肌炎方面也有相关临床应用。

【不良反应】偶见胃肠道不适、头晕头痛。

【注意事项】脾胃虚寒者慎用。

【用法用量】口服。每次 1 袋,每日 3 次。

（张小君　曹永孝）

参 考 文 献

［1］秦慧真,林思,邓玲玉,等.穿心莲内酯药理作用及机制研究进展［J］.中国实验方剂学杂志,2022,28(6):272-282.

［2］蔡楠,李云鹃,周桂荣,等.穿心莲内酯类制剂抗新型冠状病毒肺炎的相关理论依据和作用特点［J］.中草药,2020,51(5):1159-1166.

［3］赵莉琳,刘阳.穿心莲内酯对牙龈卟啉单胞菌抑制作用的临床观察［J］.中药药理与临床,2009,25(6):86-88.

［4］薛海清.穿心莲内酯滴丸联合清喉利咽颗粒治疗慢性咽炎的临床观察［J］.继续医学教育,2015,29(2):118-119.

牛黄上清丸(胶囊、片)

【药物组成】人工牛黄、薄荷、菊花、荆芥穗、白芷、川芎、栀子、黄连、黄柏、黄芩、大黄、连翘、赤芍、当归、地黄、桔梗、甘草、石膏、冰片。

【处方来源】明·李梴《医学入门》。《中国药典》(2020 年版)。

【功能主治】清热泻火,散风止痛。用于热毒内盛、风火上攻所致的头痛眩晕、目赤耳鸣、咽喉肿痛、口舌生疮、牙龈肿痛、大便燥结。

【药理作用】牛黄上清丸属清气分热剂。具有清热泻火之功,主治气分热盛证。方中人工牛黄性凉,清热解毒、消肿止痛,为君药。大黄、栀子清热泻火,使火热之邪从二便分消,为臣药。黄芩、黄连、黄柏、石膏清热泻火解毒;菊花、连翘、薄荷疏散风热、清热解毒,薄荷还可清利咽喉;荆芥穗、白芷、川芎解表疏风;冰片辛苦微寒,善散郁火、利咽喉;赤芍、当归、地黄清热凉血、活血散瘀,为佐药。桔梗载药上行,甘草益气和中调药,共为使药。药理作用有抗菌、解热、抗炎、镇痛和泻下。

1. 抗菌　方中的菊花、连翘、大黄、黄连均有抗菌作用。

2. 解热抗炎　方中的牛黄能解热、抗炎,对化脓性扁桃体炎有较快的退热、消肿、减少分泌物的作用。牛黄上清丸可抑制伤寒菌苗引起的家兔体温升高,抑制巴豆油引起的小鼠耳廓肿胀,降低醋酸引起的腹腔毛细血管通透性增高。

3. 镇痛　牛黄上清丸灌胃可减少醋酸引起的小鼠扭体反应次数,提高小鼠的痛阈,有一定的镇痛作用。

4. 泻下　方中的大黄有泻下作用,灌胃后小鼠4小时出现腹泻。

【临床应用】

1. 新冠病毒感染　新冠病毒感染的临床症状有咽痛、发热、咳嗽等。牛黄上清丸有解热抗炎作用,能使患者快速退热、咽喉消肿、减少痰液的分泌;有镇痛作用,可缓解患者的头痛、咽痛等。北京市《新冠病毒感染者用药目录(第一版)》中,推荐牛黄上清丸治疗以咽痛、发热、舌苔黄为主的新冠病毒感染患者。

2. 上呼吸道感染 牛黄上清丸用于治疗风热感冒患者 33 例,全部治愈,平均痊愈时间为 1~3 天。

3. 头痛眩晕 牛黄上清丸用于治疗热毒内盛、风火上攻所致头痛、眩晕、面红目赤、口干口苦、耳鸣、耳聋等,以及原发性高血压、血管神经性头痛及见上述诸症者。

4. 急性结膜炎 牛黄上清丸用于治疗热毒内盛、风火上攻、引动肝火、上犯头目所致的急性结膜炎。表现为眼内刺痒交作、羞明流泪、白睛红赤、头痛身热、口渴尿赤、舌苔黄、脉浮数等症。

5. 口腔疾病 牛黄上清丸用于治疗复发性口腔溃疡、急性牙龈(周)炎等口腔疾病,症见咽喉红肿疼痛、水肿破溃、口干口渴、头痛、乏力、身热、尿黄、便干、舌苔黄、脉弦数等。

6. 其他 可用于治疗胃酸灼痛、湿热痢疾(初起)、高血压、疔疮痈肿、便秘等。

【不良反应】有药疹、过敏性休克的报道。

【注意事项】①阴虚火旺所致头目眩晕、牙痛、咽痛等患者忌用。②孕妇禁用。儿童慎用。③高血压、心脏病、肝病、糖尿病、肾病等慢性病严重者,年老体弱、脾胃虚寒者,应在医生指导下服用。服药后大便次数增多且不成形者,应酌情减量。④忌辛辣、油腻食物,以免助热生湿,加重病情。

【用法用量】每日 2 次,温开水送服。大蜜丸:每次 4.5~9g。水丸:每袋 6g,每次 1 袋。胶囊:每粒 0.3g,3 粒/次。软胶囊:每粒 0.6g,3 粒/次。片剂:每片 0.25g,含原药材 0.62g,4 片/次。

(秦 琦)

参 考 文 献

［1］刘绍能.中医消化科医师处方手册［M］.郑州:河南科学技术出版社,
2020:227-228.

［2］解秀兰,董振咏,靳淑敏.307种国家基本药物合理应用［M］.北京:中
国医药科技出版社,2010:318-319.

［3］李焕德,刘绍贵,彭文兴.临床基本药物手册［M］.2版.长沙:湖南科
学技术出版社,2018:804-805.

［4］马少丹,阮时宝.实用中成药荟萃［M］.福州:福建科学技术出版社,
2017:49-50.

［5］杨雄志.中成药应用［M］.郑州:河南科学技术出版社,2012:93.

［6］黄世敬,翁维良.中成药临床合理应用手册［M］.北京:金盾出版社,
2011:86-87.

［7］师海波,王克林.国家基本药物使用手册［M］.北京:军事医学科学出
版社,2010:275-276.

［8］梅全喜.牛黄上清丸(片)新用途［J］.家庭中医药,2003,10(4):53.

［9］王丽,冯文莉.牛黄上清丸致过敏性休克一例［J］.中华皮肤科杂志,
1992,25(1):59.

［10］刘远林,王晶,王燕,等.牛黄上清丸致过敏性休克1例［J］.总装备
部医学学报,2010,12(1):60-61.

［11］景丽华,林京芳.服用中成药牛黄上清丸致急性荨麻疹性药疹1
例［J］.北京中医药,2008,27(11):911.

［12］李爱华,常明荣,张小霞.牛黄上清丸致过敏反应一例［J］.中国中医
药现代远程教育,2006,4(10):15-16.

［13］温福玲,黄玲.牛黄上清丸致不良反应1例［J］.海峡药学,2006,18
(1):178.

牛黄解毒片（丸、胶囊、软胶囊）

【药物组成】人工牛黄、雄黄、石膏、大黄、黄芩、桔梗、冰
片、甘草。

【处方来源】经验方。《中国药典》(2020年版)。

【功能主治】清热解毒。用于火热内盛所致的咽喉肿痛、
牙龈肿痛、口舌生疮、目赤肿痛。

【药理作用】牛黄解毒片属清热解毒剂,具有抗病毒、抗
菌、抗炎、解热、镇痛等作用。

1. 抗病毒 方中牛黄、黄芩有清热解毒作用。牛黄解毒片
可使流感病毒感染的小鼠肺指数显著降低,说明本方能够明显
抑制流感病毒所致的小鼠肺炎。

2. 抗菌 牛黄解毒丸体外对金黄色葡萄球菌的抗菌作用
较强,其次为耐药金黄色葡萄球菌、变形杆菌和白色葡萄球菌,
并且它的抑菌作用随浓度的降低而逐渐减弱,对铜绿假单胞
菌、大肠杆菌和肺炎杆菌均无抗菌作用。在体内,牛黄解毒丸能
增强小鼠抗大肠埃希菌的能力。

3. 抗炎 牛黄解毒片对蛋清诱发的大鼠足肿胀、巴豆油诱
发的小鼠耳部炎症、醋酸诱发的小鼠腹腔炎症均有明显的抑制
作用。牛黄解毒丸抗炎的作用机制是通过大黄酸、白藜芦醇、
齐墩果酸等化合物,作用于环氧合酶2、CCL2、白介素-1β、白介
素-13等靶点,通过NF-κB、Toll样受体、趋化因子等通路发挥

作用。

4. 解热镇痛 牛黄解毒颗粒能显著抑制 2,4-二硝基酚引起的家兔体温升高;还能抑制霍乱菌苗引起的家兔体温升高。方中雄黄、冰片有镇痛的作用。故牛黄解毒颗粒能明显减少醋酸引起的小鼠扭体反应的次数,牛黄解毒片能明显延迟由热刺激引起的小鼠发生疼痛反应的时间。

【临床应用】

1. 新冠病毒感染 新冠病毒感染的临床症状有咽痛、发热、肌肉酸痛、乏力、咳嗽等。牛黄解毒片有抗病毒作用,能促进病毒转阴;有抗菌、抗炎作用,可缓解患者咳嗽、流涕的症状;有解热镇痛作用,能缓解患者的高热与疼痛。北京市《新冠病毒感染者用药目录(第一版)》推荐牛黄解毒片用于治疗以咽痛、发热、舌苔黄为主症的新冠病毒感染患者。

2. 咽炎 牛黄解毒片可用于治疗咽喉肿痛,或有白物渗出(脓点),或扁桃体红肿。

3. 牙龈疾病 牛黄解毒片可用于治疗牙龈肿痛,甚则牙龈化脓,以及牙周炎、牙周间隙脓肿等疾病。

4. 口腔溃疡 牛黄解毒片可用于治疗口腔溃疡,有效率较高。

5. 皮肤病 牛黄解毒片可用于治疗热疖、无名肿毒、丹毒、痤疮、带状疱疹等。单磷酸阿糖腺苷粉针联合牛黄解毒片治疗疱疹,联合用药组总有效率高。

6. 原发性血小板增多症 牛黄解毒片治疗原发性血小板增多症患者 34 例,治愈 28 例,好转 4 例,无效 2 例。治愈病例

1 年以上未复发。

7. **其他** 牛黄解毒片也可治疗急性胰腺炎、小儿流涎症、乳腺炎、乳房囊性增生症等,还可治疗毛囊炎、化脓性中耳炎、流行性腮腺炎等。

【不良反应】有出现药疹、出血倾向、过敏性休克、肝损害、砷中毒等不良反应的报道。引起不良反应的原因,可能是方中所含的雄黄,其在体内可部分吸收并蓄积,故在服用此类制剂时,应严格按照规定剂量,不可长期连续服用,减少砷在体内的蓄积,防止中毒发生。

【注意事项】①孕妇禁用,哺乳期妇女慎用。婴幼儿禁用。②脾胃虚寒者及体弱便溏者慎用。③服药期间忌烟、酒,忌食辛辣、油腻、鱼腥食物。④不宜在服药期间同时服用滋补性中药。⑤阴虚热盛所致的口疮、牙痛、喉痹者忌用。⑥不宜与磺胺类抗菌药、苯巴比妥、碘化钾、核黄素、多酶片、双歧杆菌三联活菌散、硫酸亚铁、富马酸亚铁、四环素、新霉素、洋地黄类、硫酸盐类药物等同时服用。⑦不宜过量、久服。

【用法用量】口服,每日 2 次。丸剂:大蜜丸,每丸重 6g,每次 1 丸。胶囊:每粒 0.3g,每次 3 粒。片剂:每片 0.25g,每次 4 片。

(秦　琦)

参 考 文 献

［1］李焕德,刘绍贵,彭文兴 . 临床基本药物手册［M］.2 版 . 长沙:湖南科学技术出版社,2018:804.

［2］师海波,王克林 . 国家基本药物使用手册［M］.北京:军事医学科学出

版社,2010:274-275.

［3］马少丹,阮时宝.实用中成药荟萃［M］.福州:福建科学技术出版社,
2017:53-54.

［4］黄世敬,翁维良.中成药临床合理应用手册［M］.北京:金盾出版社,
2011:86.

［5］苗明三.病毒性疾病中成药的药理与临床［M］.北京:人民军医出版
社,2010:165-166.

［6］伊博文,赵洁,赖华清,等.基于"质谱分析-网络药理学预测-活性验
证"的牛黄解毒丸抗炎作用研究［J］.世界中医药,2022,17(7):925-
934.

［7］彭敏.用牛黄解毒片治疗带状疱疹的临床效果探析［J］.当代医药论
丛,2017,15(8):101-102.

［8］王珺,何慧,桂程丽.牛黄解毒片外敷治疗肌肉注射所致硬结23例
［J］.中医药导报,2012,18(11):107.

［9］李慧,尹晓飞,刘顺良,等.牛黄解毒片的临床新应用［J］.中国药业,
2010,19(16):86-87.

［10］宋秋荷,朱坤.牛黄解毒片至泛发型固定性药疹1例［J］.中成药,
2016,38(5):1203-1204.

［11］李树鹏,刘永.牛黄解毒片(丸)致过敏性休克文献分析［J］.中国药
物经济学,2018,13(7):122-124.

牛黄清火丸

【药物组成】黄芩、大黄、山药、桔梗、丁香、雄黄、人工牛
黄、冰片、薄荷脑。

【处方来源】研制方。国药准字 Z23020158。

【功能主治】清热,散风,解毒。用于肝胃肺蕴热引起的头晕目眩、口鼻生疮、风火牙痛、咽喉肿痛、疖腮红肿、耳鸣肿痛。

【药理作用】牛黄清火丸属清热泻火剂。方中牛黄清心经之热毒,凉血泻火,为君药。黄芩善清上焦之肺火,而清热解毒。大黄泻火通便,共为臣药。薄荷脑散风泄热,利咽透疹。桔梗宣肺利咽。雄黄解毒消痈,共为佐药。丁香温胃止呕,山药补益脾阴,二药调和脾胃,兼制方中苦寒药性太过,以免脾胃受损。冰片散风泄热,活血通络,消肿止痛,为佐使药。诸药合用,共奏清热解毒,散风泻火之功。药理作用有抗菌、抗炎、镇痛、解热等。

1. 抗菌　方中大黄、黄芩、丁香、冰片、雄黄、薄荷脑具有抗菌作用。

2. 抗炎　方中丁香、牛黄具有抗炎作用。

3. 镇痛　方中桔梗、丁香具有镇痛作用。

4. 解热　方中大黄、黄芩、桔梗、牛黄具有解热作用。

【临床应用】

1. 新冠病毒感染　新冠病毒感染的症状有发热、咽痛等,牛黄清火丸可抗炎、解热、镇痛,从而缓解咽喉肿痛、降低体温。北京市《新冠病毒感染者用药目录(第一版)》推荐牛黄清火丸治疗以咽痛、发热、舌苔黄为主的新冠病毒感染者。

2. 急、慢性咽炎　牛黄清火丸可治疗肺胃郁热、上犯咽喉型急、慢性咽炎。症见咽部疼痛较剧、吞咽困难、咽喉梗阻感,兼有高热、头痛、口渴喜饮、口气臭秽、大便燥结、小便短赤、舌质红、舌苔黄、脉洪数或数有力。

3. **流行性腮腺炎** 牛黄清火丸可治疗感受风温邪毒、壅阻少阳经脉所致的流行性腮腺炎。症见发热、耳下腮部肿胀疼痛、口干口苦、烦躁、头晕、易怒,年长儿可见少腹疼痛、睾丸肿痛等症,舌红、苔黄腻、脉弦数。

4. **急性牙龈(周)炎** 牛黄清火丸可治疗三焦火盛所致的急性牙龈(周)炎。症见牙龈疼痛、出血口臭、渴喜冷饮、大便干结、舌红苔黄、脉数。

5. **其他** 牛黄清火丸还可用于治疗毒热内盛、外发体肤所致的皮肤病,如丹毒、带状疱疹、手足口病等。也可用于治疗实性大便秘结,由肝火上炎、上扰清窍所致的眩晕、耳鸣等。

【不良反应】可引起胃肠道不适。过量或连续服用可出现砷蓄积中毒。

【注意事项】①孕妇忌服。肝肾功能不全者及年老体弱、脾胃虚寒、大便溏薄者慎用。②本品含雄黄,不宜过量、久服。③温热病狂躁、谵语、神昏者不宜服用。④忌生冷、油腻、辛辣、刺激性食物。⑤正在服用环孢菌素的器官移植患者,同时服用时,应加强临床监测。

【用法用量】除去蜡皮、塑料球壳后口服,每次 2 丸,每日2 次。

(秦 琦)

参 考 文 献

[1] 徐世军,马莉,沈云辉,等.实用临床药物学[M].北京:中国医药科技出版社,2019:174.

［2］王国权.儿科用药速查［M］.北京:人民军医出版社,2010:523.

［3］刘绍贵,廖建萍.乡村医生药物手册［M］.长沙:湖南科学技术出版社,
2010:269.

［4］张瑶华,李端.社区用药手册［M］.上海:上海交通大学出版社,2008:
454.

新　癀　片

【药物组成】肿节风、三七、人工牛黄、猪胆粉、肖梵天花、珍珠层粉、水牛角浓缩粉、红曲、吲哚美辛。

【处方来源】研制方。《中国药典》(2020年版)。

【功能主治】清热解毒,活血化瘀,消肿止痛。用于热毒瘀血所致的咽喉肿痛、牙痛、痹痛、胁痛、黄疸、无名肿毒。

【药理作用】

1. 抗炎,镇痛,解热　新癀片能抑制佐剂性关节炎大鼠原发性及继发性关节肿胀,降低血清 IL-1、IL-8、TNF-α、NO、iNOS水平,升高 IL-10 水平;抑制二甲苯所致的小鼠耳肿胀和毛细血管通透性增高;减少醋酸所致的小鼠扭体次数。方中的吲哚美辛通过抑制前列腺素的合成和释放,有抗炎、镇痛和解热作用。

2. 抗肿瘤　新癀片可抑制肿瘤生长,增加脾重和外周血白细胞数目,增强细胞免疫的功能。

3. 抗血栓形成　可抑制电刺激致大鼠体内血栓形成,抑制ADP 诱导的血小板聚集,降低高分子右旋糖酐致血瘀大鼠的血浆黏度,并下调肝组织内皮素转化酶样 1 蛋白、纤维蛋白原 β链、A 型内皮素受体、血小板激活因子受体的基因表达。

【临床应用】

1. **新冠病毒感染**　新癀片具有清热解毒、活血化瘀和消肿止痛等作用,能缓解新冠病毒感染引起的炎症、咽喉肿痛、全身疼痛等。北京市《新冠病毒感染者用药目录(第一版)》推荐新癀片用于治疗以咽痛、发热、舌苔黄为主症的新冠病毒感染患者。

2. **其他**　新癀片临床可用于治疗慢性咽炎、小儿疱疹性咽峡炎、化疗性静脉炎、急性痛风性关节炎、口腔溃疡、寻常痤疮、带状疱疹、银屑病、丹毒、乳腺增生、亚急性甲状腺炎等。

【不良反应】

1. **心血管系统**　血压升高、胸闷等。

2. **呼吸系统**　呼吸困难、喉头水肿、哮喘等。

3. **泌尿生殖系统**　血尿、水肿、肾功能不全等。

4. **免疫系统**　过敏性休克、血管神经性水肿等。

5. **精神神经系统**　头晕、头痛、焦虑及失眠等,严重者可有精神行为障碍或抽搐等。

6. **消化系统**　胃部不适、胃烧灼感、纳差、恶心、呕吐、腹痛、腹泻、肝功能异常及消化性溃疡、出血、穿孔等。

7. **血液系统**　再生障碍性贫血、白细胞减少、血小板减少等。

8. **皮肤及其附件**　皮疹、瘙痒、皮下出血等,最严重的为大疱性多形红斑。

【禁忌证】活动性溃疡、消化道出血、溃疡性结肠炎、癫痫、帕金森病、精神疾病、支气管哮喘、血管神经性水肿、肝肾功能不全等患者禁用;对本药或其他解热镇痛抗炎药过敏者禁用;孕妇、哺乳期妇女禁用。

【药物相互作用】　新癀片含有吲哚美辛,与其他药物合用时应注意与本药各组分间是否存在药物相互作用。

1. 与对乙酰氨基酚长期合用可增加肾毒性,与其他解热镇痛抗炎药同用增加消化性溃疡的发病率。

2. 与阿司匹林或其他水杨酸盐同用,加强了抗血小板聚集作用,增加出血倾向,同时明显增加胃肠道副作用。

3. 饮酒或与糖皮质激素、促肾上腺皮质激素同用,可增加消化性溃疡或出血的危险。

4. 与洋地黄类药物同用,吲哚美辛可抑制洋地黄类药物从肾清除,使其血药浓度升高而增加毒性,因而需调整洋地黄类药物剂量。

5. 与肝素、口服抗凝药及溶栓药合用时,因吲哚美辛与之竞争性结合蛋白,使抗凝作用加强,同时吲哚美辛有抑制血小板聚集作用,因此有增加出血的潜在危险。

6. 与胰岛素或口服降糖药合用,吲哚美辛可加强降糖效应,须调整降糖药物的剂量。

7. 与袢利尿药(如呋塞米)同用时,吲哚美辛可减弱袢利尿药排钠及抗高血压作用。与氨苯蝶啶合用时可致肌酐清除率下降。

8. 与硝苯地平或维拉帕米同用时,可致二者血药浓度增高,增加毒性。

9. 丙磺舒可减少吲哚美辛的清除,增高血药浓度,使毒性增加,合用时须减量。

10. 与秋水仙碱、磺吡酮合用时可增加消化性溃疡及出血的危险。

11. 与锂盐同用时,可减少锂自尿排泄,使血药浓度增高,毒性加大。

12. 吲哚美辛可使甲氨蝶呤血药浓度增高。正在服用本药的患者如需做中或大剂量甲氨蝶呤治疗,应于24~48小时前停用本药,以免增加其毒性。

13. 吲哚美辛可使齐多夫定清除率降低,毒性增加,同时吲哚美辛的毒性也增加,故应避免合用。

【注意事项】

1. 儿童通常不宜使用,若必须使用,应减量且密切观察,防止发生严重不良反应。

2. 老年患者易发生肾脏毒性,应慎用。

3. 宜于餐后服用,或与食物、制酸药同服,以减少药物对胃肠道的刺激。

4. 本药为中西复方制剂,应避免同时口服吲哚美辛等非甾体抗炎药。

5. 用于痹痛、咽喉肿痛、牙痛、胁痛、黄疸、无名肿毒等,日剂量不应超过12片。

6. 用于解热时,单次剂量不应超过2片,一日不超过3次,退热期间应防止大汗和虚脱,补充足量液体。

7. 外用时若出现局部皮肤过敏反应,应停用。

8. 吲哚美辛与阿司匹林有交叉过敏性,对其他非甾体抗炎药过敏者也可能对本药过敏。

9. 吲哚美辛能导致水钠潴留,故心功能不全及高血压等患者应慎用;吲哚美辛可使出血时间延长,加重出血倾向,故血友病及其他出血性疾病患者应慎用。

10. 用药期间应定期随访检查血象及肝、肾功能。个案报道提及吲哚美辛能导致角膜沉着及视网膜改变(包括黄斑病变),遇有视力模糊时应立即做眼科检查。

【用法用量】口服。成人:每次 2~4 片,每日 3 次。儿童:每日 0.07~0.1g/kg,分 3~4 次服用,待起效后减至最低剂量。外用:用冷开水调化成糊状,均匀涂敷于患处,厚约 1mm,避开破溃处,每日 2~3 次。

(赖 珺)

参 考 文 献

[1] 宋群先 . 新癀片在皮肤科的临床应用体会[J]. 光明中医,2018,33(6):873-874.

[2] 吕晓静,刘静,陆洁,等 . 新癀片抗炎作用机制研究[J]. 天津中医药,2013,30(4):239-241.

[3] 邸志权,李昊丰,冯玥,等 . 新癀片抗炎镇痛作用机制的蛋白组学研究[J]. 现代药物与临床,2016,31(1):5-10.

[4] 吕晓静,刘静,田兴美,等 . 新癀片活血化瘀作用机制研究[J]. 中国医药导报,2013,10(3):18-20.

[5] 张瑞丽,苏爽,蒋季明,等 . 新癀片致药品不良反应分析[J]. 中国药物警戒,2022,19(5):561-563.

清 咽 滴 丸

【药物组成】薄荷脑、青黛、冰片、诃子、甘草、人工牛黄。

【处方来源】研制方。国药准字 Z10930004。

【功能主治】疏风清热,解毒利咽。用于风热喉痹,咽痛,咽干,口渴;或微恶风,发热,咽部红肿,急性咽炎见上述症候者。

【药理作用】

1. **抗病毒** 清咽滴丸对流感病毒、单纯疱疹病毒、腺病毒等具有抑制作用。

2. **抑菌** 清咽滴丸对白色念珠菌、金黄色葡萄球菌等具有抑制作用。

3. **抗炎** 清咽滴丸可使大鼠口腔黏膜组织中肿瘤坏死因子含量下降,减轻口腔溃疡的程度,促进溃疡愈合,发挥其抗炎作用。

4. **调节免疫** 清咽滴丸有刺激免疫细胞 T、B 细胞增殖,调节机体免疫功能的作用。

【临床应用】

1. **新冠病毒感染** 新冠病毒感染的症状有发热、咽痛等。清咽滴丸有抗病毒、抗炎的作用,可缓解其症状。《新冠病毒感染者居家中医药干预指引》成人治疗方案推荐清咽滴丸用于治疗新冠病毒感染,症见咽痛明显、发热、肌肉酸痛、乏力,或咳嗽者。北京市《新冠病毒感染者用药目录(第一版)》收入清咽滴丸,用于治疗新冠病毒感染引起的发热、咽痛、发热、舌苔黄等症。

2. **急、慢性咽炎** 清咽滴丸具有疏风清热,解毒利咽的功能,可用于治疗由急、慢性咽炎引起的咽干、咽痛、咽痒、咽部异物感等。

3. 感冒 清咽滴丸对部分革兰氏阴性菌和阳性菌有杀灭作用,对流感病毒有抑制作用,从而起到防治感冒的作用。

4. 咽痛 清咽滴丸还用于治疗甲状腺术后咽痛、颈椎前路术后咽痛等。

【不良反应】尚不明确。

【注意事项】①忌辛辣、鱼腥食物。②孕妇慎用。③不宜同时服用温补性中成药。④服药 3 天后症状无改善,或出现其他症状,应去医院就诊。

【用法用量】含服,每次 4~6 丸,每日 3 次。

(张小君 曹永孝)

参 考 文 献

[1] 刘剑,刘丽华,孟庆军,等 . 清咽滴丸抗常见呼吸道病毒的实验研究 [J]. 中国药学杂志,2010,45(7):519-523.

[2] 蔡慧敏 . 清咽滴丸治疗急性咽炎的临床应用效果分析[J]. 海峡药学,2020,32(7):114-115.

[3] 许丽 . 超声雾化吸入清咽滴丸治疗慢性咽炎的疗效观察[J]. 全科口腔医学电子杂志,2018,5(35):161,165.

[4] 陈卓,王金磊,庄朋伟,等 . 清咽滴丸治疗大鼠口腔溃疡的实验研究 [J]. 中草药,2016,47(1):106-109.

[5] 周榆腾,龙燕,刘大晟,等 . 清咽滴丸药物冰块治疗甲状腺术后咽痛的疗效及对临床症状和睡眠质量的影响[J]. 现代生物医学进展,2022,22(14):2722-2726.

四、以治疗咳嗽、黄痰、舌苔黄为主的中成药

复方鲜竹沥液

【药物组成】鲜竹沥、鱼腥草、生半夏、生姜、枇杷叶、桔梗、薄荷素油。

【处方来源】研制方。《中国药典》(2020年版)。

【功能主治】清热化痰,止咳。用于痰热咳嗽、痰黄黏稠。

【药理作用】

1. 抗炎 复方鲜竹沥液可以抑制大鼠琼脂肉芽肿的形成;减轻二甲苯所致小鼠耳肿胀,下调IL-6和IL-8,具有抗炎作用。

2. 祛痰 小鼠腹腔注射复方鲜竹沥液后,可增加小鼠气管酚红排泌量,证实其具有祛痰作用。另外,通过对大鼠灌胃给药,进行支气管分泌液的收集试验,证实其可以增加排痰量。

3. 止咳 复方鲜竹沥液灌胃给药,对SO_2引起的小鼠咳嗽模型,可延长咳嗽的潜伏期,减少2分钟内咳嗽次数,表明其具有止咳作用。

【临床应用】

1. **新冠病毒感染** 北京市《新冠病毒感染者用药目录(第一版)》推荐复方鲜竹沥液用于治疗以咳嗽、黄痰、舌苔黄为主的新冠病毒感染患者。

2. **急性支气管炎** 复方鲜竹沥液可升高最大呼气量(FEV_1)和用力肺活量(FVC),可用于治疗急性支气管炎。

3. **肺部感染** 复方鲜竹沥液雾化吸入可减少呼吸道感染患者的咳嗽次数,增加黏痰咳出量,减弱咳嗽程度,促进肺部感染灶的吸收,改善肺功能。

4. **慢性阻塞性肺疾病(COPD)** 复方鲜竹沥液可升高COPD患者PaO_2水平,降低$PaCO_2$、血肿瘤坏死因子α、白细胞计数及C反应蛋白,缩短喘息消失时间、咳嗽消失时间、啰音消失时间,改善COPD病情。

【不良反应】尚不明确。

【注意事项】①阴虚久咳、气逆或咯血者忌用。②在有效期内,有少许沉淀并非变质,摇匀即服,疗效正常。

【用法用量】口服。每次20mL,每日2~3次。

(龙丽辉)

参 考 文 献

［1］余黎,蒋宝平.复方鲜竹沥液[M]//陈奇,张伯礼.中国中成药名方药效与应用丛书(呼吸消化卷).北京:科学出版社,2022:170.

［2］方志全,肖忠英.复方鲜竹沥液治疗慢性阻塞性肺疾病32例[J].河南中医,2016,36(6):1027-1029.

[3] 吴明亮,王志英,彭丽丽,等.复方鲜竹沥液辅助治疗老年支气管扩张急性加重期痰热壅肺证临床研究[J].新中医,2019,51(8):117-119.

[4] 赵航.复方鲜竹沥液辅助治疗老年喘息性支气管炎临床研究[J].河南中医,2016,36(2):327-328.

[5] 张春平.复方鲜竹沥液雾化吸入在呼吸道感染后咳嗽中的应用[J].临床医药文献杂志,2018,5(83):40-42.

[6] 周勇,石兴耀,赵林,等.复方鲜竹沥液雾化吸入对全麻术后肺部感染患者呼吸功能的影响[J].山东中医杂志,2014,33(9):728-729.

[7] 袁俊.复方鲜竹沥液超声雾化吸入治疗老年急性脑卒中伴肺部感染60例[J].中国中医药现代远程教育,2014,12(18):17-18.

急 支 糖 浆

【药物组成】鱼腥草、金荞麦、四季青、麻黄、紫菀、前胡、枳壳、甘草。

【处方来源】研制方。《中国药典》(2020年版)。

【功能主治】清热化痰,宣肺止咳。用于外感风热所致的咳嗽,症见发热、恶寒、胸膈满闷、咳嗽咽痛;急性支气管炎、慢性支气管炎急性发作见上述证候者。

【药理作用】

1. **镇咳** 急支糖浆可延长小鼠氨水引咳潜伏期,其镇咳的作用机制是通过多种活性成分作用于多个靶点,调控炎症过程、促进细胞增殖、促进受损机体修复等。

2. **祛痰** 通过腹腔注射的酚红可部分从气道排泄,急支糖浆可促进酚红从气道排泌,产生祛痰作用。

3. **抗菌** 急支糖浆中具有抗菌作用的成分主要有鱼腥草、金荞麦、紫菀、四季青、麻黄、前胡和甘草等。在体外对金黄色葡萄球菌、表皮葡萄球菌、大肠埃希菌及肺炎克雷伯菌均有抑制作用,尤其对肺炎克雷伯菌的最低抑菌浓度和最低杀菌浓度小。

4. **抗炎** 对巴豆油、二甲苯等涂抹所致的小鼠耳廓肿胀,急支糖浆有抑制作用,可以缓解炎症。该药也可抑制腹腔注射乙酸所引起的毛细血管通透性的增加,对炎性渗出及组织肿胀有抑制作用。

5. **平喘** 急支糖浆对吸入乙酰胆碱、组胺引起的豚鼠喘息,可延长喘息潜伏期,松弛组胺导致的离体气管的收缩,从而发挥平喘作用。

6. **调节免疫功能** 急支糖浆中的鱼腥草可增强机体免疫功能。

【临床应用】

1. **新冠病毒感染** 《新冠病毒感染者居家中医药干预指引》推荐急支糖浆用于治疗新冠病毒成人感染,症见咳嗽明显者。北京市《新冠病毒感染者用药目录(第一版)》也推荐急支糖浆用于治疗以咳嗽、黄痰、舌苔黄为主的新冠病毒感染者。

2. **急、慢性气管支气管炎** 急支糖浆适用于外感风热或痰热壅肺所致咳嗽、发热恶寒、痰黄、口渴、咽痛、舌边尖红、苔薄黄者;或胸闷、黄黏痰、舌红苔黄者。常用于治疗急性气管支气管炎、慢性支气管炎急性发作见上述诸症者。急支糖浆可缩短咳嗽、气逆、咽干痛等症状的持续时间;从频繁咳嗽天数、痊愈率和不良反应发生率等方面考察,急支糖浆治疗急性气管支气管炎患者的疗效优于阿莫西林。急支糖浆治疗支气管炎的机制可能与降低肿瘤坏死因子 α 和白介素-8 水平有关。

3. 哮喘 急支糖浆对于咳嗽变异性哮喘,可增加 7 天内咳嗽消失例数。在佐治小儿哮喘性疾病时,其有效率为 97.6%。

【不良反应】有出现药疹、过敏性皮炎、儿童痉挛性咳嗽的报道。

【注意事项】①忌烟、酒及辛辣、生冷、油腻食物。②不宜在服药期间同时服用滋补性中药。③运动员禁用。④高血压、心脏病患者慎用。有肝病、糖尿病、肾病等慢性病严重者应在医生指导下服用。⑤儿童、妊娠期妇女、哺乳期妇女、年老体弱者应在医生指导下服用。⑥对本品过敏者禁用,过敏体质者慎用。

【用法用量】口服。每次 20~30mL,每日 3~4 次;儿童 1 周岁以内每次 5mL;1~3 岁每次 7mL;3~7 岁每次 10mL;7 岁以上每次 15mL,每日 3~4 次。

(龙丽辉)

参 考 文 献

[1] 余黎,蒋宝平.急支糖浆[M]//陈奇,张伯礼.中国中成药名方药效与应用丛书(呼吸消化卷).北京:科学出版社,2022:148-149.

[2] 黄琪,朱依玲,余捷,等.基于网络药理学的急支糖浆治疗咳嗽的作用机制研究及实验验证[J].药物评价研究,2022,45(6):1029-1038.

[3] 陈延军,郝东伟,杨立波.急支糖浆或抗生素治疗单纯急性气管支气管炎的随机对照临床研究[J].中药药理与临床,2015,31(1):262-264.

[4] 沃武杰.急支糖浆治疗慢性支气管炎疗效观察[J].新中医,2015,47

(9):62-67.

[5] 李懿良,周敏,蒋月娟.急支糖浆结合西药治疗咳嗽变异性哮喘 33 例
[J].中国中医急症,2006,15(8):911-912.

[6] 郁冬梅.急支糖浆佐治儿童肺炎疗效观察[J].河北中西医结合杂志,
1998,7(7):1041.

[7] 贺治明,陈辉球,刘小凡.急支糖浆治疗胃肠减压后咳嗽疗效分析
[J].中国煤炭工业医学杂志,2008,11(10):1528.

[8] 王文涛,张雨秀.急支糖浆致皮肤过敏 1 例[J].中国临床药学杂志,
2000,9(3):189.

[9] 石明儒,李云辉.急支糖浆致小儿过敏反应 1 例[J].医药导报,1999,
18(5):305.

[10] 沈烈行,池兆萍.服用急支糖浆出现药疹 1 例[J].中国中药杂志,
1995,20(10):634.

[11] 刘景衍,唐学兵,李凡,等.急支糖浆致儿童痉挛性咳嗽 14 例[J].中
国医药导报,2006,3(33):90.

肺力咳合剂(胶囊、颗粒、片)

【药物组成】黄芩、前胡、百部、红花龙胆、梧桐根、白花蛇舌草、红管药。

【处方来源】研制方。国药准字 Z20025136。

【功能主治】清热解毒,镇咳祛痰。用于痰热犯肺所引起的咳嗽痰黄,支气管哮喘、气管炎见上述证候者。

【药理作用】

1. 镇咳祛痰 肺力咳合剂可延长小鼠浓氨水引咳潜伏

期,减少咳嗽次数;增加小鼠气管酚红排出量,发挥镇咳、祛痰作用。

2. 平喘　肺力咳合剂可松弛气管平滑肌,对抗组胺、乙酰胆碱引起的气管痉挛,降低呼吸道阻力,发挥平喘作用。

3. 其他　肺力咳合剂还可以抗过敏、抗炎,并改善低氧状态下肺动脉高压大鼠的血液流变学等。

【临床应用】

1. 肺炎和新冠病毒感染　肺力咳合剂治疗肺炎,可以缩短退热时间、住院时间,缩短咳嗽、咳痰、喘息、肺部啰音、肺部阴影消失时间,提高总治疗有效率。北京市《新冠病毒感染者用药目录(第一版)》推荐肺力咳合剂用于治疗以咳嗽、黄痰、舌苔黄为主的新冠病毒感染患者。

2. 急性气管支气管炎　肺力咳合剂联合阿奇霉素能够改善急性气管支气管炎症状。肺力咳胶囊治疗急性支气管炎有效。肺力咳合剂治疗小儿急性支气管炎的有效率高于甘草合剂。

3. 支原体肺炎　肺力咳合剂治疗小儿肺炎支原体感染后的慢性咳嗽,可显著提高咳嗽症状消失比例,显著改善C反应蛋白、总免疫球蛋白及嗜酸性粒细胞计数等指标水平。

4. 支气管哮喘　肺力咳合剂联合西医常规疗法,可缩短患者咳嗽消失时间,改善肺功能。肺力咳合剂联合布地奈德福莫特罗粉吸入剂,治疗咳嗽变异性哮喘,可缓解咳嗽症状,改善肺功能及气道炎症。肺力咳合剂联合氨茶碱治疗儿童支气管哮喘,可显著改善第1秒用力呼气容积及用力肺活量。

【不良反应】可见口干、胃肠道反应、潮红、发热等。

【注意事项】①孕妇慎用。②本品含辅料阿司帕坦,苯丙酮尿症患者不宜使用。③本品可有少量沉淀,不影响使用,用时摇匀。

【用法用量】口服。合剂:7 岁以内每次 10mL,7~14 岁每次 15mL,每日 3 次。胶囊剂:每次 4 粒,每日 3 次。新冠病毒感染轻型、中型疗程 7~10 日。颗粒剂:每次 6g,每日 3 次。新冠病毒感染轻型、中型疗程 7~10 日。片剂:每次 4 片,每日 3 次;或遵医嘱。

(龙丽辉)

参 考 文 献

[1] 蒋宝平,余黎.肺力咳合剂[M]//陈奇,张伯礼.中国中成药名方药效与应用丛书(呼吸消化卷).北京:科学出版社,2022:162-163.

[2] 王莉.肺力咳合剂辅助治疗小儿肺炎的效果[J].中国民康医学,2021,33(13):85-87.

[3] 刘传梅.肺力咳合剂辅助治疗小儿支气管肺炎的临床效果观察[J].临床合理用药,2019,12(1):115-117.

[4] 岳苹.肺力咳合剂对小儿肺炎支原体气管炎及支气管炎症状改善及睡眠质量的影响[J].世界睡眠医学杂志,2020,7(4):635-637.

[5] 邢亚恒,史广超,李景钊,等.肺力咳胶囊治疗急性支气管炎 50 例临床观察[J].当代医学,2012,18(33):79-80.

[6] 任新立.肺力咳合剂治疗小儿急性支气管炎疗效观察[J].内蒙古中医药,2014,33(24):1.

[7] 明凤.肺力咳合剂治疗小儿肺炎支原体感染后慢性咳嗽 40 例临床观

察[J].浙江中医杂志,2021,56(11):812.

[8] 张家嘉,吕健,黎元元,等.肺力咳合剂治疗支气管哮喘有效性与安全性的 meta 分析[J].中药新药与临床药理,2021,33(4):543-549.

[9] 王春畅,靳杨,杨翠,等.肺力咳合剂辅助布地奈德福莫特罗粉吸入剂治疗咳嗽变异性哮喘的效果及对气道炎症的影响[J].湖南师范大学学报(医学版),2018,15(3):98-101.

[10] 李遐方.肺力咳合剂联合氨茶碱治疗儿童支气管哮喘的临床效果观察[J].临床合理用药杂志,2018,11(25):43-44.

射麻口服液

【**药物组成**】麻黄、胆南星、石膏、蜜桑白皮、射干、炒莱菔子、苦杏仁、白前、黄芩、醋五味子。

【**处方来源**】研制方。《中国药典》(2020年版)。

【**功能主治**】清肺化痰,止咳平喘。用于外邪犯肺、入里化热所致咳嗽、痰多黏稠,胸闷气喘,喉中痰鸣,发热或不发热,舌苔黄或黄白,或舌质红,脉弦滑或滑数。

【**药理作用**】

1. **抗病毒** 射麻口服液中的木犀草素可抑制流感病毒,山奈酚可防治甲型流感病毒诱导的肺内屏障功能障碍,黄芩素和汉黄芩素可改善甲型流感病毒诱导的急性肺损伤。

2. **镇咳祛痰** 射麻口服液可延长组胺致喘豚鼠的引喘潜伏期,延长氨水致咳小鼠的咳嗽潜伏期并降低咳嗽次数,增加小鼠气管酚红排出量。

3. **抗炎** 射麻口服液中槲皮素可降低炎症因子(如 IL-6、

IL-1β)的释放,减轻细菌内毒素诱导的支气管、肺损伤,麻黄可抑制炎性介质的激活与释放,降低炎症因子水平。

【临床应用】

1. 新冠病毒感染　北京市《新冠病毒感染者用药目录(第一版)》推荐射麻口服液用于治疗以咳嗽、黄痰、舌苔黄为主的新冠病毒感染者。

2. 支气管扩张　射麻口服液有清肺化痰、止咳平喘的功效,可辅助治疗支气管扩张引起的咳嗽、咳痰、气促、发热、呼吸困难等。

【不良反应】偶见胃肠道反应。

【注意事项】因含麻黄,心脏病患者及运动员慎用。

【用法用量】口服,每次 10mL,每日 3 次,或遵医嘱。

(张小君　曹永孝)

参 考 文 献

[1] 洪婷婷,曹燕凤,杨琳洁,等. 基于网络药理学和分子对接技术探讨射麻口服液治疗新型冠状病毒肺炎作用机制[J].辽宁中医药大学学报, 2021,23(7):170-176.

[2] 程瑞明. 左氧氟沙星注射液联合射麻口服液治疗支气管扩张合并感染 40 例疗效观察[J].药品评价,2021,18(9):570-573.

[3] 王辉人,靳桂贞. 射麻口服液临床疗效观察[J].中成药,1997,19(3): 22-23.

[4] 杨俊清,靳桂贞. 射麻口服液制备工艺研究[J].中成药,1996,18(5): 7-8.

牛黄蛇胆川贝液（散、滴丸、胶囊）

【药物组成】人工牛黄、川贝母、蛇胆汁、薄荷脑。

【处方来源】研制方。《中国药典》（2020 年版）。

【功能主治】清热，化痰，止咳。用于热痰、燥痰咳嗽，症见咳嗽、痰黄或干咳、咳痰不爽等。

【药理作用】

1. 抗菌，抗炎　牛黄蛇胆川贝液在体外能抑制金黄色葡萄球菌、八叠球菌、溶血性链球菌、卡他球菌等细菌。牛黄蛇胆川贝液能抑制二甲苯致小鼠耳廓肿胀、蛋清致大鼠足跖肿胀和棉球致大鼠肉芽组织增生，对炎症早期的渗出、肿胀和晚期的组织增生均有抑制作用。

2. 镇咳祛痰平喘　牛黄蛇胆川贝液可减少吸入氨雾所致的小鼠咳嗽的次数，表明其具有镇咳作用。牛黄蛇胆川贝液可增加小鼠呼吸道的酚红排泌量，具有祛痰作用。牛黄蛇胆川贝滴丸可延长吸入乙酰胆碱、组胺诱导的豚鼠喘息的潜伏期，具有一定的平喘作用。

3. 调节免疫　牛黄蛇胆川贝滴丸能提高小鼠腹腔巨噬细胞对鸡红细胞的吞噬率和吞噬指数，表明其具有一定的免疫促进作用。

【临床应用】主要用于治疗新冠病毒感染、呼吸道感染。

1. 新冠病毒感染　北京市《新冠病毒感染者用药目录（第一版）》推荐牛黄蛇胆川贝液用于治疗以咳嗽、黄痰、舌苔黄为主症的新冠病毒感染。

2. **呼吸道感染** 牛黄蛇胆川贝液适用于感受外邪,痰热阻肺,肺失宣肃所致的咳嗽,症见咳嗽痰多、黏稠色黄,或干咳、咳痰不爽、口干、舌红苔薄黄腻、脉滑数等。临床常用于治疗急性气管支气管炎及慢性支气管炎、上呼吸道感染、支气管肺炎、慢性阻塞性肺疾病和小儿肺炎等有上述诸症者。

【**不良反应**】偶见药疹、头晕、胸闷等不良反应。

【**注意事项**】①寒痰、湿痰者不宜用。②风寒咳嗽、阴虚久咳者慎用。③妊娠期妇女慎用。④服药期间饮食宜清淡,忌生冷、辛辣、燥热食物,忌烟、酒。

【**用法用量**】散剂:口服,每次 1~2 瓶,每日 2~3 次。滴丸:口服或舌下含服,每次 10 丸,每日 3 次;小儿酌减或遵医嘱。口服液:口服,每次 10mL,每日 3 次。胶囊剂:口服,每次 1~2 粒(大粒)或 2~4 粒(小粒),每日 3 次;小儿酌减或遵医嘱。

(曹 蕾)

参 考 文 献

[1] 余黎,蒋宝平.牛黄蛇胆川贝散(滴丸、液、胶囊)[M]//陈奇,张伯礼.中国中成药名方药效与应用丛书(呼吸消化卷).北京:科学出版社,2022:172-173.

[2] 杜秀军.牛黄蛇胆川贝胶囊与养阴清肺糖浆治疗感冒后咳嗽疗效比较[J].医学理论与实践,2012,25(9):1067-1068.

[3] 黄德武,龙子江.牛黄蛇胆川贝胶囊镇咳、平喘、抗炎作用的研究[J].上海实验动物科学,2000,20(3):148-150,153.

[4] 田会东,谭小霞.牛黄蛇胆川贝滴丸对 COPD 急性发作期的血气影响

［J］.中原医刊,2006,33(4):3-5.

通宣理肺丸（片、膏、胶囊、颗粒、口服液）

【药物组成】紫苏叶、麻黄、前胡、苦杏仁、桔梗、陈皮、半夏（制）、茯苓、黄芩、枳壳（炒）、甘草。

【处方来源】宋·太平惠民和剂局《太平惠民和剂局方》。《中国药典》(2020年版)。

【功能主治】解表散寒,宣肺止嗽。用于风寒束表、肺气不宣所致的感冒咳嗽,症见发热、恶寒、咳嗽、鼻塞流涕、头痛、无汗、肢体酸痛。

【药理作用】通宣理肺丸具有镇咳、祛痰、解热、镇痛、抗炎、平喘、抑制细菌等作用。

1. 镇咳祛痰　通宣理肺制剂可抑制氨水所致小鼠或枸橼酸所致豚鼠咳嗽次数,延长咳嗽的潜伏期,抑制电刺激引起的豚鼠咳嗽;可以增加小鼠气管酚红的排泌量,有利于祛痰。通宣理肺颗粒剂和丸剂可增加大鼠气管排痰量,表明具有祛痰作用。

2. 解热镇痛　通宣理肺制剂有解热作用,可降低大肠埃希菌内毒素引起的大鼠发热;降低内毒素引起的家兔体温升高。通宣理肺制剂具有镇痛作用,能延长注射乙酸后小鼠出现扭体反应的潜伏时间,减少扭体次数;还可增加热板疼痛刺激的痛阈值。

3. 抗炎平喘　通宣理肺制剂能抑制蛋清造成的大鼠足肿胀,也可抑制腹腔注射乙酸造成的小鼠腹腔毛细血管通透性增加;可抑制涂抹二甲苯刺激导致的小鼠耳廓肿胀,降低肿胀度和肿胀率;还能降低注射角叉菜胶导致的急性胸膜炎大鼠胸腔渗出液中的白细胞数量,显示其具有减轻炎症阶段白细胞浸润的作用。通宣理肺制剂有平喘作用,能对抗组胺致豚鼠支气管痉挛,增加肺支气管灌流量;延长组胺、乙酰胆碱引起的豚鼠气道痉挛潜伏时间,降低致喘豚鼠的跌倒率。

4. **抑制细菌**　通宣理肺制剂对金黄色葡萄球菌、铜绿假单胞菌、肺炎球菌有抑制作用。

【临床应用】

1. **新冠病毒感染**　北京市《新冠病毒感染者用药目录(第一版)》推荐通宣理肺丸/口服液用于治疗以咳嗽、黄痰、舌苔黄为主的新冠病毒感染者。

2. **急性气管支气管炎**　通宣理肺丸适用于外感风寒,肺气不宣,气逆痰阻所致的咳嗽,症见恶寒发热、头痛鼻塞、咳嗽气喘、咳痰色白、肢体酸痛、舌淡苔薄白、脉浮紧等。临床常用于治疗急性气管支气管炎见上述诸症者。对于小儿顽固性咳嗽也有治疗作用。

3. **急、慢性鼻炎**　通宣理肺丸可缓解鼻塞,改善嗅觉,对治疗慢性单纯性鼻炎效果较好。

【不良反应】未见报道。

【注意事项】①风热或痰热咳嗽、阴虚干咳者不适用。②忌烟、酒及辛辣、生冷、油腻食物。③不宜同时服用滋补性中药。④该药含麻黄,运动员慎用;过敏体质者慎用。⑤本品可降低茶碱的血药浓度,缩短消除半衰期。

【用法用量】口服。水蜜丸:每次7g,每日2~3次。大蜜丸:

每次 2 丸,每日 2~3 次。片剂:每次 4 片,每日 2~3 次。膏剂:每次 15g,每日 2 次。胶囊剂:每次 2 粒,每日 2~3 次。颗粒剂:开水冲服。每次 9g,每日 2 次。口服液:每次 20mL,每日 2~3 次。

(赖　珺)

参 考 文 献

[1] 陈霞,刘丹,岳枫,等.通宣理肺口服液药效学研究[J].首都食品与医药,2015,22(4):22-24.

[2] 余黎.通宣理肺丸(片、膏、胶囊、颗粒、口服液)[M]//陈奇,张伯礼.中国中成药名方药效与应用丛书(呼吸消化卷).北京:科学出版社,2022:143-145.

[3] 徐彭,欧阳永伟,楼兰英,等.通宣理肺丸的实验结果[J].江西中医学院学报,1991,3(1):55.

[4] 那森.通宣理肺片治疗慢性鼻炎32例临床分析[J].包头医学院学报,1999,15(2):64-65.

[5] 曹永莉.通宣理肺丸治疗感冒112例[J].新中医,2002,34(10):65.

[6] 邓暖繁,兰琴.通宣理肺丸治疗小儿顽固性咳嗽36例疗效观察[J].新中医,2011,43(2):96.

[7] 于庆利,徐秋芬,李蔚然.通宣理肺口服液对茶碱血药浓度的影响[J].首都医药,1998,5(3):25-26.

羚羊清肺颗粒(九)

【药物组成】浙贝母、蜜桑白皮、前胡、麦冬、天冬、天花粉、地黄、玄参、石斛、桔梗、蜜枇杷叶、炒苦杏仁、金果榄、金银花、大青叶、栀子、黄芩、板蓝根、牡丹皮、薄荷、甘草、熟大黄、陈皮、羚羊角粉。

【处方来源】研制方。《中国药典》(2020年版)。

【功能主治】清肺利咽,清瘟止嗽。用于肺胃热盛、感受时邪、身热头晕、四肢酸懒、咳嗽痰盛、咽喉肿痛、鼻衄咳血、口干舌燥。

【药理作用】

1. **抗病毒** 羚羊清肺丸对感染流感病毒亚甲型鼠肺适应株小鼠有保护作用,可降低肺指数,抑制病毒在小鼠肺中增殖。

2. **解热抗炎** 羚羊清肺颗粒可明显降低发热模型家兔体温,抑制巴豆油和二甲苯所致的小鼠耳廓肿胀,抑制注射角叉莱胶诱导的大鼠足肿胀。

3. **镇咳祛痰** 羚羊清肺颗粒可延长豚鼠咳嗽潜伏期,降低豚鼠咳嗽次数。小鼠腹腔注射酚红后,羚羊清肺丸可明显增加小鼠气管酚红排泌量,表明其具有祛痰作用。

【临床应用】

1. **新冠病毒感染** 炎症是新冠病毒感染的主要病理表现,发热、咳嗽、咽痛是其主要症状。北京市《新冠病毒感染者用药目录(第一版)》推荐羚羊清肺颗粒用于治疗以咳嗽、黄痰、舌苔黄为主的新冠病毒感染者。

2. **流感** 羚羊清肺丸可用于治疗感受时邪,肺胃热盛之时行流感、感冒,能有效缓解发热、咳嗽痰多、咽喉肿痛、鼻塞等症状。

3. **咳嗽** 羚羊清肺丸适用于外感时邪,肺胃热盛,肺失宣肃之咳嗽,症见咳嗽气促、痰多黄稠、咳痰不爽、胸胁胀满或身热、舌红苔黄腻、脉滑数等,以及用于治疗上呼吸道感染、急性支气管炎、支气管肺炎等见上述诸症者。

【不良反应】尚不明确。

【注意事项】①忌烟、酒及辛辣、燥热、生冷、油腻食物。②外感风寒或寒痰咳嗽者慎用。

【用法用量】颗粒剂:开水冲服。每次 6g,每日 3 次。丸剂:口服。每次 1 丸,每日 3 次。

(黄婷婷)

参 考 文 献

[1] 曹惠慧,余林中.羚羊清肺颗粒(丸)[M]//陈奇,张伯礼.中国中成药名方药效与应用丛书(呼吸消化卷).北京:科学出版社,2022:133-134.

[2] 李鹏飞,李亚琪,马全涛,等.羚羊清肺颗粒(濒危替代)药效学实验研究[J].中医药导报,2020,26(4):24-29.

[3] 李晓军,陈光晖,刘玉玲,等.羚羊清肺丸解热及抗炎作用实验研究[J].承德医学院学报,2003,20(3):189-191.

[4] 郭淑英,周爱香,田甲丽,等.羚羊清肺液与丸剂的药效学比较[J].中国实验方剂学杂志,1997,3(3):37-40.

[5] 陈光晖,李晓军,刘玉玲,等.羚羊清肺丸止咳祛痰作用实验研究[J].承德医学院学报,2003,20(3):197-199.

清肺抑火丸

【药物组成】黄芩、栀子、知母、浙贝母、黄柏、苦参、桔梗、前胡、天花粉、大黄。

【处方来源】经验方。《中国药典》(2020 年版)。

【功能主治】清肺止咳，化痰通便。用于痰热阻肺所致的咳嗽、痰黄稠黏、口干咽痛、大便干燥。

【药理作用】清肺抑火丸属清脏腑热剂。方中黄芩苦寒入肺经，善于清泻肺热，为君药。栀子清热泻火，天花粉、浙贝母清肺止咳、化痰散结，大黄通腑泄热、引痰热下行，共为臣药。桔梗、前胡散风宣肺、化痰止咳，苦参清热燥湿，知母、黄柏清热润燥、生津止渴，共为佐药。清肺抑火丸有抗菌、解热抗炎、祛痰止咳平喘、镇静的作用。

1. **抗菌**　黄芩含有黄芩苷、黄芩素，栀子含栀子苷、去羟栀子苷，知母含多种甾体皂苷、黄酮，黄柏含小檗碱、黄柏碱，天花粉含皂苷、天花粉蛋白，上述活性成分均有抗菌作用。

2. **解热抗炎**　方中黄柏和苦参中的苦参碱，有抗炎作用；知母有解热作用；黄芩、栀子和大黄有抗炎、解热作用。

3. **祛痰止咳平喘**　方中桔梗含多种皂苷、前胡香豆素，均具有祛痰作用；苦参含有的苦参碱、多种黄酮类，具有祛痰平喘、增强免疫的作用；浙贝母含甾醇类生物碱，具有镇咳作用。机制可能与抗组胺及抑制炎症因子释放有关。

4. **镇静**　方中栀子含有的栀子苷、去羟栀子苷有镇静作用。

【临床应用】

1. **新冠病毒感染**　新冠病毒感染的症状有咽痛、发热、乏力、咳嗽等。清肺抑火丸可祛痰止咳，改善痰多和咳嗽症状；通过解热作用,能降低患者的体温;通过抗菌抗炎作用,可缓解炎症。北京市《新冠病毒感染者用药目录(第一版)》中,推荐清肺抑火丸用于治疗以咳嗽、黄痰、舌苔黄为主的新冠病毒感染者。

2. **上呼吸道感染** 清肺抑火胶囊有祛痰、止咳及平喘的作用,可用于治疗急、慢性咽炎,扁桃体炎,肺炎,支气管炎等疾病。清肺抑火胶囊联合布地奈德混悬液吸入治疗急性支气管炎具有较好的临床疗效,可明显改善临床症状与肺功能。

3. **其他** 清肺抑火胶囊也用于鼻出血和痤疮的治疗。

【不良反应】偶见腹泻。

【注意事项】①风寒咳嗽、痰湿阻肺及脾胃虚弱者忌服。②孕妇慎用,儿童、哺乳期妇女、年老体弱及脾虚便溏者禁用。高血压、心脏病、肝病、糖尿病、肾病等慢性病严重者在医生指导下服用。③服药期间饮食宜清淡,忌食辛辣及燥热食物,忌烟、酒。④对本品过敏者禁用,过敏体质者慎用。⑤不宜同时服用滋补性中药。⑥不宜长期服用,久用伤脾胃。⑦体温超过38.5℃,或出现喘促气急者,或咳嗽加重、痰量明显增多者,应去医院就诊。

【用法用量】口服。水丸每次 6g,大蜜丸每次 1 丸,每日2~3 次。

(秦 琦)

参考文献

[1] 胡茜,严钰锋,林君,等.清肺抑火胶囊镇咳、祛痰及平喘的药效学研究[J].中国当代医药,2020,27(10):17-20.

［2］梁华梓,李洪春,肖凤勤,等.临床中成药速查手册［M］.郑州:河南科学技术出版社,2018:81.

［3］马少丹,阮时宝.实用中成药荟萃［M］.福州:福建科学技术出版社,2017:59-60.

［4］蔡进金,蔡宏.感冒用药指南［M］.北京:金盾出版社,2009:396-397.

［5］张纾难.支气管哮喘合理用药399问［M］.北京:中国医药科技出版社,2009:160-161.

［6］邹节明,张家铨.中成药的药理与应用［M］.上海:复旦大学出版社,2003:452-453.

［7］李贵.儿科常用中西药物手册［M］.北京:人民卫生出版社,2003:89-90.

［8］刘培杰,施小山,杨默.清肺抑火胶囊联合布地奈德治疗急性支气管炎的疗效观察［J］.现代药物与临床,2020,35(6):1102-1105.

［9］阿娜尔娃,郑利军.清肺抑火丸治疗痤疮体会［J］.内蒙古中医药,1996(S1):79.

川贝枇杷膏(糖浆、颗粒、露、片、口服液)

【药物组成】川贝母流浸膏、桔梗、枇杷叶、薄荷脑。

【处方来源】研制方。《中国药典》(2020年版)。

【功能主治】清热宣肺,化痰止咳。用于风热犯肺、痰热内阻所致的咳嗽痰黄或咳痰不爽、咽喉肿痛、胸闷胀痛;感冒、支气管炎见上述证候者。

【药理作用】

1. 镇咳祛痰 川贝枇杷膏对浓氨水、二氧化硫引咳小鼠,可延长引咳潜伏期,提高止咳率;川贝枇杷糖浆及其颗粒可减少小鼠吸入氨雾的引咳潜伏期,减少咳嗽次数;川贝枇杷糖浆、片剂可延长机械刺激气管所致豚鼠咳嗽的潜伏期。川贝枇杷膏、颗粒及片剂均可增加小鼠气管酚红排泌量,川贝枇杷膏也可增加大鼠气管痰液分泌量,具有祛痰作用。

2. **抗炎平喘**　川贝枇杷膏可抑制蛋清致大鼠足跖肿胀;川贝枇杷颗粒可抑制巴豆油致小鼠耳廓肿胀,可抑制棉球致大鼠肉芽组织增生,具有抗炎作用。川贝枇杷膏可延长吸入组胺诱发的豚鼠喘息发作潜伏期,并可降低喘息发生率;川贝枇杷糖浆、片剂均可抑制组胺引起的豚鼠离体气管痉挛,具有平喘作用。

3. **调节免疫**　川贝枇杷膏可增加小鼠的胸腺指数及脾脏指数,具有增强免疫的作用。

【临床应用】川贝枇杷制剂临床适用于风热犯肺、痰热内阻所致咳嗽,症见咳嗽、黄稠痰、咳痰不易、咽干口渴、咽喉肿痛、胸闷胀痛、舌红苔腻等。临床常用于治疗急性气管支气管炎、急性上呼吸道感染及慢性支气管炎等风热犯肺、痰热内阻有上述诸症者。北京市《新冠病毒感染者用药目录(第一版)》推荐川贝枇杷露用于治疗以咳嗽、黄痰、舌苔黄为主的新冠病毒感染患者。

【不良反应】有红斑样药疹的报道。

【注意事项】①服药期间饮食宜清淡,忌辛辣、油腻食物。②风寒咳嗽、湿痰证者皆不宜使用本品。

【用法用量】口服。露剂:每次 10mL,每日 3 次。膏剂:每次 15mL,每日 3 次;小儿减半。糖浆剂:每次 10mL,每日 3 次。颗粒剂:水冲服,每次 3g,每日 3 次。口服液:每次 10mL,每日 3 次。片剂:口服,每次 3 片,每日 3 次。

(龙丽辉)

参 考 文 献

[1] 余黎,蒋宝平.川贝枇杷糖浆[M]//陈奇,张伯礼.中国中成药名方药效与应用丛书(呼吸消化卷).北京:科学出版社,2022:171-172.

[2] 周瑞玲,陈玉兴,崔景朝.川贝枇杷膏止咳、化痰、平喘、抗炎及免疫作用研究[J].中国实验方剂学杂志,2004,10(5):24-26.

[3] 张忠泉,孙惠玲,周根成.川贝枇杷含片的止咳、平喘、化痰动物实验[J].河南医药信息,2002,10(9):7-8.

[4] 陈奇.中成药名方药理与临床[M].北京:人民卫生出版社,1998:860-861.

[5] 李荣生,娄敏,乔少华,等.川贝枇杷颗粒药效学研究[J].中国实验方剂学杂志,2000,6(5):50-51.

[6] 李雪艳.临床上常见的不合理用药现象举隅[J].湖南中医药导报,2004,10(2):50.

儿童清肺丸(口服液)

【**药物组成**】麻黄、炒苦杏仁、石膏、甘草、蜜桑白皮、瓜蒌皮、黄芩、板蓝根、法半夏、浙贝母、橘红、炒紫苏子、葶苈子、紫苏叶、细辛、薄荷、蜜枇杷叶、白前、前胡、石菖蒲、天花粉、煅青礞石。

【处方来源】研制方。《中国药典》(2020年版)。

【功能主治】清肺,解表,化痰,止嗽。用于小儿风寒外束、肺经痰热所致的面赤身热、咳嗽气促、痰多黏稠、咽痛声哑。

【药理作用】

1. 镇咳祛痰　儿童清肺丸可减少氨水诱发的小鼠咳嗽次数和枸橼酸所致豚鼠咳嗽次数,并延长实验动物致咳潜伏期,具有镇咳作用。儿童清肺丸可以增加小鼠气管段酚红的排泌量,使痰液稀释而易于咳出,具有祛痰作用。

2. 平喘　儿童清肺丸可延长磷酸组胺喷雾所致豚鼠的哮喘潜伏期、对抗组胺引起豚鼠回肠平滑肌收缩,具有平喘作用。

3. 抑菌　儿童清肺口服液对金黄色葡萄球菌、铜绿假单胞菌、肺炎球菌、肺炎杆菌有抑制作用。

4. 抗炎　儿童清肺口服液可减轻二甲苯所致的小鼠耳肿胀,对急性渗出性炎性反应有抑制作用;可抑制角叉菜胶引起的炎性反应;可抑制醋酸诱发小鼠腹腔毛细血管通透性增加,具有抗渗出性炎性反应的作用。

【临床应用】

1. 新冠病毒感染　儿童清肺口服液有抗病毒、抗炎、止咳、化痰作用,能改善新冠病毒感染的症状。北京市《新冠病毒感染者用药目录(第一版)》推荐儿童清肺口服液用于治疗以咳嗽、黄痰、舌苔黄为主的新冠病毒感染患者。

2. 肺炎　阿奇霉素联合儿童清肺口服液治疗小儿支原体肺炎,结果显示儿童清肺口服液能有效改善腹痛、口渴、发热等症状,提高治疗有效率,改善免疫功能,减少阿奇霉素的用药时间。儿童清肺口服液治疗呼吸道合胞病毒性肺炎痰热闭肺证患者,结果显示儿童清肺口服液可减少咳嗽咳痰次数、促进体温恢复。

【不良反应】尚不明确。

【注意事项】久咳、汗出、体虚者忌用。不宜长期服用。

【用法用量】口服。丸剂:水蜜丸每次 1 袋,大蜜丸每次 1 丸,每日 2 次;3 岁以下每次半袋或半丸。口服液:每次 2 支,6 岁以下每次 1 支,每日 3 次。

(刘 庆 曹永孝)

参 考 文 献

[1] 王书华.阿奇霉素联合儿童清肺口服液治疗小儿支原体肺炎的临床效果分析[J].系统医学,2021,6(4):16-18.

[2] 董利利,李晓辉,张磊.阿奇霉素联合儿童清肺口服液治疗小儿支原体肺炎的临床效果观察[J].临床研究,2020,28(5):122-123.

[3] 杜林波.清开灵注射液与儿童清肺口服液联用治疗小儿呼吸道合胞病毒性肺炎痰热闭肺证的临床评价[J].中国社区医师,2018,34(35):98-99.

[4] 白春昕.呼吸道合胞病毒肺炎儿童应用清肺口服液前后炎症因子水平变化及意义[J].中国实用医药,2017,12(21):147-148.

[5] 陈会丛,杨海润,杜莹洁,等.同仁堂儿童清肺口服液解热、抗炎、抑菌作用研究[J].中华中医药杂志,2016,31(10):4291-4294.

小儿肺热咳喘口服液

【药物组成】麻黄、苦杏仁、石膏、甘草、金银花、连翘、知母、黄芩、板蓝根、麦冬、鱼腥草。

【处方来源】研制方。《中国药典》(2020年版)。

【功能主治】清热解毒,宣肺化痰。用于热邪犯于肺卫所致发热、汗出、微恶风寒、咳嗽、痰黄,或兼喘息、口干而渴。

【药理作用】

1. **抗病毒,抑菌** 小儿肺热咳喘口服液对甲型流感病毒(H1N1、H2N3、PR8)、副流感病毒、呼吸道合胞病毒、腺病毒、疱疹病毒和柯萨奇病毒所致的细胞病变均有抑制作用。同时能有效抑制各种细菌,具有广谱抗菌作用。

2. **抗炎镇咳** 小儿肺热咳喘口服液能抑制炎症介质释放,缓解呼吸道平滑肌痉挛,能抑制延髓呼吸中枢,起镇咳作用。

【临床应用】

1. **新冠病毒感染** 北京市《新冠病毒感染者用药目录(第一版)》推荐小儿肺热咳喘口服液用于治疗以咳嗽、黄痰、舌苔黄为主的新冠病毒感染患者。

2. **呼吸道感染** 小儿肺热咳喘口服液在治疗小儿呼吸道感染方面效果显著。

3. **支原体肺炎** 小儿肺热咳喘口服液联合美洛西林钠及阿奇霉素治疗小儿肺炎链球菌肺炎,能明显改善症状,降低患儿血清中的炎症因子水平,有镇咳、抗菌、提高免疫的作用。

4. 荨麻疹 小儿肺热咳喘口服液治疗小儿荨麻疹,临床效果良好。

【注意事项】大剂量可能引起轻度胃肠道不适。

【用法用量】口服。1~3 岁每次 10mL,每日 3 次;4~7 岁每次 10mL,每日 4 次;8~12 岁每次 20mL,每日 3 次,或遵医嘱。

(张小君 刘启兵)

参 考 文 献

[1] 殷伏生.小儿肺热咳喘口服液治疗支原体肺炎患儿的效果[J].中国城乡企业卫生,2021,36(5):179-182.

[2] 周楠.小儿肺热咳喘口服液治疗呼吸道感染临床疗效研究[J].北方药学,2021,18(4):21,25.

[3] 李连家,孙玉军,马海凤,等.小儿肺热咳喘口服液联合美洛西林钠及阿奇霉素治疗小儿肺炎链球菌肺炎的临床疗效及其对免疫炎症因子的影响[J].世界中西医结合杂志,2021,16(6):1137-1140.

[4] 王芳.小儿肺热咳喘口服液治疗儿科呼吸道感染 86 例临床治疗体会[J].中国社区医师,2017,33(8):83-84.

[5] 彦知,贾一江.小儿肺热咳喘口服液药效学研究完成[J].光明中医,2010,25(4):656.

[6] 李艳玲,张佳夫.小儿肺热咳喘口服液治疗小儿荨麻疹的临床效果[J].中国民康医学,2019,31(15):110-111.

[7] 徐霞.浅谈小儿肺热咳喘口服液治疗小儿荨麻疹的临床疗效[J].世界最新医学信息文摘,2015,15(95):92.

金振口服液

【药物组成】山羊角、平贝母、大黄、黄芩、青礞石、石膏、人工牛黄、甘草。

【处方来源】研制方。《中国药典》(2020年版)。

【功能主治】清热解毒，祛痰止咳。用于小儿痰热蕴肺所致的发热、咳嗽、咳吐黄痰、咳吐不爽、舌质红、苔黄腻；小儿急性支气管炎见上述证候者。

【药理作用】

1. 抗病毒，抗菌　金振口服液对 SARS 病毒、甲型 H1N1 流感病毒、疱疹病毒、柯萨奇病毒有较好的抑制作用。金振口服液对肺炎双球菌、金黄色葡萄球菌、大肠杆菌等有较好的抑制作用。呼吸道合胞病毒是引发小儿支气管炎的重要病因，金振口服液可显著抑制呼吸道合胞病毒和肺炎支原体。金振口服液能降低人冠状病毒肺炎热毒疫模型小鼠的肺指数、病毒载量，改善模型小鼠中枢体温调节介质表达。

2. 解热抗炎　金振口服液能够降低酵母与细菌内毒素致热模型大鼠的体温，有解热作用。金振口服液联合炎琥宁治疗小儿病毒性肺炎，可缓解临床症状、体征，降低炎症因子水平。

【临床应用】

1. 新冠病毒感染　炎症是新冠病毒感染的主要病理表现，发热、咳嗽、咽痛是其主要症状。金振口服液的抗病毒、抗菌、解热抗炎等作用可缓解症状。北京市《新冠病毒感染者用药目录(第一版)》推荐金振口服液用于治疗以咳嗽、黄痰、舌苔黄为主的新冠病毒感染患者。

2. 支气管肺炎　肺炎是小儿常见的呼吸系统疾病，主要临床表现为发热、咳嗽、气促、喘息、呼吸困难等。金振口服液能显著改善由急性上呼吸道感染、气管支气管炎和轻型肺炎等引起的咳嗽、咳痰、喘息、发热、鼻塞、流涕等症状。

【不良反应】尚不明确。

【注意事项】①偶见用药后便溏，停药后即可恢复正常。②风寒咳嗽或体虚久咳者忌服。③忌辛辣、生冷、油腻食物。

【用法用量】口服。6个月至1岁，每次5mL，每日3次；2~3岁，每次10mL，每日2次；4~7岁，每次10mL，每日3次；8~14岁，每次15mL，每日3次。疗程5~7日，或遵医嘱。

（黄婷婷）

参 考 文 献

[1] 萧伟,徐兰兰,霍翠翠,等.金振口服液对SARS病毒抑制作用的实验研究[J].南京中医药大学学报,2008,24(5):343-344,352.

[2] 萧伟,郑丽舒,尚强,等.金振口服液抗甲型H1N1流感病毒作用实验研究[J].中草药,2009,40(9):1443-1445.

[3] 侯安存,刘玉华,辛德莉,等.金振口服液体外抑制呼吸道合胞病毒、SARS病毒及肺炎支原体的实验研究[J].中国基层医药,2009(8):1454-1455.

[4] 洪倩,陈昌秀,刘艳侠,等.金振口服液退热作用机制动物实验研究[J].儿科药学杂志,2021,27(2):1-4.

[5] 申广红,王锐,王鑫纳,等.金振口服液联合注射用炎琥宁治疗小儿病

毒性肺炎的临床疗效及对症状体征评分、炎症因子和肺功能的影响[J].中国医院用药评价与分析,2021,21(2):143-146.

[6] 李瑾.金振口服液临床研究应用进展[J].内蒙古中医药,2014,33(8):118-119.

小儿清肺化痰颗粒

【药物组成】麻黄、石膏、苦杏仁、前胡、黄芩、紫苏子(炒)、葶苈子、竹茹。

【处方来源】研制方。国药准字 Z13020794。

【功能主治】清热化痰,止咳喘。用于小儿肺热感冒引起的咳嗽、咳痰、喘息。

【药理作用】

1. 抗菌　小儿清肺化痰颗粒对金黄色葡萄球菌、肺炎双球菌及乙型溶血性链球菌均有抑制作用。

2. 止咳,祛痰　小儿清肺化痰颗粒能够有效地减少咳嗽频率及次数,增加呼吸道酚红排出量,有止咳、祛痰作用。

3. 抗炎,解热　小儿清肺化痰颗粒能抑制二甲苯引起的小鼠耳廓肿胀,降低由内毒素造成的体温升高,有抗炎及解热的作用。

【临床应用】

1. 新冠病毒感染　新冠病毒感染的主要症状是干咳、乏力、发热,部分患者伴有胸闷气促,甚至呼吸困难。小儿清肺化痰颗粒是有效的止咳平喘药,其中紫苏子降气消痰,平喘润肠,与麻黄、竹茹等药连用,对于痰壅气逆和咳嗽气喘等症状具有较好的控制和改善作用。北京市《新冠病毒感染者用药目录(第一版)》推荐小儿清肺化痰颗粒用于治疗以咳嗽、黄痰、舌苔黄为主的新冠病毒感染患者。

2. **支气管肺炎** 小儿清肺化痰颗粒治疗支气管肺炎,可明显缩短发热、咳嗽及肺部湿啰音消失时间。

3. **慢性鼻窦炎** 小儿清肺化痰颗粒具有清肺热、抗炎消肿、抗变态反应、稀释痰液、增加鼻部血液循环、促进黏膜再生、恢复纤毛功能及调节机体免疫力的作用,可用于治疗慢性鼻窦炎。

【不良反应】未见报道。

【注意事项】①忌食辛辣、生冷、油腻食物。②婴儿应在医生指导下服用。③高血压、心脏病等疾病患者应慎用。脾虚易腹泻者慎服。④风寒袭肺咳嗽,症见发热恶寒、鼻流清涕、咳嗽痰白等者不适用。⑤该药含麻黄,运动员慎用,过敏体质者慎用。对本品过敏者、糖尿病患儿禁用。

【用法用量】开水冲服。1周岁以下每次3g,1~5岁每次6g,5岁以上每次9~12g,每日2~3次。

(曹 蕾 李 静)

参 考 文 献

[1] 王雪峰,张秀英.小儿清肺化痰颗粒[M]//陈奇,张伯礼.中国中成药名方药效与应用丛书(儿科卷).北京:科学出版社,2022:145-146.

[2] 董朝,陆宏进,时骏英.清肺化痰颗粒治疗小儿支气管肺炎30例临床观察[J].北京医学,2015,37(1):82-83.

[3] 张兆兰,冯少宇,明立华,等.清肺化痰颗粒佐治小儿支原体肺炎的临床观察[J].中国医药指南,2015,13(33):10-11.

[4] 王保霞,卢新阁.小儿清肺化痰颗粒治疗儿童慢性鼻窦炎90例疗效观察[J].河北中医,2012,34(8):1211-1212.

[5] 刘锦泉,李凤金,刘弘涛,等.清肺化痰颗粒药效学研究[J].中医药信息,2013,30(2):99-100.

止咳橘红口服液(丸、颗粒、胶囊)

【药物组成】化橘红、陈皮、法半夏、茯苓、款冬花、甘草、瓜蒌皮、紫菀、麦冬、知母、桔梗、地黄、石膏、苦杏仁(去皮炒)、炒紫苏子。

【处方来源】研制方。《中国药典》(2020年版)。

【功能主治】清肺,止咳,化痰。用于痰热阻肺引起的咳嗽痰多,胸闷气短,咽干喉痒。

【药理作用】

1. 镇咳祛痰 止咳橘红方可延长吸入氨雾引咳小鼠咳嗽潜伏期、减少小鼠咳嗽次数。祛痰药物可促进气管排泌酚红,气管酚红排泌量可反映药物的祛痰程度。止咳橘红方可促进家兔呼吸道排泌酚红,具有一定的祛痰作用。

2. 抗炎 止咳橘红方可抑制涂抹二甲苯致小鼠耳廓肿胀和注射蛋清致大鼠足跖肿胀,抑制急性炎症渗出、肿胀。止咳橘红方对细胞色素P4503A4酶有轻微抑制作用。

【临床应用】

1. 新冠病毒感染 北京市《新冠病毒感染者用药目录(第

一版)》推荐止咳橘红颗粒(丸、口服液)用于治疗以咳嗽、黄痰、舌苔黄为主的新冠病毒感染。

2. 急性气管支气管炎　止咳橘红方有清热滋阴、化痰、止咳、利肺气的功效,可治疗由急性气管支气管炎及慢性支气管炎引起的咳嗽痰多、色黄白黏稠难咳、胸闷气短、咽干喉痒、舌红苔黄腻、脉滑数。同时对小儿外感久咳,有减轻咳嗽、减少痰量、缩短疗程的作用。

3. 慢性阻塞性肺疾病　止咳橘红方联合乙酰半胱氨酸泡腾片用于慢性阻塞性肺疾病急性加重期的治疗,可改善患者肺功能。

【不良反应】未见明确报道。

【注意事项】①风寒咳嗽、干咳无痰者慎用。②服药期间饮食宜清淡,忌辛辣食物,忌烟、酒。

【用法用量】口服。颗粒剂:水冲服。每次 3g,每日 2~3 次。丸剂:水蜜丸每次 9g,大蜜丸每次 2 丸,每日 2 次。口服液:每次 10mL,每日 2~3 次。胶囊剂:每次 3 粒,每日 2~3 次。儿童用量遵医嘱。

(张小君　曹永孝)

参 考 文 献

[1] 张清华.复方止咳颗粒剂的镇咳、祛痰和抗炎作用[J].广东药学院学报,2000,16(3):210-212.

[2] 李跃飞,徐靖华,刘建光,等.止咳橘红口服液联合乙酰半胱氨酸泡腾片治疗 COPD 急性加重期的效果[J].保健医学研究与实践,2021,18

(4):82-85.

[3] 程泽能,张毕奎,李焕德,等.中药止咳橘红颗粒对 CYP3A4 和 CYP1A2 抑制作用的研究[J].中国临床药理学杂志,2002,18(3):215-218,240.

[4] 徐慧媛,梁晓春,郭赛珊,等.止咳橘红口服液治疗幼儿急性气管炎的临床观察[J].中医药研究,1996,3:58-59.

百蕊颗粒(片)

【药物组成】百蕊草。

【处方来源】研制方。国药准字 Z34020467。

【功能主治】清热消炎,止咳化痰。用于急慢性咽喉炎、气管炎、鼻炎、肺炎。

【药理作用】

1. 抗病毒,抗菌　百蕊颗粒可抑制乙脑病毒和手足口病病毒。体外实验显示百蕊草提取物对大肠杆菌、金黄色葡萄球菌、苏云金杆菌、蜡状芽孢杆菌、藤黄八叠球菌、铜绿假单胞菌均有抑制作用。

2. 抗炎,镇咳　百蕊颗粒可抑制二甲苯所致小鼠耳廓肿胀,抑制棉球所致大鼠肉芽肿,抑制肿瘤坏死因子 α、白介素和前列腺素 2 等炎性细胞因子的表达,减轻肺水肿。还可延长吸入氨雾诱发的小鼠咳嗽潜伏期,减少咳嗽次数,使小鼠气管酚红排泌量明显增加。

3. 增强免疫　百蕊颗粒可增加小鼠胸腺重量,提高胸腺指数。

【临床应用】主要用于治疗新冠病毒感染、支气管炎、咽炎、流感等。

1. 新冠病毒感染　北京市《新冠病毒感染者用药目录(第一版)》推荐百蕊颗粒用于治疗以咳嗽、黄痰、舌苔黄为主症的新冠病毒感染患者。

2. 支气管炎　百蕊颗粒有清热解毒、消炎、化痰止咳、抗菌、调气之效,可用于急性支气管炎、慢性支气管炎、毛细支气管炎的治疗。

3. 咽炎　百蕊颗粒能缩短疱疹性咽峡炎的急剧发热、疱疹消退时间,促使痊愈。百蕊颗粒可缓解慢性咽炎引起的咽痒、咽喉微痛、咽异物感、干咳、痰多、咽喉灼烧感、声嘶、咽喉部黏膜充血等,减轻疼痛和炎症反应。

4. 流感　百蕊颗粒可治疗由流感引起的发热、咽红肿、咳嗽、头痛及全身痛等症状,也可用于上呼吸道感染的治疗。

5. 其他　百蕊颗粒还可用于手足口病、急性化脓性中耳炎等疾病的辅助治疗。

【不良反应】尚不明确。

【注意事项】①忌烟、酒及辛辣、鱼腥食物。②不宜在服药期间同时服用滋补性中药。③高血压、心脏病、肝病、糖尿病、肾病等慢性病患者应在医生指导下服用。④儿童、妊娠期妇女、哺乳期妇女、年老体弱者、脾虚便溏者应在医生指导下服用。⑤扁桃体化脓或体温超过 38.5℃,应去医院就诊。⑥支气管扩张、肺脓肿、肺源性心脏病、肺结核患者出现咳嗽时应去医院就诊。⑦对本品过敏者禁用,过敏体质者慎用。

【用法用量】颗粒:开水冲服,每次 5g,每日 3 次。片剂:口服,每次 4 片,每日 3 次。

(张小君　赵万红)

参 考 文 献

[1] 杨军,王静,高美华,等.百蕊颗粒药理作用的实验研究[J].中国中药杂志,1999,24(6):367-369.

[2] 廖元园,周冠强.百蕊颗粒临床应用研究进展[J].现代医药卫生,2021,37(7):1149-1152.

[3] 曾盈盈.百蕊颗粒联合干扰素雾化吸入治疗儿童疱疹性咽峡炎临床观察[J].西部中医药,2021,34(11):113-115.

[4] 钟娇霞,霍开明,古裕鸟,等.百蕊颗粒结合头孢丙烯治疗急性扁桃体炎的疗效及对血清炎性因子水平的影响[J].中华中医药学刊,2022,40(2):237-240.

[5] 孙璐.百蕊颗粒辅助治疗小儿急性支气管炎的效果[J].中国医药指南,2021,19(33):128-129.

[6] 郑云威,徐立锋,李忠运.百蕊颗粒结合氨溴索雾化吸入治疗慢性支气管炎急性发作临床研究[J].国际中医中药杂志,2020,42(3):221-225.

[7] 郭爱丽,朱薇薇,祝捷,等.百蕊颗粒联合雾化佐治小儿毛细支气管炎的临床疗效观察[J].中国中西医结合儿科学,2017,9(1):46-48.

五、以治疗咽喉干痛、干咳少痰、少苔或无苔为主的中成药

强力枇杷露（膏、胶囊、颗粒）

【药物组成】枇杷叶、罂粟壳、百部、白前、桑白皮、桔梗、薄荷脑。

【处方来源】研制方。《中国药典》(2020年版)。

【功能主治】养阴敛肺,镇咳祛痰。用于久咳劳嗽、支气管炎。

【药理作用】

1. 镇咳祛痰　组方中罂粟壳所含吗啡类生物碱,具有较强镇咳作用。强力枇杷胶囊可以延长小鼠氨水或 SO_2 引咳潜伏期,减少2分钟内咳嗽次数,其效果与可待因相当。强力枇杷冲剂可显著升高电刺激致猫喉上神经引咳阈值,具有镇咳作用。强力枇杷胶囊或冲剂可增加小鼠气道酚红排泌量,具有祛痰作用。

2. 平喘　强力枇杷露可延长吸入乙酰胆碱和组胺诱发的

豚鼠喘息潜伏期,减少喘息时的抽搐动物数,具有平喘作用。

3. 抑菌抗炎 强力枇杷冲剂对金黄色葡萄球菌、甲型溶血性链球菌、肺炎球菌、乙型溶血性链球菌、大肠埃希菌等有抑制作用。强力枇杷露可抑制巴豆油所致小鼠耳肿胀,减轻角叉菜胶所致大鼠的踝关节肿胀,具有抗炎作用。

【临床应用】主要用于治疗上呼吸道炎症引起的咳嗽综合征。强力枇杷露适用于痰热伤肺所致的咳嗽,症见久咳不愈、胸闷气短、干咳无痰或痰少而黄、口干咽燥等。强力枇杷露对上呼吸道炎症引起的咳嗽综合征有明显的改善作用。北京市《新冠病毒感染者用药目录(第一版)》推荐强力枇杷露用于治疗以咳嗽、舌苔黄为主的新冠病毒感染患者。

【不良反应】方中罂粟壳有滥用成瘾的特点,偶见急性荨麻疹等过敏反应。

【注意事项】①儿童、孕妇、哺乳期妇女禁用。②糖尿病患者慎用。③本品含罂粟壳,不宜久服。

【用法用量】胶囊剂:口服,每次 2 粒,每日 3 次。露剂:口服,每次 15mL,每日 3 次,小儿酌减。膏剂:口服,每次 20g,每日 3 次;小儿酌减。颗粒剂:口服,每次 3g,每日 3 次。

(龙丽辉)

参 考 文 献

[1] 余黎,蒋宝平.强力枇杷露[M]//陈奇,张伯礼.中国中成药名方药效与应用丛书(呼吸消化卷).北京:科学出版社,2022:155-156.

[2] 王晓洪,陈立峰.强力枇杷胶囊的药效学研究[J].湖南中医杂志,

1999,15(2):50-51.

[3] 彭代银,刘青云,黄根安,等.强力枇杷冲剂药效毒性研究和临床观察
[J].中成药,1996,18(11):37-39.

[4] 李方莲,罗瑞祥.法半夏罗汉果川贝枇杷膏与强力枇杷露药理作用的
比较研究[J].中国药房,1997,8(1):15-16.

[5] 陈世平,徐静.用两种强力枇杷露治疗感染后咳嗽的效果对比[J].当
代医药论丛,2015,13(19):285-286.

[6] 郭希然.用强力枇杷露治疗感冒后咳嗽的效果评析[J].当代医药论
丛,2016,14(16):43-44.

[7] 孙桂芳.强力枇杷胶囊致变态反应1例[J].医药导报,2007,26(9):
1091.

养阴清肺丸(口服液、膏、糖浆、颗粒)

【药物组成】地黄、麦冬、玄参、川贝母、白芍、牡丹皮、薄
荷、甘草。

【处方来源】清·郑梅涧《重楼玉钥》。《中国药典》(2020
年版)。

【功能主治】养阴润燥,清肺利咽。用于阴虚肺燥,咽喉干
痛,干咳少痰或痰中带血。

【药理作用】

1. 镇咳祛痰　养阴清肺方对氨水和二氧化硫诱导小鼠咳
嗽有抑制作用,可延长咳嗽潜伏期和减少咳嗽次数,并促进小鼠
气管酚红排泌,有镇咳祛痰作用。

2. 抗炎抗氧化　养阴清肺方能抑制肺泡巨噬细胞数量的

下降,减轻烟雾所致的支气管炎症程度及白细胞浸润所致的肺实质损伤。同时能够显著改善慢性咽炎大鼠咽部病理改变并且减轻放射性肺炎大鼠肺部的炎症反应。养阴清肺方不仅可改善体内氧化与抗氧化平衡紊乱状态,还能清除机体自由基,调节和保持肺血管舒缩平衡。

3. **增强免疫** 养阴清肺糖浆能提高免疫功能低下模型小鼠的免疫功能。

4. **抗肺纤维化** 养阴清肺方可降低博来霉素所致肺纤维化大鼠肺指数和肺组织羟脯氨酸含量,减轻肺间质成纤维细胞增生及炎细胞浸润;降低血清脂质过氧化物含量及单胺氧化酶活性。

【临床应用】

1. **新冠病毒感染** 北京市《新冠病毒感染者用药目录(第一版)》推荐养阴清肺丸(口服液)用于新冠病毒感染引起的咳嗽、舌苔黄,以治疗干咳为主。

2. **慢性支气管炎** 慢性支气管炎多继发于上呼吸道感染。养阴清肺汤联合穴位注射可有效提高慢性支气管炎肺阴虚证的疗效,可下调慢性支气管炎患者 IL-6 等炎症因子水平,减轻炎症反应。

3. **慢性咽炎** 慢性咽炎常表现为咽部黏膜的慢性炎症,症见咽干、咽痛及咽部异物感。养阴清肺糖浆具有养阴清肺、清热利咽的功效,可用于治疗慢性咽炎。

【不良反应】尚不明确。

【注意事项】①脾虚便溏、痰多湿盛咳嗽者慎用。②妊娠期妇女慎用。③服药期间忌食辛辣、生冷、油腻食物。

【用法用量】颗粒剂:开水冲服,每次1袋,每日2次。口服液:口服,每次1支(每支10mL),每日2次。胶囊剂:口服,每次3粒,每日2次。咀嚼片:咀嚼后溶化吞服,每次2片,每日2次。

(张小君 李 静)

参 考 文 献

[1] 李沛波,郭建生,朱克俭.养阴清肺糖浆对免疫低下小鼠免疫功能的影响[J].湖南中医学院学报,2001,21(2):16-17.

[2] 李沛波,郭建生,朱克俭,等.养阴清肺糖浆镇咳、祛痰作用的实验研究[J].湖南中医药导报,2000,6(12):30-32.

[3] 王立云,陈正伟,牛萌萌,等.养阴清肺口服液抑菌效力研究及其抑菌剂使用情况分析[J].中国药事,2022,36(11):1253-1259.

[4] 夏天,邢育珍,李静,等.养阴清肺汤对急性放射性口腔炎患者免疫功能、炎症细胞因子的影响[J].中国中医急症,2020,29(2):309-311.

[5] 朱伟群,刘汉胜.养阴清肺糖浆对烟雾引起的慢性支气管炎大鼠炎症细胞及SOD、MDA、NO的影响[J].中药材,2006,29(3):279-282.

[6] 冯玛莉,顿颖,牛艳艳,等.养阴清肺丸抗实验性大鼠肺纤维化作用[J].中成药,2005,27(5):607-608.

[7] 祝常德,王明明,杨颖,等.养阴清肺汤联合穴位注射治疗慢性支气管炎肺阴虚证65例[J].环球中医药,2020,13(12):2157-2159.

[8] 孙玉红.养阴清肺汤辅助治疗慢性支气管炎阴虚燥热证的效果[J].系统医学,2021,6(18):30-32,55.

[9] 黄小玲,安杨.养阴清肺汤治疗慢性咽炎的研究进展[J].新疆中医药,2019,37(1):157-159.

六、缓解恶心、呕吐和腹泻的中成药

藿香正气软胶囊（胶囊、口服液、水、丸）

【药物组成】苍术、陈皮、厚朴（姜制）、白芷、茯苓、大腹皮、生半夏、甘草浸膏、广藿香油、紫苏叶油。

【处方来源】宋·太平惠民和剂局《太平惠民和剂局方》。《中国药典》（2020年版）。

【功能主治】解表化湿，理气和中。用于外感风寒、内伤湿滞或夏伤暑湿所致的感冒，症见头痛昏重、胸膈痞闷、脘腹胀痛、呕吐泄泻；胃肠型感冒见上述证候者。

【药理作用】

1. 调节胃肠功能 藿香正气制剂能调节胃肠平滑肌运动，而且多具有双向调节作用：既能对兔离体小肠和鼠在体小肠的收缩力、运动有明显增强作用；又能拮抗新斯的明或乙酰胆碱所致兔离体小肠运动亢进，缓解肠痉挛。其促进胃肠平滑肌运动的作用可能与调节胃动素和氯离子通道有关，对肠痉挛的拮抗作用与抑制平滑肌细胞膜钙离子通道的开放相关。藿香正气制剂通过增强抗氧化应激能力,提高胃黏膜表皮生长因子受体的表达水平,保护胃黏膜。通过提高胃动素水平,减少血管活性肠肽的水平,增加结肠水通道蛋白4的表达,保护肠道机械屏障。藿香正气颗粒可延长硫酸铜催吐所致家鸽发生呕吐反应的潜伏期,减少呕吐次数。藿香正气制剂可促进胃肠道吸收功能,也有止泻作用,其与抑制小肠推进运动、调节水电解质平衡、保护肠黏膜、调节胃肠激素分泌等有关。

2. **抗病毒** 藿香正气制剂对 A1、A3 及 B 型流感病毒有抑制作用。顾昱昊等基于生物信息技术探究了藿香正气液治疗新冠病毒感染的机制,认为:藿香正气液中的有效成分槲皮素、β-谷甾醇、皮柚素、汉黄芩苷、山柰酚和甘乌内酯等可能通过调控肿瘤坏死因子信号通路、鞘脂信号通路和缺氧诱导因子1信号通路中的 MAPK1、MAPK3、RelA 等关键靶点,干预多个与抗炎、免疫杀伤和重塑气道等相关的生物功能,从而发挥治疗新冠病毒感染的作用。

3. **抑菌** 藿香正气制剂对藤黄八叠球菌、金黄色葡萄球菌、痢疾杆菌、副伤寒杆菌、红色毛癣菌、石膏样毛癣菌、絮状表皮癣菌、石膏样小孢子菌、白色念珠菌、新生隐球菌和皮炎芽生菌等有抑制作用,尤其对藤黄八叠球菌及金黄色葡萄球菌作用较强。

4. **解热镇痛** 藿香正气制剂对注射伤寒菌苗所致的家兔发热具有明显的解热作用,也有一定的镇痛作用。藿香正气制剂与地西泮等镇静催眠药合用可增强对小鼠的镇静催眠作用。

5. **抗炎,调节免疫** 藿香正气软胶囊有抗炎作用,机制可能与抗肥大细胞脱颗粒、拮抗I型变态反应、抑制多种促炎细胞因子产生及调节相关免疫应答通路等有关。藿香正气制剂能提高腹泻小鼠外周血淋巴细胞,改善湿困脾胃型亚健康模型大鼠的一般体征,增加血清 IgG 含量。在腹泻型肠易激综合征、湿困脾胃型亚健康等模型大鼠,通过调节白介素和 P 物质水平,延缓免疫器官萎缩,增加免疫球蛋白含量,达到调节免疫功能的目的。

【临床应用】

1. **新冠病毒感染** 《新型冠状病毒感染诊疗方案(试行第十版)》中推荐藿香正气胶囊(水、丸、口服液)用于治疗新冠病毒感染轻型,适用于湿热蕴肺证伴纳呆、腹泻、大便黏腻者;重型、危重型腹泻,甚至水样便者,可加藿香正气胶囊(软胶囊、丸、水、口服液)。《新冠病毒感染者居家治疗指南》推荐藿香正气水/胶囊用于恶心/呕吐者。《新冠病毒感染者居家中医药干预指引》成人治疗方案推荐藿香正气胶囊(丸、水、口服液)用于治疗新冠病毒感染,症见乏力,伴胃肠不适,如呕吐、腹泻者。

2. **消化系统疾病** 藿香正气制剂用于治疗急性胃肠炎、功能性消化不良、肠易激综合征、秋冬季腹泻、术后肠胀气等。

3. **感冒** 藿香正气制剂用于治疗外感风寒、内伤湿滞所致的胃肠型感冒,可较快缓解头身困重、疼痛、胸脘满闷、恶心纳呆、舌质淡红、舌苔白腻、呕吐、泄泻等症状。

4. **其他** 藿香正气制剂还可用于治疗中暑、流感、口臭、妊娠恶阻、足癣、慢性荨麻疹、湿疹等。

【不良反应】过敏反应最常见,包括药疹、潮红、瘙痒、过敏性休克、过敏样反应、发热、过敏性紫癜和结膜充血等,也可表现为呼吸急促、气喘、憋气和呼吸困难。其他不良反应包括低血糖、抽搐、烦躁不安、昏迷、心率加快、恶心、呕吐、消化道出血等,以及药物相互作用导致的双硫仑样反应。另有肠梗阻和肝损伤的报道。

【注意事项】①忌烟、酒及辛辣、生冷、油腻食物。②不宜在服药期间同服滋补性中成药。③高血压、心脏病、肝病、糖尿病、肾病等慢性病严重者以及儿童、妊娠期妇女、哺乳期妇女、年老体弱者应在医生指导下服用。④风热感冒者慎用。⑤藿香正气水中含乙醇,服药后不得驾驶机、车、船,不得从事高空作业、机械作业及操作精密仪器。⑥对本品及乙醇过敏者禁用,过敏体质者慎用。

【用法用量】口服。

软胶囊:每次 2~4 粒,每日 2 次。

片剂:每次 4~8 片,每日 2 次。

口服液:每次 5~10mL,每日 2 次,用时摇匀。

水剂:每次 0.5~1 支(每支 10mL),每日 2 次,用时摇匀。

丸:每次 8 丸,每日 3 次。

胶囊:每次 4 粒,每日 2 次;儿童酌减。

(曹永孝)

参 考 文 献

[1] 米燕妮,钱海兵,李梦.藿香正气水(口服液、软胶囊、滴丸)[M]//陈奇,

张伯礼.中国中成药名方药效与应用丛书(呼吸消化卷).北京:科学出版社,2022:418-420.

[2]熊微,冉京燕,谢雪佳,等.治疗新型冠状病毒肺炎中成药的药理作用与临床应用[J].医药导报,2020,39(4):465-476.

[3]顾昱昊,陈可点,戚蕊,等.基于生物信息技术探究藿香正气液治疗COVID-19 的机制[J].西北药学杂志,2022,37(2):44-50.

[4]徐娟,李佳,杨亮,等.口服中成药在新型冠状病毒肺炎治疗中的合理应用与药学监护[J].药物不良反应杂志,2020,22(3):155-159.

七、以治疗高热、预防惊厥为主的中成药

安宫牛黄丸

【药物组成】牛黄、水牛角浓缩粉、麝香或人工麝香、珍珠、朱砂、雄黄、黄连、黄芩、栀子、郁金、冰片。

【处方来源】清·吴瑭《温病条辨》。《中国药典》(2020年版)。

【功能主治】清热解毒,镇惊开窍。用于热病、邪入心包、高热惊厥、神昏谵语;中风昏迷及脑炎、脑膜炎、中毒性脑病、脑出血、败血症见上述证候者。

【药理作用】方中牛黄、犀角、珍珠粉清热解毒、凉血定惊及化痰;麝香、冰片活血消肿止痛;黄连、黄芩止血燥湿、清热泻火;生栀子、朱砂利尿解毒、清心镇惊;雄黄、郁金祛风杀菌、行气解郁、凉血破瘀。安宫牛黄丸具有清热、镇静、脑保护和抗惊厥的作用。

1. 解热 安宫牛黄丸对细菌毒素引起的家兔发热有解热

作用,对中枢性高热有退热作用。

2. **镇静** 朱砂能抑制中枢神经系统兴奋,起镇静和催眠作用。安宫牛黄丸能减少小鼠的自主活动,并增强戊巴比妥钠或硫喷妥钠对中枢神经系统的抑制作用,延长小鼠的睡眠时间。

3. **脑保护** 安宫牛黄丸可以降低脓毒症小鼠血清血管性血友病因子含量及脑血管中血管性血友病因子的表达,减轻脑水肿,对脑组织起保护作用。安宫牛黄丸干预脓毒症脑并发症的机制与下调 $CD11b^+$ 细胞的 HMGB1/RAGE/ YTHDF1 通路、调节 $CD11b^+$ 细胞功能、改善 Th1/Th17 比例、减少内皮细胞损伤等有关。安宫牛黄丸也可减轻脓毒症脑病患者的炎症反应,下调神经元特异性烯醇化酶、S100 钙结合蛋白、C 型利钠肽、血浆降钙素原、白介素-6、肿瘤坏死因子 α 水平,保护神经功能。

4. **抗惊厥** 安宫牛黄丸能对抗苯丙胺的兴奋作用,延缓戊四氮所致的小鼠阵挛性发作,表明其对小鼠大脑皮质有抑制作用。

【临床应用】

1. **新冠病毒感染** 新冠病毒感染后出现的超高热或持续高热可诱发惊厥,安宫牛黄丸有解热、护脑、抗惊厥作用。《新型冠状病毒感染诊疗方案(试行第十版)》推荐安宫牛黄丸用于治疗新冠病毒感染,适用于成人重型、危重型高热者;儿童轻型、中型新冠病毒感染伴持续高热不退、神昏谵妄,有重症倾向的,酌情加用安宫牛黄丸;儿童重型、危重型酌情选用安宫牛黄丸。

2. **其他** 安宫牛黄丸还可用于治疗高热惊厥、神昏谵语、中风昏迷及脑炎、脑膜炎、中毒性脑病、脑出血、败血症等。

【不良反应】偶见体温过低、过敏反应、汞毒性肾病。

【禁忌证】①舌苔白腻、寒病阻窍证、卒中神昏者禁用。②过敏者禁用。

【药物相互作用】①含有雄黄，不宜与硝酸盐、硫酸盐类同服。②含有朱砂，不宜与溴化物、碘化物同用。

【注意事项】①含朱砂、雄黄，不宜过量久服，肝、肾功能不全者慎用。②在服用过程中如出现肢寒畏冷，面色苍白，冷汗不止，脉微欲绝，由闭证变为脱证时，应立即停药。③高热神昏，中风昏迷等口服本品困难者，可鼻饲给药。④过敏体质者慎用。孕妇不推荐用。

【用法用量】每丸 3g。

1. 成人重型、危重型新冠病毒感染　内闭外脱证伴高热者每次 0.5 丸，每日 2~4 次。

2. 儿童轻型、中型新冠病毒感染　婴幼儿每次 1/6 丸，3~6 岁每次 1/4 丸，7~14 岁每次 1/3~1/2 丸，每日 1~2 次，溶入 5mL 温水中口服或鼻饲。

3. 老年高热不退　辨证以实证为主者或神昏不清、痰热实证者，安宫牛黄丸每次 1~3 丸，每日 2~3 次，温化后口服。

4. 其他适应证　每次 1 丸，每日 1 次；3 岁以内每次 1/4 丸，4~6 岁每次 1/2 丸，每日 1 次。

（史小莲）

参 考 文 献

［1］石景洋,唐学敏.安宫牛黄丸治疗中枢性高热 37 例临床观察［J］.辽

宁中医杂志,2012,39(4):692-693.

[2] 康毅.安宫牛黄丸(针)的药理研究[J].天津医学院学报,1984,8(3):6.

[3] 王琳,吴建鹏,余旭超,等.安宫牛黄丸治疗脓毒症相关性脑病患者的临床观察[J].中国中医急症,2022,31(8):1246-1249.

[4] 张秀园,任嚣,刘炬.安宫牛黄丸对脓毒症脑血管 vWF 表达的调控机制研究[J].中国中医急症,2022,31(12):2069-2073,2091.

[5] 崔爱瑛.安宫牛黄丸的药理及临床研究进展[J].中国实验方剂学杂志,2012,18(20):341-344.

[6] 叶祖光,王金华,王跃生,等.安宫牛黄丸及其简化方的药效学研究[J].中国中药杂志,2003,28(7):636.

[7] 李丹,李秀明,周宁.安宫牛黄丸的药理作用及临床新应用[J].海军医学杂志,2007,103(2):179-181.

羚羊角口服液(胶囊)

【药物组成】羚羊角。

【处方来源】研制方。《中国药典》(2020 年版)。

【功能主治】平肝熄风,清肝明目,散血解毒。用于肝风内动,肝火上扰,血热毒盛所致的高热惊痫,神昏痉厥,子痫抽搐,癫痫发狂,头痛眩晕,目赤,翳障,温毒发斑。

【药理作用】

1. 解热镇痛 羚羊角口服液对伤寒、副伤寒甲乙三联菌苗引起的家兔发热有解热作用。羚羊角的水溶性蛋白质有良好的解热作用。发热家兔模型在灌服羚羊角煎剂后 2 小时体温下降,持续 4 小时。羚羊角口服液能减少酒石酸锑钾引起的小鼠扭体次数和明显提高小鼠痛阈值。

2. 镇静，抗惊厥　羚羊角对中枢神经系统有抑制作用，可加速巴比妥及乙醚麻醉的开始时间，降低士的宁电休克的敏感性。羚羊角口服液可减少小鼠活动次数，并对阈下催眠剂量戊巴比妥钠有协同作用，延长小鼠睡眠时间。羚羊角口服液有抗惊厥作用。以小鼠惊厥潜伏期为指标，以戊四氮致惊得到小鼠惊厥模型，发现羚羊角冲剂能明显延长模型小鼠的惊厥潜伏期。

【临床应用】

1. 新冠病毒感染　北京市《新冠病毒感染者用药目录（第一版）》推荐使用羚羊角口服液治疗高热。有研究表明，新冠病毒感染患者若体温 >39℃，在其他治疗的基础上，可以使用羚羊角口服液协助治疗。

2. 热性惊厥　羚羊角口服液包含羚羊角等有效成分，其中有诸多磷脂类、无机元素、氨基酸类等，临床上广泛用于治疗高热惊厥等。临床研究证实，羚羊角口服液可改善脑部和心肌细胞的功能。

3. 手足口病　羚羊角口服液有清热解毒之功，主要用于治疗热极生风之证。对手足口病引起的发热有确切疗效，与西药合用可缩短病程，阻止病情进一步发展。

4. 重度子痫前期　羚羊角口服液能降低血浆内皮素 1、血管紧张素Ⅱ水平而改善血管、内皮细胞功能，增加一氧化氮含量，使血管收缩因子与血管舒张因子趋于平衡，从而改善血压。羚羊角口服液治疗重度子痫前期患者安全、有效。

【不良反应】主要有恶心呕吐、四肢麻木、嗜睡、头晕、头痛、皮疹、肝功能损伤。

【用法用量】口服。口服液:每次 5mL,每日 2 次。胶囊:每次 0.3~0.6g,每日 1 次。

(闫萍萍)

参 考 文 献

[1] 翁娅韵,施政,樊俏玫,等. 羚羊角治疗儿童热性惊厥有效性与安全性系统评价[J]. 浙江中西医结合杂志,2020,30(3):255-259.

[2] 张龙霏,胡晶红,张永清. 羚羊角药理研究概况[J]. 中国医药导报,2013,10(28):23-26,33.

[3] 董加秀,周广慧,赵新平. 羚羊角口服液治疗手足口病 116 例临床分析[J]. 实用医学杂志,2011,27(14):2649-2650.

[4] 潘秀杰. 羚羊角口服液治疗重度子痫前期患者 30 例疗效观察[J]. 山东医药,2010,50(37):102-103.

紫雪散(胶囊、颗粒)

【药物组成】石膏、北寒水石、滑石、磁石、玄参、木香、沉香、升麻、甘草、丁香、芒硝(制)、硝石(精制)、水牛角浓缩粉、羚羊角、人工麝香、朱砂。

【处方来源】宋·太平惠民和剂局《太平惠民和剂局方》。《中国药典》(2020 年版)。

【功能主治】清热开窍,止痉安神。用于热入心包,热动肝风证,症见高热烦躁、神昏谵语、惊风抽搐、斑疹吐衄、尿赤便秘。

【药理作用】紫雪散方是治疗温热病名方。温热病多由热邪炽盛,内陷心包,伤及津液,引动肝风所致,其中热邪炽盛为首要病因。方中水牛角浓缩粉、羚羊角、人工麝香为君药,清热开窍熄风;石膏、寒水石、滑石甘寒清热,玄参滋阴清热凉血,升麻清热解毒、透邪外达,朱砂、磁石重镇安神,木香、沉香、丁香行气宣通,玄明粉、硝石泻热通便,甘草清热解毒,调和诸药,共奏清热开窍、止痉安神之效。紫雪丹的主要药理作用有解热、抗惊厥、镇静等。

1. 解热 紫雪丹对疫苗所致家兔发热有降温作用;紫雪口服液和紫雪对2,4-二硝基酚所致家兔发热有退热作用,对啤酒酵母致大鼠发热有退热作用。紫雪丹敷脐治疗小儿高热,4小时后热退身凉,疗效显著。

2. 抗惊厥 紫雪散对戊四氮引起的惊厥有抑制作用;紫雪口服液对士的宁引起的惊厥有拮抗作用,降低惊厥发生率和死亡率;紫雪散对尼可刹米注射液致惊厥小鼠,可延长小鼠的惊厥潜伏期和死亡潜伏期,降低死亡率,这可能与降低小鼠脑内钙含量和一氧化氮含量,减少谷氨酸含量,增加小鼠脑皮质中 γ-氨基丁酸含量有关。

3. 镇静 紫雪丹对小鼠活动有抑制作用。

【临床应用】

1. 新冠病毒感染 新冠病毒感染者症见发热、疼痛,严重高热可引起惊厥,紫雪丹的解热、抗惊厥作用可以缓解这些症状。北京市《新冠病毒感染者用药目录(第一版)》推荐紫雪胶囊用于治疗新冠病毒感染的高热患者。

2. **温热病** 紫雪丹对于温热疫病，无论是在上、中、下焦，只要符合热闭心包、热盛动风的病机者，均可使用。如重症肺炎、猩红热、化脓性感染等疾病的败血症期以及小儿高热惊厥、小儿麻疹热毒炽盛所致的高热神昏抽搐等。对伴有惊厥、四肢抽动的高热、昏迷患者特别适用。

3. **其他** 紫雪散对冠心病、心绞痛、高血压、偏头痛、脑血管痉挛、糖尿病、再生障碍性贫血、病毒性脑炎等也有较好的治疗效果。此外，紫雪散内服，并取适量加水溶化后喷鼻，可治疗鼻衄，有凉血止血作用。

【不良反应】服用过量会伤元气，甚至出现大汗、呕吐、肢冷、心悸、气促等不良反应。

【禁忌证】方中的药物都是苦寒药物，虚证者及孕妇禁用。忌食辛辣、油腻食物。

【注意事项】

1. 方中朱砂的主要成分是硫化汞，对于急性热病应当终病而止，不可过量服用或长期服用。

2. 运动员慎用。

3. 重症患者第一次服用加倍。

4. 散剂久置后有少量沉淀，摇匀后使用。

【用法用量】口服。每次 1.5~3g，每日 2 次；1 周岁内小儿每次 0.3g，1~5 岁小儿每增 1 岁，递增 0.3g，每日 1 次；5 岁以上小儿酌情服用。

（史小莲）

参 考 文 献

［1］张玉佩,路岩莉,孙丹,等.短期服用紫雪防治小儿反复热性惊厥复发的临床观察［J］.内蒙古中医药,2022,41(5):1-3.

［2］文益华.紫雪丹敷脐治疗小儿高热200例［J］.河北中医,1991,13(4):12.

［3］许俊杰,孟庆棣.紫雪丹的解热镇静和抗惊厥作用的实验研究［J］.第一军医大学学报,1985,5(3):211-212.

［4］王钦茂,明亮,姚道云,等.紫雪口服液和紫雪的药理作用及急性毒性试验［J］.安徽中医学院学报,1992,11(4):50-52.

［5］张涵彧,胡静,韩旭,等.不同工艺紫雪散抗惊厥药效特点及机制研究［J］.药物评价研究,2022,45(1):84-89.

［6］王菊英,刘继兰,刘萍.紫雪散混悬剂不同途径给药药理作用的比较［J］.中药药理与临床,1998,14(3):11-12.

［7］赵一帆.北京同仁堂紫雪散的由来［J］.首都医药,2014,21(17):37-38.

附　录

附录一

新型冠状病毒感染诊疗方案（试行第十版）

国家卫生健康委办公厅，国家中医药局综合司
（2023 年 1 月 5 日）

为进一步做好新型冠状病毒感染（COVID-19）诊疗工作，我们组织专家在《新型冠状病毒肺炎诊疗方案（试行第九版）》基础上，制定了《新型冠状病毒感染诊疗方案（试行第十版）》。

一、病原学特点

新型冠状病毒（以下简称新冠病毒，SARS-CoV-2）为 β 属冠状病毒，有包膜，颗粒呈圆形或椭圆形，直径 60~140nm，病毒颗粒中包含 4 种结构蛋白：刺突蛋白（spike，S）、包膜蛋白（envelope，E）、膜蛋白（membrane，M）、核壳蛋白（nucleocapsid，N）。新型冠状病毒基因组为单股正链 RNA，全长约 29.9kb，基因组所包含的开放读码框架依次排列为 5′-复制酶（ORF1a/ORF1b）-S-ORF3a-ORF3b-E-M-ORF6-ORF7a-ORF7b-ORF8-N-ORF9a-

ORF9b-ORF10-3′。核壳蛋白 N 包裹着病毒 RNA 形成病毒颗粒的核心结构——核衣壳,核衣壳再由双层脂膜包裹,双层脂膜上镶嵌有新冠病毒的 S、M、N 蛋白。

新冠病毒入侵人体呼吸道后,主要依靠其表面的 S 蛋白上的受体结合域(RBD)识别宿主细胞受体血管紧张素转化酶 2(ACE2),并与之结合感染宿主细胞。新冠病毒在人群中流行和传播过程中基因频繁发生突变,当新冠病毒不同的亚型或子代分支同时感染人体时,还会发生重组,产生重组病毒株;某些突变或重组会影响病毒生物学特性,如 S 蛋白上特定的氨基酸突变后,导致新冠病毒与 ACE2 亲和力增强,在细胞内复制和传播力增强;S 蛋白一些氨基酸突变也会增加对疫苗的免疫逃逸能力和降低不同亚分支变异株之间的交叉保护能力,导致突破感染和一定比例的再感染。截至 2022 年底,世界卫生组织(WHO)提出的“关切的变异株”(variant of concern, VOC)有 5 个,分别为阿尔法(Alpha, B.1.1.7)、贝塔(Beta, B.1.351)、伽玛(Gamma, P.1)、德尔塔(Delta, B.1.617.2)和奥密克戎(Omicron, B.1.1.529)。奥密克戎变异株 2021 年 11 月在人群中出现,相比 Delta 等其他 VOC 变异株,其传播力和免疫逃逸能力显著增强,在 2022 年初迅速取代 Delta 变异株成为全球绝对优势流行株。

截至目前,奥密克戎 5 个亚型(BA.1、BA.2、BA.3、BA.4、BA.5)已经先后演变成系列子代亚分支 709 个,其中重组分支 72 个。随着新冠病毒在全球的持续传播,新的奥密克戎亚分支将会持续出现。全球数个月以来流行的奥密克戎变异株主要为 BA.5.2,但是 2022 年 10 月份以来免疫逃逸能力和传播力更强的 BF.7、BQ.1 和 BQ.1.1 等亚分支及重组变异株(XBB)的传播优势迅速增加,在部分国家和地区已经取代 BA.5.2 成为优势流行株。

国内外证据显示奥密克戎变异株肺部致病力明显减弱,临床表现已由肺炎为主衍变为以上呼吸道感染为主。我国境内常规使用的 PCR 检测方法的诊断准确性未受到影响,但一些已研发上市的单克隆抗体药物对其中和作用已明显降低。

新冠病毒对紫外线、有机溶剂(乙醚、75% 乙醇、过氧乙酸和氯仿等)以及含氯消毒剂敏感,75% 乙醇以及含氯消毒剂较常用于临床及实验室新冠病毒的灭活,但氯己定不能有效灭活病毒。

二、流行病学特点

(一) 传染源

传染源主要是新冠病毒感染者,在潜伏期即有传染性,发病后 3 天内传染性最强。

(二) 传播途径

1. 经呼吸道飞沫和密切接触传播是主要的传播途径。

2. 在相对封闭的环境中经气溶胶传播。

3. 接触被病毒污染的物品后也可造成感染。

(三) 易感人群

人群普遍易感。感染后或接种新冠病毒疫苗后可获得一定的免疫力。老年人及伴有严重基础疾病患者感染后重症率、病死率高于一般人群,接种疫苗后可降低重症及死亡风险。

三、预防

（一）新冠病毒疫苗接种

接种新冠病毒疫苗可以减少新冠病毒感染和发病，是降低重症和死亡发生率的有效手段，符合接种条件者均应接种。符合加强免疫条件的接种对象，应及时进行加强免疫接种。

（二）一般预防措施

保持良好的个人及环境卫生，均衡营养、适量运动、充足休息，避免过度疲劳。提高健康素养，养成"一米线"、勤洗手、戴口罩、公筷制等卫生习惯和生活方式，打喷嚏或咳嗽时应掩住口鼻。保持室内通风良好，做好个人防护。

四、临床特点

（一）临床表现

潜伏期多为 2~4 天。主要表现为咽干、咽痛、咳嗽、发热等，发热多为中低热，部分病例亦可表现为高热，热程多不超过 3 天；部分患者可伴有肌肉酸痛、嗅觉味觉减退或丧失、鼻塞、流涕、腹泻、结膜炎等。少数患者病情继续发展，发热持续，并出现肺炎相关表现。重症患者多在发病 5~7 天后出现呼吸困难和（或）低氧血症。严重者可快速进展为急性呼吸窘迫综合征、脓毒症休克、难以纠正的代谢性酸中毒和出凝血功能障碍及多器官功能衰竭等。极少数患者还可有中枢神经系统受累等表现。

儿童感染后临床表现与成人相似，高热相对多见；部分病例症状可不典型,表现为呕吐、腹泻等消化道症状或仅表现为反应差、呼吸急促;少数可出现声音嘶哑等急性喉炎或喉气管炎表现或喘息、肺部哮鸣音,但极少出现严重呼吸窘迫;少数出现热性惊厥,极少数患儿可出现脑炎、脑膜炎、脑病甚至急性坏死性脑病、急性播散性脑脊髓膜炎、吉兰-巴雷综合征等危及生命的神经系统并发症;也可发生儿童多系统炎症综合征(MIS-C),主要表现为发热伴皮疹、非化脓性结膜炎、黏膜炎症、低血压或休克、凝血障碍、急性消化道症状及惊厥、脑水肿等脑病表现,一旦发生,病情可在短期内急剧恶化。

大多数患者预后良好,病情危重者多见于老年人、有慢性基础疾病者、晚期妊娠和围生期女性、肥胖人群等。

(二)实验室检查

1. 一般检查 发病早期外周血白细胞总数正常或减少,可见淋巴细胞计数减少,部分患者可出现肝酶、乳酸脱氢酶、肌酶、肌红蛋白、肌钙蛋白和铁蛋白增高。部分患者 C 反应蛋白(CRP)和血沉升高,降钙素原(PCT)正常。重型、危重型病例可见 D-二聚体升高、外周血淋巴细胞进行性减少,炎症因子升高。

2. 病原学及血清学检查

(1)核酸检测:可采用核酸扩增检测方法检测呼吸道标本(鼻咽拭子、咽拭子、痰、气管抽取物)或其他标本中的新冠病毒核酸。荧光定量 PCR 是目前最常用的新冠病毒核酸检测方法。

(2)抗原检测:采用胶体金法和免疫荧光法检测呼吸道标本中的病毒抗原,检测速度快,其敏感性与感染者病毒载量呈正相关,病毒抗原检测阳性支持诊断,但阴性不能排除。

(3)病毒培养分离:从呼吸道标本、粪便标本等可分离、培养获得新冠病毒。

(4)血清学检测:新冠病毒特异性 IgM 抗体、IgG 抗体阳性,发病 1 周内阳性率均较低。恢复期 IgG 抗体水平为急性期 4 倍或以上升高有回顾性诊断意义。

(三)胸部影像学

合并肺炎者早期呈现多发小斑片影及间质改变,以肺外带明显,进而发展为双肺多发磨玻璃影、浸润影,严重者可出现肺实变,胸腔积液少见。

五、诊断

(一)诊断原则

根据流行病学史、临床表现、实验室检查等综合分析,作出诊断。新冠病毒核酸检测阳性为确诊的首要标准。

(二)诊断标准

1. 具有新冠病毒感染的相关临床表现;

2. 具有以下一种或以上病原学、血清学检查结果:

(1)新冠病毒核酸检测阳性;

(2)新冠病毒抗原检测阳性;

(3)新冠病毒分离、培养阳性;

(4)恢复期新冠病毒特异性 IgG 抗体水平为急性期 4 倍或以上升高。

六、临床分型

(一) 轻型

以上呼吸道感染为主要表现,如咽干、咽痛、咳嗽、发热等。

(二) 中型

持续高热 >3 天或(和)咳嗽、气促等,但呼吸频率(RR)<30 次/分、静息状态下吸空气时指氧饱和度 >93%。影像学可见特征性新冠病毒感染肺炎表现。

(三) 重型

成人符合下列任何一条且不能以新冠病毒感染以外其他原因解释:

1. 出现气促,RR≥30 次/分;

2. 静息状态下,吸空气时指氧饱和度≤93%;

3. 动脉血氧分压(PaO_2)/吸氧浓度(FiO_2)≤300mmHg(1mmHg=0.133kPa),高海拔(海拔超过 1 000 米)地区应根据以下公式对 PaO_2/FiO_2 进行校正:PaO_2/FiO_2×〔760/大气压(mmHg)〕;

4. 临床症状进行性加重,肺部影像学显示 24~48 小时内病灶明显进展 >50%。

儿童符合下列任何一条:

1. 超高热或持续高热超过 3 天;

2. 出现气促(<2 月龄,RR≥60 次/分;2~12 月龄,RR≥50 次/分;1~5 岁,RR≥40 次/分;>5 岁,RR≥30 次/分),除外发热和哭闹的影响;

3. 静息状态下,吸空气时指氧饱和度≤93%;

4. 出现鼻翼扇动、三凹征、喘鸣或喘息;

5. 出现意识障碍或惊厥;

6. 拒食或喂养困难,有脱水征。

(四) 危重型

符合以下情况之一者:

1. 出现呼吸衰竭,且需要机械通气;

2. 出现休克;

3. 合并其他器官功能衰竭需 ICU 监护治疗。

七、重型/危重型高危人群

1. 大于 65 岁,尤其是未全程接种新冠病毒疫苗者;

2. 有心脑血管疾病(含高血压)、慢性肺部疾病、糖尿病、慢性肝脏、肾脏疾病、肿瘤等基础疾病以及维持性透析患者;

3. 免疫功能缺陷(如艾滋病患者、长期使用皮质类固醇或其他免疫抑制药物导致免疫功能减退状态);

4. 肥胖(体质指数≥30);

5. 晚期妊娠和围生期女性;

6. 重度吸烟者。

八、重型/危重型早期预警指标

(一) 成人

有以下指标变化应警惕病情恶化:

1. 低氧血症或呼吸窘迫进行性加重;

2. 组织氧合指标（如指氧饱和度、氧合指数）恶化或乳酸进行性升高；

3. 外周血淋巴细胞计数进行性降低或炎症因子如白细胞介素 6（IL-6）、CRP、铁蛋白等进行性上升；

4. D-二聚体等凝血功能相关指标明显升高；

5. 胸部影像学显示肺部病变明显进展。

（二）儿童

1. 呼吸频率增快；

2. 精神反应差、嗜睡、惊厥；

3. 外周血淋巴细胞计数降低和（或）血小板减少；

4. 低（高）血糖和（或）乳酸升高；

5. PCT、CRP、铁蛋白等炎症因子明显升高；

6. AST、ALT、CK 明显增高；

7. D-二聚体等凝血功能相关指标明显升高；

8. 头颅影像学有脑水肿等改变或胸部影像学显示肺部病变明显进展；

9. 有基础疾病。

九、鉴别诊断

1. 新冠病毒感染需与其他病毒引起的上呼吸道感染相鉴别。

2. 新冠病毒感染主要与流感病毒、腺病毒、呼吸道合胞病毒等其他已知病毒性肺炎及肺炎支原体感染鉴别。

3. 要与非感染性疾病，如血管炎、皮肌炎和机化性肺炎等鉴别。

4. 儿童病例出现皮疹、黏膜损害时,需与川崎病鉴别。

十、病例的发现与报告

各级各类医疗机构发现新冠病毒感染病例应依法在国家传染病直报网报告。

十一、治疗

(一) 一般治疗

1. 按呼吸道传染病要求隔离治疗。保证充分能量和营养摄入,注意水、电解质平衡,维持内环境稳定。高热者可进行物理降温、应用解热药物。咳嗽咳痰严重者给予止咳祛痰药物。

2. 对重症高危人群应进行生命体征监测,特别是静息和活动后的指氧饱和度等。同时对基础疾病相关指标进行监测。

3. 根据病情进行必要的检查,如血常规、尿常规、CRP、生化指标(肝酶、心肌酶、肾功能等)、凝血功能、动脉血气分析、胸部影像学等。

4. 根据病情给予规范有效氧疗措施,包括鼻导管、面罩给氧和经鼻高流量氧疗。

5. 抗菌药物治疗:避免盲目或不恰当使用抗菌药物,尤其是联合使用广谱抗菌药物。

6. 有基础疾病者给予相应治疗。

(二) 抗病毒治疗

1. 奈玛特韦片/利托那韦片组合包装　适用人群为发病5

天以内的轻、中型且伴有进展为重症高风险因素的成年患者。用法:奈玛特韦 300mg 与利托那韦 100mg 同时服用,每 12 小时 1 次,连续服用 5 天。使用前应详细阅读说明书,不得与哌替啶、雷诺嗪等高度依赖 CYP3A 进行清除且其血浆浓度升高会导致严重和(或)危及生命的不良反应的药物联用。

只有母亲的潜在获益大于对胎儿的潜在风险时,才能在妊娠期间使用。不建议在哺乳期使用。中度肾功能损伤者应将奈玛特韦减半服用,重度肝、肾功能损伤者不应使用。

2. 阿兹夫定片　用于治疗中型新冠病毒感染的成年患者。用法:空腹整片吞服,每次 5mg,每日 1 次,疗程至多不超过 14 天。使用前应详细阅读说明书,注意与其他药物的相互作用、不良反应等问题。不建议在妊娠期和哺乳期使用,中重度肝、肾功能损伤患者慎用。

3. 莫诺拉韦胶囊　适用人群为发病 5 天以内的轻、中型且伴有进展为重症高风险因素的成年患者。用法:800 毫克,每 12 小时口服 1 次,连续服用 5 天。不建议在妊娠期和哺乳期使用。

4. 单克隆抗体　安巴韦单抗/罗米司韦单抗注射液。联合用于治疗轻、中型且伴有进展为重症高风险因素的成人和青少年(12~17 岁,体重≥40kg)患者。用法:二药的剂量分别为 1 000mg。在给药前两种药品分别以 100mL 生理盐水稀释后,经静脉序贯输注给药,以不高于 4mL/min 的速度静脉滴注,之间使用生理盐水 100mL 冲管。在输注期间对患者进行临床监测,并在输注完成后对患者进行至少 1 小时的观察。

5. 静注 COVID-19 人免疫球蛋白　可在病程早期用于有

重症高风险因素、病毒载量较高、病情进展较快的患者。使用剂量为轻型 100mg/kg,中型 200mg/kg,重型 400mg/kg,静脉输注,根据患者病情改善情况,次日可再次输注,总次数不超过 5 次。

6. **康复者恢复期血浆** 可在病程早期用于有重症高风险因素、病毒载量较高、病情进展较快的患者。输注剂量为 200~500mL(4~5mL/kg),可根据患者个体情况及病毒载量等决定是否再次输注。

7. **国家药品监督管理局批准的其他抗新冠病毒药物**

(三) 免疫治疗

1. **糖皮质激素** 对于氧合指标进行性恶化、影像学进展迅速、机体炎症反应过度激活状态的重型和危重型病例,酌情短期内(不超过 10 日)使用糖皮质激素,建议地塞米松 5mg/d 或甲泼尼龙 40mg/d,避免长时间、大剂量使用糖皮质激素,以减少副作用。

2. **白细胞介素 6(IL-6)抑制剂:托珠单抗** 对于重型、危重型且实验室检测 IL-6 水平明显升高者可试用。用法:首次剂量 4~8mg/kg,推荐剂量 400mg,生理盐水稀释至 100mL,输注时间大于 1 小时;首次用药疗效不佳者,可在首剂应用 12 小时后追加应用 1 次(剂量同前),累计给药次数最多为 2 次,单次最大剂量不超过 800mg。注意过敏反应,有结核等活动性感染者禁用。

(四) 抗凝治疗

用于具有重症高风险因素、病情进展较快的中型病例,以及重型和危重型病例,无禁忌证情况下可给予治疗剂量的低分子肝素或普通肝素。发生血栓栓塞事件时,按照相应指南进行治疗。

（五）俯卧位治疗

具有重症高风险因素、病情进展较快的中型、重型和危重型病例,应当给予规范的俯卧位治疗,建议每天不少于 12 小时。

（六）心理干预

患者常存在紧张焦虑情绪,应当加强心理疏导,必要时辅以药物治疗。

（七）重型、危重型支持治疗

1. 治疗原则　在上述治疗的基础上,积极防治并发症,治疗基础疾病,预防继发感染,及时进行器官功能支持。

2. 呼吸支持

（1）鼻导管或面罩吸氧:PaO_2/FiO_2 低于 300mmHg 的重型病例均应立即给予氧疗。接受鼻导管或面罩吸氧后,短时间(1~2 小时)密切观察,若呼吸窘迫和(或)低氧血症无改善,应使用经鼻高流量氧疗(HFNC)或无创通气(NIV)。

（2）经鼻高流量氧疗或无创通气:PaO_2/FiO_2 低于 200mmHg 应给予经鼻高流量氧疗(HFNC)或无创通气(NIV)。接受 HFNC 或 NIV 的患者,无禁忌证的情况下,建议同时实施俯卧位通气,即清醒俯卧位通气,俯卧位治疗时间每天应大于 12 小时。

部分患者使用 HFNC 或 NIV 治疗的失败风险高,需要密切观察患者的症状和体征。若短时间(1~2 小时)治疗后病情无改善,特别是接受俯卧位治疗后,低氧血症仍无改善,或呼吸频数、潮气量过大或吸气努力过强等,往往提示 HFNC 或 NIV 治疗疗效不佳,应及时进行有创机械通气治疗。

（3）有创机械通气:一般情况下,PaO_2/FiO_2 低于 150mmHg,特别是吸气努力明显增强的患者,应考虑气管插管,实施有创机械通气。但鉴于部分重型、危重型病例低氧血症的临床表现不典型,不应单纯把 PaO_2/FiO_2 是否达标作为气管插管和有创机械通气的指征,而应结合患者的临床表现和器官功能情况实时进行评估。值得注意的是,延误气管插管,带来的危害可能更大。

早期恰当的有创机械通气治疗是危重型病例重要的治疗手段,应实施肺保护性机械通气策略。对于中重度急性呼吸窘迫综合征患者,或有创机械通气 FiO_2 高于 50% 时,可采用肺复张治疗,并根据肺复张的反应性,决定是否反复实施肺复张手法。应注意部分新型冠状病毒感染患者肺可复张性较差,应避免过高的 PEEP 导致气压伤。

（4）气道管理:加强气道湿化,建议采用主动加热湿化器,有条件的使用环路加热导丝保证湿化效果;建议使用密闭式吸痰,必要时气管镜吸痰;积极进行气道廓清治疗,如振动排痰、高频胸廓振荡、体位引流等;在氧合及血流动力学稳定的情况下,尽早开展被动及主动活动,促进痰液引流及肺康复。

（5）体外膜肺氧合（ECMO）:ECMO 启动时机为在最优的机械通气条件下（$FiO_2 \geq 80\%$,潮气量为 6mL/kg 理想体重,$PEEP \geq 5cm\ H_2O$,且无禁忌证）,且保护性通气和俯卧位通气效果不佳,并符合以下之一,应尽早考虑评估实施 ECMO。

1）$PaO_2/FiO_2 < 50mmHg$ 超过 3 小时;

2）$PaO_2/FiO_2 < 80mmHg$ 超过 6 小时;

3）动脉血 pH<7.25 且 $PaCO_2 > 60mmHg$ 超过 6 小时,且呼

吸频率 >35 次/分；

4）呼吸频率 >35 次/分时，动脉血 pH<7.2 且平台压 >30cm H_2O。

符合 ECMO 指征，且无禁忌证的危重型病例，应尽早启动 ECMO 治疗，避免延误时机，导致患者预后不良。

ECMO 模式选择。仅需呼吸支持时选用静脉-静脉方式 ECMO（VV-ECMO），是最为常用的方式；需呼吸和循环同时支持则选用静脉-动脉方式 ECMO（VA-ECMO）；VA-ECMO 出现头臂部缺氧时可采用静脉-动脉-静脉方式 ECMO（VAV-ECMO）。实施 ECMO 后，严格实施保护性肺通气策略。推荐初始设置：潮气量 <4~6mL/kg 理想体重，平台压≤25cm H_2O，驱动压 <15cm H_2O，PEEP5~15cm H_2O，呼吸频率 4~10 次/分，FiO_2<50%。对于氧合功能难以维持或吸气努力强、双肺重力依赖区实变明显、或需气道分泌物引流的患者，应积极俯卧位通气。

3. 循环支持　危重型病例可合并休克，应在充分液体复苏的基础上，合理使用血管活性药物，密切监测患者血压、心率和尿量的变化，以及乳酸和碱剩余。必要时进行血流动力学监测。

4. 急性肾损伤和肾替代治疗　危重型病例可合并急性肾损伤，应积极寻找病因，如低灌注和药物等因素。在积极纠正病因的同时，注意维持水、电解质、酸碱平衡。连续性肾替代治疗（CRRT）的指征包括：①高钾血症；②严重酸中毒；③利尿剂无效的肺水肿或水负荷过多。

5. 儿童特殊情况的处理

（1）急性喉炎或喉气管炎：首先应评估上气道梗阻和缺氧

程度,有缺氧者予吸氧,同时应保持环境空气湿润,避免烦躁和哭闹。药物治疗首选糖皮质激素,轻症可单剂口服地塞米松(0.15~0.6mg/kg,最大剂量为16mg)或口服泼尼松龙(1mg/kg),中度、重度病例首选地塞米松(0.6mg/kg,最大剂量为16mg)口服,不能口服者静脉或肌内注射;也可给予布地奈德2mg雾化吸入;气道梗阻严重者应予气管插管或气管切开、机械通气,维持气道通畅。紧急情况下L-肾上腺素雾化吸入可快速缓解上气道梗阻症状,每次0.5mL/kg(最大量5mL),持续15分钟,若症状不缓解,15~20分钟后可重复吸入。

(2)喘息、肺部哮鸣音:可在综合治疗的基础上加用支气管扩张剂和激素雾化吸入,常用沙丁胺醇、异丙托溴铵、布地奈德;痰液黏稠者可加用N乙酰半胱氨酸雾化吸入。

(3)脑炎、脑病等神经系统并发症:应积极控制体温,给予甘露醇等降颅压及镇静、止惊治疗;病情进展迅速者及时气管插管机械通气;严重脑病特别是急性坏死性脑病应尽早给予甲泼尼龙20~30mg/(kg·d),连用3日,随后根据病情逐渐减量;丙种球蛋白(IVIG)静脉注射,总量2g/kg,分1或2日给予。也可酌情选用血浆置换、托珠单抗或改善线粒体代谢的鸡尾酒疗法(维生素B₁、维生素B₆、左卡尼汀等)。脑炎、脑膜炎、吉兰-巴雷综合征等治疗原则与其他病因引起的相关疾病相同。

(4)MIS-C:治疗原则是尽早抗炎、纠正休克和出凝血功能障碍及脏器功能支持。首选IVIG 2g/kg和甲泼尼龙1~2mg/(kg·d);若无好转或加重,可予甲泼尼龙10~30mg/(kg·d),静脉注射,或英夫利西单抗5~10mg/kg或托珠单抗。

6. **重型或危重型妊娠患者**　应多学科评估继续妊娠的风险,必要时终止妊娠,剖宫产为首选。

7. **营养支持**　应加强营养风险评估,首选肠内营养,保证热量 25~30kcal/(kg·d)、蛋白质 >1.2g/(kg·d)摄入,必要时加用肠外营养。可使用肠道微生态调节剂,维持肠道微生态平衡,预防继发细菌感染。

(八) 中医治疗

本病属于中医"疫"病范畴,病因为感受"疫戾"之气,各地可根据病情、证候及气候等情况,参照下列方案进行辨证论治。涉及超药典剂量,应当在医师指导下使用。针对非重点人群的早期新冠病毒感染者,可参照《新冠病毒感染者居家中医药干预指引》《关于在城乡基层充分应用中药汤剂开展新冠病毒感染治疗工作的通知》中推荐的中成药或中药协定方,进行居家治疗。

1. 治疗

1.1　清肺排毒汤

适用范围:适用于轻型、中型、重型、危重型病例,结合患者情况规范使用。

基础方剂:麻黄 9g、炙甘草 6g、杏仁 9g、生石膏 15~30g(先煎)、桂枝 9g、泽泻 9g、猪苓 9g、白术 9g、茯苓 15g、柴胡 16g、黄芩 6g、姜半夏 9g、生姜 9g、紫菀 9g、款冬花 9g、射干 9g、细辛 6g、山药 12g、枳实 6g、陈皮 6g、广藿香 9g。

服法:每日 1 剂,水煎服。早晚各 1 次,餐后 40 分钟服用,3 日一个疗程。患者不发热则生石膏用量小,发热或壮热可加大生石膏用量。

推荐中成药:清肺排毒颗粒。

1.2 轻型

(1) 疫毒束表证

临床表现:发热头痛,无汗,身体酸痛,咽痒咳嗽或咽干痛,痰黏少,鼻塞浊涕。舌红,苔薄白或薄黄,脉浮数。

推荐处方:葛根 15g、荆芥 10g、柴胡 15g、黄芩 15g、薄荷 10g、桂枝 10g、白芍 10g、金银花 15g、桔梗 15g、枳壳 10g、前胡 15g、川芎 10g、白芷 10g、甘草 10g。

服法:每日 1 剂,水煎服,每次 100~200mL,每日 2~4 次,口服。以下处方服法相同(如有特殊,遵医嘱)。

(2) 寒湿郁肺证

临床表现:发热,乏力,周身酸痛,咽干,或咳嗽咳痰,或恶心、腹泻、大便黏腻。舌淡胖,苔白腻或腐腻,脉濡或滑。

推荐处方:寒湿疫方。

麻黄 6g、生石膏 15g、炒苦杏仁 9g、羌活 15g、葶苈子 15g、绵马贯众 9g、地龙 15g、徐长卿 15g、广藿香 15g、佩兰 9g、苍术 15g、茯苓 45g、白术 30g、焦麦芽 9g、焦山楂 9g、焦神曲 9g、厚朴 15g、焦槟榔 9g、草果 9g、生姜 15g。

(3) 湿热蕴肺证

临床表现:发热,周身酸痛,咽干咽痛,口干不欲多饮,或咳嗽痰少,或胸闷、纳呆、腹泻、大便黏腻。舌红略胖,苔白腻或厚或黄,脉滑数或濡。

推荐处方:槟榔 10g、草果 10g、厚朴 10g、知母 10g、黄芩

10g、柴胡 10g、赤芍 10g、连翘 15g、青蒿 10g(后下)、苍术 10g、大青叶 10g、甘草 5g。

(4) 推荐中成药:藿香正气胶囊(软胶囊、丸、水、口服液)、疏风解毒胶囊(颗粒)、清肺排毒颗粒、化湿败毒颗粒、宣肺败毒颗粒、散寒化湿颗粒、金花清感颗粒、连花清瘟胶囊(颗粒)等。

(5) 针灸治疗推荐穴位:合谷、后溪、阴陵泉、太溪、肺俞、脾俞。针刺方法:每次选择 3 个穴位,针刺采用平补平泻法,得气为度,留针 30 分钟,每日 1 次。以下针刺方法相同。

1.3　中型

(1) 湿毒郁肺证

临床表现:发热,咳嗽,恶风寒,周身酸痛,咽干咽痛,或憋闷、腹胀便秘。舌红或暗,舌胖,苔腻,脉滑数或弦滑。

推荐处方:宣肺败毒方。

麻黄 6g、炒苦杏仁 15g、生石膏 30g、薏苡仁 30g、苍术 10g、广藿香 15g、青蒿 12g、虎杖 20g、马鞭草 30g、芦根 30g、葶苈子 15g、化橘红 15g、甘草 10g。

(2) 寒湿阻肺证

临床表现:低热,身热不扬,或未热,干咳,少痰,倦怠乏力,胸闷,脘痞,或呕恶,便溏。舌质淡或淡红,苔白或白腻,脉濡。

推荐处方:苍术 15g、陈皮 10g、厚朴 10g、广藿香 10g、草果6g、麻黄 6g、羌活 10g、生姜 10g、槟榔 10g。

(3) 疫毒夹燥证

临床表现:发热,咳嗽,咽干咽痛,或便秘。舌质淡,苔薄白少津而干,脉浮紧。

推荐处方:宣肺润燥解毒方。

麻黄 6g、炒苦杏仁 10g、柴胡 12g、沙参 15g、麦冬 15g、玄参 15g、白芷 10g、羌活 15g、升麻 8g、桑叶 15g、黄芩 10g、桑白皮 15g、生石膏 20g。

(4) 推荐中成药:金花清感颗粒、连花清瘟胶囊(颗粒)、清肺排毒颗粒、化湿败毒颗粒、宣肺败毒颗粒、散寒化湿颗粒等。

(5) 针灸治疗推荐穴位:内关、孔最、曲池、气海、阴陵泉、中脘。

1.4 重型

(1) 疫毒闭肺证

临床表现:发热,气喘促,胸闷,咳嗽,痰黄黏少,或痰中带血,喘憋,口干苦黏,大便不畅,小便短赤。舌红,苔黄腻,脉滑数。

推荐处方:化湿败毒方。

麻黄 6g、炒苦杏仁 9g、生石膏 15g(先煎)、甘草 3g、广藿香 10g、厚朴 10g、苍术 15g、草果 10g、法半夏 9g、茯苓 15g、生大黄 5g(后下)、黄芪 10g、葶苈子 10g、赤芍 10g。

服法:每日 1~2 剂,水煎服,每次 100~200mL,每日 2~4 次,口服或鼻饲。

(2) 气营两燔证

临床表现:大热烦渴,喘憋气促,神昏谵语,或发斑疹,或咳血,或抽搐。舌绛少苔或无苔,脉沉细数,或浮大而数。

推荐处方:生石膏 30~60g(先煎)、知母 30g、生地 30~60g、水牛角 30g(先煎)、赤芍 30g、玄参 30g、连翘 15g、丹皮 15g、黄连 6g、竹叶 12g、葶苈子 15g、甘草 6g。

服法:每日 1 剂,水煎服,每次 100~200mL,每日 2~4 次,口服或鼻饲。

(3) 阳气虚衰,疫毒侵肺证

临床表现:胸闷,气促,面色淡白,四肢不温,乏力,呕恶,纳差,大便溏薄。舌淡,苔少或白苔,脉沉细或弱。

推荐处方:扶正解毒方。

淡附片 10g、干姜 15g、炙甘草 20g、金银花 10g、皂角刺 10g、五指毛桃(或黄芪)20g、广藿香 10g、陈皮 5g。

服法:每日 1~2 剂,水煎服,每次 100~200mL,每日 2~4 次,口服或鼻饲。

(4) 推荐中成药:见"重型、危重型推荐中成药"。

(5) 针灸治疗推荐穴位:大椎、肺俞、脾俞、太溪、列缺、太冲。

1.5 危重型

(1) 内闭外脱证

临床表现:呼吸困难、动则气喘,伴神昏,烦躁,汗出肢冷。舌质紫暗,苔厚腻或燥,脉浮大无根。

推荐处方:人参 15g、黑附片 10g(先煎)、山茱萸 15g。送服苏合香丸或安宫牛黄丸。

(2) 针灸治疗推荐穴位:太溪、膻中、关元、百会、足三里、素髎。

(3) 重型、危重型推荐中成药:清肺排毒颗粒、化湿败毒颗粒、喜炎平注射液、血必净注射液、热毒宁注射液、痰热清注射液、醒脑静注射液、参附注射液、生脉注射液、参麦注射液。功效相近的药物根据个体情况可选择一种,也可根据临床症状联合使用两种。中药注射剂可与中药汤剂联合使用。

(4) 重型、危重型随症用药方法:高热者,可使用安宫牛黄丸,每次 0.5 丸,每日 2~4 次。腹胀、便秘或大便不畅(胃肠功能障碍)者,可加大承气汤(生大黄 30g、芒硝 30g、厚朴 15g、枳实 20g)灌肠,或单用生大黄(饮片或粉)5~30g 煎服或冲服,每日 2~4 次,以每日解 1~3 次软便为度。腹泻,甚至水样便者,可加藿香正气胶囊(软胶囊、丸、水、口服液)。胸闷、气喘(呼吸窘迫)者,可加用瓜蒌薤白半夏汤合五苓散加味(全瓜蒌 30g、薤白 15g、法半夏 15g、茯苓 30g、猪苓 30g、泽泻 30g、桂枝 10g、白术 20g、葶苈子 15g)煎服(浓煎为 200mL,分 3~4 次口服或鼻饲)。昏迷、昏睡等意识障碍者,可加用苏合香丸口服或溶水鼻饲,每次 1 丸,每日 1~2 次。疲倦、气短、乏力、自汗、纳差较重者,可加西洋参、生晒参或红参 15~30g 煎服(浓煎为 200mL,分 3~4 次口服或鼻饲)。面白、恶风、肢冷较重者,可加淡附片 10g、干姜 15g、红参 15~30g 煎服(浓煎为 200mL,分 3~4 次口服或鼻饲)。口唇干燥、舌干红无苔者,可加西洋参 20~30g、麦冬 15g、玄参 15g 煎服(浓煎为 200mL,分 3~4 次口服或鼻饲)。大汗淋漓、四肢冰冷(休克)者,可在内闭外脱证推荐处方基础上,加大黑附片用量至 30g 或以上(先煎 2 小时以上),加用干姜 20g、红参 30g、黄芪 30g 煎服(浓煎为 200mL,分 3~4 次口服或鼻饲)。颜面、四肢浮肿(心功能不全)者,可在内闭外脱证推荐处方基础上,加五苓散加味(茯苓 30g、猪苓 30g、泽泻 30g、桂枝 10g、白术 20g、大腹皮 30g、青皮 10g、葶苈子 15g)煎服(浓煎为 200mL,分 3~4 次口服或鼻饲)。

1.6 恢复期

（1）肺脾气虚证

临床表现：气短,倦怠乏力,纳差呕恶,痞满,大便无力,便溏不爽。舌淡胖,苔白腻。

推荐处方：法半夏 9g、陈皮 10g、党参 15g、炙黄芪 30g、炒白术 10g、茯苓 15g、广藿香 10g、砂仁 6g(后下)、甘草 6g。

（2）气阴两虚证

临床表现：乏力,气短,口干,口渴,心悸,汗多,纳差,干咳少痰。舌红少津,脉细或虚无力。

推荐处方：南沙参 10g、北沙参 10g、麦冬 15g、西洋参 6g、五味子 6g、生石膏 15g、淡竹叶 10g、桑叶 10g、芦根 15g、丹参 15g、甘草 6g。

（3）寒饮郁肺证

临床表现：痒咳,或阵咳、呛咳、夜咳,遇冷加重,过敏而发,白痰难咯,苔白腻,脉弦紧。

推荐处方：射干 9g、炙麻黄 6g、干姜 15g、紫菀 30g、款冬花 30g、五味子 15g、法半夏 9g、前胡 15g、百部 15g、苏子 9g、葶苈子 15g、川贝粉 3g(冲服)。

（4）针灸治疗推荐穴位：足三里(艾灸)、百会、太溪。隔物灸贴取穴：大椎、肺俞、脾俞、孔最,每次贴敷 40 分钟,每日 1 次。

2. 儿童治疗

儿童患者中医证候特点、核心病机与成人基本一致,应结合儿童临床证候和生理病理特点辨证论治。

2.1 轻型、中型

（1）风热湿毒证

临床表现：发热，干咳少痰，咽痛，鼻塞流涕，烦躁哭闹，乏力，纳差，舌红苔黄腻，脉浮数。

推荐处方：健儿解毒方。

麻黄4g、生石膏12g(先煎)、炒苦杏仁5g、甘草5g、广藿香9g、薏苡仁15g、芦根10g、桔梗6g、连翘9g、生山楂10g。

服法：每剂煎煮成100mL，≤3岁儿童服50mL，3~7岁服100mL，7~14岁服用150~200mL；其中高热、病情急者，剂量可酌情加大。分2~3次温服，其中婴儿或服药困难的儿童，可分多次温服，每次5~10mL不等。

（2）风寒湿毒证

临床表现：恶寒发热，头痛鼻塞，咳嗽，倦怠乏力，呕恶，纳呆，舌淡红苔白腻，脉濡。

推荐处方：麻杏苡甘汤合参苏饮。

麻黄4g、薏苡仁10g、炒苦杏仁5g、苏叶6g、葛根10g、茯苓10g、枳壳6g、桔梗6g、木香5g、广藿香5g、陈皮3g、防风6g、太子参5g、炙甘草5g。

服法：同上。

（3）推荐中成药：持续高热不退、神昏谵妄，有重症倾向的，可酌情加用安宫牛黄丸，婴幼儿每次1/6丸，3~6岁儿童每次1/4丸，7~14岁每次1/3~1/2丸，每日1~2次，溶入5mL温水中口服或鼻饲。伴腹泻、呕吐者，加用藿香正气口服液(5岁以下按说明书减量服用，5岁以上参照成人)或藿香正气胶囊(软胶囊、丸)(5岁以上选用)。其他具有疏风、解表、清热、化湿、解毒功效类的中成药,可酌情选用。

(4) 外治法

小儿推拿疗法:开天门 50~100 次,推坎宫 50~100 次,揉太阳 50~100 次,拿风池 5 次,清肺经 100 次,推膀胱经每侧 30 遍,推脊 50 遍。以发热为主要表现,证属风热湿毒证者,加清肺经 100 次,推三关 40 次,退六腑 120 次;证属风寒湿毒证者,加推三关 90 次,退六腑 30 次。

刮痧疗法:取前颈、胸部、背部,先涂抹刮痧油,刮拭 5~10 分钟,以操作部位发红出痧为宜。

针刺:咽痛者,取少商穴,局部消毒后三棱针点刺出血;高热不退者,取耳尖穴或十宣穴,局部消毒后三棱针浅刺放血。

2.2 重型、危重型

参照上述重型、危重型方案,在辨证基础上,突出通腑泄热解毒、镇惊开窍及扶助正气之法,酌情选用安宫牛黄丸、独参汤等进行加减治疗。

(九) 早期康复

重视患者早期康复介入,针对新型冠状病毒感染患者呼吸功能、躯体功能以及心理障碍,积极开展康复训练和干预,尽最大可能恢复体能、体质和免疫能力。

十二、护理

根据患者病情,明确护理重点并做好基础护理。重型病例密切观察生命体征和意识状态,重点监测血氧饱和度。危重型病例 24 小时持续心电监测,每小时测量患者的心率、呼吸频率、血压、血氧饱和度(SpO_2),每 4 小时测量并记录体温。合理、正确使用静脉通路,并保持各类管路通畅,妥善固定。卧床患者定时变更体位,预防压力性损伤。按护理规范做好无创机械通气、有创机械通气、人工气道、俯卧位通气、镇静镇痛、ECMO 治疗的护理。特别注意患者口腔护理和液体出入量管理,有创机械通气患者防止误吸。清醒患者及时评估心理状况,做好心理护理。

十三、医疗机构内感染预防与控制

1. 落实门急诊预检分诊制度,做好患者分流。提供手卫生、呼吸道卫生和咳嗽礼仪指导,有呼吸道症状的患者及陪同人员应当佩戴医用外科口罩或医用防护口罩。

2. 加强病房通风,并做好诊室、病房、办公室和值班室等区域物体表面的清洁和消毒。

3. 医务人员按照标准预防原则,根据暴露风险进行适当的个人防护。在工作期间佩戴医用外科口罩或医用防护口罩,并严格执行手卫生。

4. 按照要求处理医疗废物,患者转出或离院后进行终末消毒。

十四、住院患者的出院标准

病情明显好转,生命体征平稳,体温正常超过 24 小时,肺部影像学显示急性渗出性病变明显改善,可以转为口服药物治疗,没有需要进一步处理的并发症等情况时,可考虑出院。

附录二

新冠病毒感染者居家治疗指南

国务院应对新型冠状病毒肺炎疫情联防联控机制综合组
（2022 年 12 月 7 日）

一、适用对象

1. 未合并严重基础疾病的无症状或症状轻微的感染者。

2. 基础疾病处于稳定期，无严重心肝肺肾脑等重要脏器功能不全等需要住院治疗情况的感染者。

二、家居环境要求

1. 在条件允许情况下，居家治疗人员尽可能在家庭相对独立的房间居住，使用单独卫生间。

2. 家庭应当配备体温计（感染者专用）、纸巾、口罩、一次性手套、消毒剂等个人防护用品和消毒产品及带盖的垃圾桶。

三、管理要求

(一) 社区(村)和基层医疗卫生机构工作要求

1. **建立联系**　发挥各地疫情防控社区(基层)工作机制的组织、动员、引导、服务、保障、管理重要作用。基层医疗卫生机构公开咨询电话,告知居家治疗注意事项,并将居家治疗人员纳入网格化管理。对于空巢独居老年人、有基础疾病患者、孕产妇、血液透析患者等居家治疗特殊人员建立台账,做好必要的医疗服务保障。

2. **给予指导**　居家治疗人员根据说明书规范进行抗原检测,必要时可请基层医疗卫生机构给予指导。基层医疗卫生机构对有需要的人员给予必要的对症治疗和口服药指导。

3. **协助就医**　社区或基层医疗卫生机构收到居家治疗人员提出的协助安排外出就医需求后,要及时了解其主要病情,由基层医疗卫生机构指导急危重症患者做好应急处置,并协助尽快闭环转运至相关医院救治。要以县(市、区)为单位,建立上级医院与城乡社区的快速转运通道。

4. **心理援助**　以地市为单位建立畅通心理咨询热线。基层医疗卫生机构和社区要将心理热线主动告知居家治疗人员,方便其寻求心理支持、心理疏导帮助。对于发现的心理或精神卫生问题较严重者,可向本地(市、县)精神卫生医疗机构报告,必要时予以转介。

5. **个人防护**　与居家治疗人员接触时,应当做好自我防护,尽可能保持1米以上距离。

（二）居家治疗人员自我管理要求

1. **健康监测和对症治疗** 居家治疗人员应当每天早、晚各进行 1 次体温测量和自我健康监测，如出现发热、咳嗽等症状，可进行对症处置或口服药治疗。有需要时也可联系基层医疗卫生机构医务人员或通过互联网医疗形式咨询相关医疗机构。无症状者无需药物治疗。居家治疗人员服药时，须按药品说明书服用，避免盲目使用抗菌药物。如患有基础疾病，在病情稳定时，无需改变正在使用的基础疾病治疗药物剂量。

2. **转诊治疗** 如出现以下情况，可通过自驾车、120 救护车等方式，转至相关医院进行治疗。

（1）呼吸困难或气促。

（2）经药物治疗后体温仍持续高于 38.5℃，超过 3 天。

（3）原有基础疾病明显加重且不能控制。

（4）儿童出现嗜睡、持续拒食、喂养困难、持续腹泻或呕吐等情况。

（5）孕妇出现头痛、头晕、心慌、憋气等症状，或出现腹痛、阴道出血或流液、胎动异常等情况。

3. **控制外出** 居家治疗人员非必要不外出、不接受探访。对因就医等确需外出人员，要全程做好个人防护，点对点到达医疗机构，就医后再点对点返回家中，尽可能不乘坐公共交通工具。

4. **个人防护** 居家治疗人员要做好防护，尽量不与其他家庭成员接触。如居家治疗人员为哺乳期母亲，在做好个人防护的基础上可继续母乳喂养婴儿。

5. 抗原自测　居家治疗人员需根据相关防疫要求进行抗原自测和结果上报。

6. 感染防控要求

(1) 每天定时开门窗通风,保持室内空气流通,不具备自然通风条件的,可用排气扇等进行机械通风。

(2) 做好卫生间、浴室等共享区域的通风和消毒。

(3) 准备食物、饭前便后、摘戴口罩等,应当洗手或手消毒。

(4) 咳嗽或打喷嚏时用纸巾遮盖口鼻或用手肘内侧遮挡口鼻,将用过的纸巾丢至垃圾桶。

(5) 不与家庭内其他成员共用生活用品,餐具使用后应当清洗和消毒。

(6) 居家治疗人员日常可能接触的物品表面及其使用的毛巾、衣物、被罩等需及时清洁消毒,感染者个人物品单独放置。

(7) 如家庭共用卫生间,居家治疗人员每次用完卫生间均应消毒;若居家治疗人员使用单独卫生间,可每天进行 1 次消毒。

(8) 用过的纸巾、口罩、一次性手套以及其他生活垃圾装入塑料袋,放置到专用垃圾桶。

(9) 被唾液、痰液等污染的物品随时消毒。

四、结束居家治疗的条件

如居家治疗人员症状明显好转或无明显症状,自测抗原阴性并且连续两次新冠病毒核酸检测 Ct 值≥35(两次检测间隔大于 24 小时),可结束居家治疗,恢复正常生活和外出。

五、保障要求

1. 各地疫情防控领导机制中负责社区(基层、农村)工作的牵头单位要充分发挥作用,切实担当负责。基层医疗卫生机构建立 24 小时值班制度,指定专人承担感染者居家治疗健康咨询工作。社区(村)安排做好核酸检测、垃圾清运、环境消杀等工作,并及时发现和解决问题。

2. 要组织医疗机构,通过远程指导、互联网医疗等线上 + 线下相结合的方式,为居家人员提供康复指导支持和心理支持,基层医疗卫生机构通过互联网等多种方式加强对辖区居家康复人员的巡查指导和健康监测,二、三级医院要通过远程医疗的方式为基层医疗机构提供会诊指导。

3. 各地要加强基层医疗卫生机构常用药品、抗原检测试剂、指夹式血氧仪等储备,切实满足居家治疗人员用药和健康监测需求。

4. 医疗机构要严格落实首诊负责制和急危重症抢救制度,不得以任何理由推诿或拒绝居家治疗的新冠病毒感染者特别是急危重症患者到医疗机构就诊。

新冠病毒感染者居家治疗常用药参考表

症状	常用药物	适用人群及用法、用量
发热	对乙酰氨基酚、布洛芬、阿司匹林、金花清感颗粒、连花清瘟颗粒/胶囊、宣肺败毒颗粒、清肺排毒颗粒、疏风解毒胶囊等	须按药品说明书服用或咨询医生
咽干咽痛	地喹氯铵、六神丸、清咽滴丸、疏风解毒胶囊等	
咳嗽咳痰	溴己新、氨溴索、愈创甘油醚、乙酰半胱氨酸等	
干咳无痰	福尔可定、右美沙芬等	
流鼻涕	氯苯那敏、氯雷他定、西替利嗪等	
鼻塞	赛洛唑啉滴鼻剂等	
恶心/呕吐	桂利嗪、藿香正气水/胶囊等	

附录三

新冠病毒感染者居家中医药干预指引

国家中医药管理局中医疫病防治专家委员会
（2022 年 12 月 10 日）

奥密克戎病毒致病力下降，但传播速度快、传染性强，国家中医药管理局中医疫病防治专家委员会结合三年来新冠肺炎救治经验，研究制定了《新冠病毒感染者居家中医药干预指引》，指导新冠病毒感染者更好地运用中医药方法居家治疗及康复。

一、治疗方案

（一）成人治疗方案

1. 症见发热、恶风寒、肌肉酸痛、咽干咽痛、乏力、或鼻塞流涕、或咳嗽者，宜服用具有疏风解表功效的中成药，如疏风解毒胶囊（颗粒）、清肺排毒颗粒、散寒化湿颗粒、感冒清热胶囊（颗粒）、荆防颗粒、正柴胡饮颗粒、九味羌活丸（颗粒）、四季感冒片、感冒疏风胶囊（片、颗粒）等。

2. 症见咽痛明显,发热、肌肉酸痛、乏力、或咳嗽者,宜服用具有疏风清热,化湿解表,清热解毒功效的中成药,如连花清瘟胶囊(颗粒)、金花清感颗粒、化湿败毒颗粒、宣肺败毒颗粒、热炎宁合剂、银黄清肺胶囊、连花清咳片、六神丸(胶囊)、银翘解毒颗粒、金叶败毒颗粒、蓝芩口服液、复方芩兰口服液、清咽滴丸、喉咽清颗粒、桑菊感冒片、夏桑菊颗粒、痰热清胶囊、双黄连口服液、柴芩清宁胶囊、抗病毒口服液、感冒退热颗粒、消炎退热颗粒、清开灵颗粒、小柴胡颗粒等。

3. 症见咳嗽明显者,宜服用具有宣肺止咳功效的中成药,如急支糖浆、咳速停糖浆、宣肺止嗽合剂、通宣理肺丸(颗粒、口服液)、杏苏止咳颗粒、连花清咳片、杏贝止咳颗粒、橘红痰咳液、感冒止咳颗粒等。

4. 症见乏力、伴胃肠不适、如呕吐、腹泻者,宜服用具有化湿解表功效的中成药,如藿香正气胶囊(丸、水、口服液)等。伴便秘便干者,可服用防风通圣丸(颗粒)。

5. 症见鼻塞流涕明显者,宜服用具有解表通窍功效的中成药,如鼻窦炎口服液、散风通窍滴丸等。

(二) 儿童治疗方案

1. 症见恶寒发热、肌肉酸痛者,可用小儿柴桂退热颗粒、小儿风热清口服液等。

2. 症见发热、咽干咽痛、咳嗽者,可用金振口服液、儿童清肺口服液、小儿消积止咳口服液、减味小儿化痰散等。

3. 症见发热、食少腹胀、口臭、大便酸臭或秘结者,可用健儿清解液、小儿豉翘清热颗粒等。

4. 症见咽痛明显者,可用小儿清咽颗粒、开喉剑喷雾剂(儿童型)等。

5. 症见咳嗽明显者,可用清宣止咳颗粒、小儿止咳糖浆、小儿清肺止咳片等。

6. 症见乏力、纳食不香者,可用醒脾养儿颗粒等。

考虑儿童体质特殊,病情变化迅速,宜在医生指导下服用,出现病情变化的,需及时就医。

（三）特殊人群

如婴幼儿、哺乳期妇女、孕妇、老年人以及合并基础疾病人群建议在医生指导下服用。各地医疗机构可利用"互联网＋医疗",开展居家健康指导、健康宣教、用药咨询等服务,指导群众合理使用中医药。

注意:上述中成药选择其中一种,按照说明书剂量服用,一般 3~5 天或症状消失即停止用药,如症状无缓解或加重,请及时到正规医疗机构就诊。

二、预防方案

（一）药物干预

1. **代茶饮**　生黄芪 9g、金银花 5g、广藿香 3g。每日一剂,开水泡服,代茶频频饮服。适宜普通人群的预防服用。

2. **玉屏风颗粒**　每次 5g,一天三次。适宜容易体虚感冒、自汗恶风者预防服用。

（二）中医非药物疗法干预

1. **功法锻炼**　太极拳、八段锦等。

2. 穴位按摩

（1）按揉合谷穴

位置：合谷穴位于虎口，第一、二掌骨间，第二掌骨桡侧中点。

操作方法：采用拇指按揉法在穴位上操作，右手拇指按揉左手合谷，左手拇指按揉右手合谷。揉动的过程中，以自己感到酸胀为度，带动皮下组织运动，拇指和皮肤之间不能有摩擦。在两侧合谷穴上按揉持续时间各 3~5 分钟，每天早晚各做 1 次。

（2）揉擦迎香穴

位置：迎香穴位于鼻翼外缘中点旁，鼻唇沟中。

操作方法：采用擦法操作，左手擦左侧，右手擦右侧。先擦热双手，握空拳，以两手拇指指间关节背侧，紧贴于鼻梁两侧，上下摩擦；或以中指指腹上下摩擦。上下一次为一拍，可做 4 个八拍或以发热为度。每天早晚各做 1 次。

（3）按揉风池穴

位置：风池穴位于后枕部，胸锁乳突肌与斜方肌上端之间的凹陷处。

操作方法：采用拇指按揉法操作。双手放在头部两侧，掌心对着耳朵，双手拇指分别按在两侧的风池穴上。揉动的过程中，以自己感到酸胀为度，带动皮下组织运动，手指和皮肤之间不能有摩擦。

3. **饮食有节** 每日三餐规律进食，饮食宜清淡易消化，食物多样，保证谷类、优质蛋白质类食物、新鲜蔬菜和水果摄入量，多饮水。如有食欲不振、腹胀、便秘等症状可在医师指导下进行药食两用食品辅助治疗,如萝卜、山药、薏米、藿香、菊花、荷叶、丝瓜、冬瓜等。

药膳:如银耳雪梨百合羹。

组成:银耳、雪梨、百合、冰糖。

用法:银耳用温水泡 20 分钟,将泡好的银耳去根,撕成小块。雪梨去皮核,切成小块。百合掰成小块。将所有原料放入锅内,加入适量的水,烧开后调成小火炖煮 20 分钟,待锅内汤品炖制稍微粘稠,开大火加入适量冰糖,待冰糖融化后出锅,温食、凉食均可。每周三服。

4. **起居有常**　作息规律,夜卧早起,保障充分睡眠。顺应气候变化,及时调整衣物和室内温度,注意防寒保暖和节气保健。应避免到人群聚集场所。

5. **劳逸有度**　运动和休息适度,可适当运用中医功法锻炼,或根据个人条件选择适合自己的锻炼方法。

6. **情志畅达**　应保持愉快心情,切勿发怒,顺应自然规律,不厌长日,精神外向,对外界事物保持浓厚的兴趣,使气机宣畅,通泄自如。

三、康复方案

(一) 中成药康复

1. 症见气短、多汗、胸闷、心悸、干咳者,宜服用具有补肺益肾功效的中成药,如生脉饮、金水宝胶囊、蛤蚧定喘胶囊等。

2. 症见乏力、纳差、腹胀、便溏者,宜服用具有健脾和胃功效的中成药,如补中益气丸、参芪口服液、潞党参口服液、香砂六君丸等。

3. 症见失眠、焦虑、抑郁者,宜服用具有养心安神功效的中成药,如加味逍遥丸、百乐眠、舒肝解郁胶囊等。

(二) 中医非药物疗法康复

1. 艾灸疗法

常用选穴:大椎、肺俞、上脘、中脘、膈俞、足三里、孔最、肾俞等。

方法:大椎、肺俞与膈俞(或中脘与上脘),用温灸盒灸 30 分钟;足三里或孔最或肾俞,清艾条温和灸每穴 15 分钟。频次:每日 1 次。选用艾灸疗法时,一般隔 2 天施灸 1 次,每穴灸 10~15 分钟,持续 2 周;症状明显可交替选用不同穴位每天施灸,5 次后休息 1~2 天,然后继续施灸 5 次。10 次为 1 个疗程。

2. 经穴推拿

(1) 穴位按摩:太渊、膻中、中府、肺俞、肾俞、大肠俞、列缺、中脘、足三里等,咳嗽、咽痒、干咳者,可加少商、尺泽等。

方法:以大拇指放置于穴位上,拇指指腹触摸皮肤并稍加按压,小幅度的环转按揉腧穴,以产生酸胀温热感为佳,每次 1~3 分钟。

(2) 经络推拿:手太阴肺经、手阳明大肠经、足阳明胃经、足太阴脾经、任脉、督脉等。

方法:取坐位或卧位,均匀呼吸。用一手手掌大鱼际沿经络循行方向紧贴皮肤施力作直线往返快速摩擦,可两手掌交替进行,100~120 次/分(每手摩擦 50~60 次/分),每条经络摩擦 1 分钟为宜。

3. 耳穴压豆

常用耳穴:支气管、肺、肾、内分泌、神门、枕、脾、胃、大肠、交感等。

方法:耳穴压豆是将贴有王不留行籽的耳豆贴敷于相应耳穴并稍加压力,以穴位产生酸麻重胀感或发热为度。贴敷后每天自行按压数次,每次 3~4 分钟。每次贴压后保留 1~2 天,取下后让耳穴部位放松一晚,次日再以同样方法贴敷,一般 5~6 次为 1 个疗程。

4. 拔罐　背腧穴为主,如肺俞、膏肓、脾俞、肾俞、大椎等。

作用:拔罐是简便的中医康复手段,在调节亚健康状态、治疗多种疾病方面有较好效果。

注意事项:拔火罐应注意防止烫伤及引燃易燃物,留罐时间不宜太长,拔罐时如出现四肢发冷、恶心呕吐、心悸、面色苍白、冷汗、头晕等应立即停止,并让患者平卧休息。

5. 其他方法　可使用八段锦、太极拳等中医传统功法适当锻炼。

附录四

新冠病毒感染者用药目录
（第一版）

北京市卫生健康委员会
（2022 年 12 月 12 日）

为加强合理用药指导，市卫生健康委组织药学、临床和中医专家，结合北京市气候特点，参考本轮疫情用药诊疗实际，制定北京市《新冠病毒感染者用药目录（第一版）》。

用药目录是对第九版诊疗方案中推荐用药的完善和补充，将清热、解毒、排湿等功效的中药具体到药品品种；采取中西药分开的原则，针对发热、咽痛等 6 类中医诊断症状推荐 67 个中药品种，针对咳嗽咳痰等 4 类临床症状推荐 41 个西药品种。

新冠病毒感染者用药目录第一版(中药部分)

序号	临床症状	药物名称
1		连花清瘟颗粒/胶囊
2		金花清感颗粒
3		双黄连口服液/颗粒
4		金莲清热颗粒
5		清热解毒口服液
6		抗病毒口服液
7		柴银颗粒/口服液
8		银翘解毒丸/软胶囊
9		小柴胡颗粒/片
10		抗感颗粒
11		小儿热速清颗粒
12	发热、咽痛,全身痛、舌苔黄为主	瓜霜退热灵
13		桑菊感冒片/颗粒
14		板蓝根颗粒
15		复方银花解毒颗粒
16		银丹解毒颗粒
17		清肺排毒颗粒
18		疏风解毒颗粒/胶囊
19		化湿败毒颗粒
20		宣肺败毒颗粒
21		清开灵颗粒/片/胶囊/软胶囊
22		小儿豉翘清热颗粒
23		维 C 银翘片(中西复方制剂)

续表

序号	临床症状	药物名称
24	怕冷、发热、全身痛、流清涕为主,可伴有咽痛	感冒清热颗粒/口服液
25		正柴胡饮颗粒
26		荆防颗粒
27		九味羌活丸
28		感冒疏风颗粒
29		四季感冒片
30		感冒软胶囊
31		芎菊上清丸
32		祖卡木颗粒
33		儿感清口服液
34		小儿柴桂退热口服液
35	咽痛、发热,舌苔黄	六神丸/胶囊
36		蓝芩口服液
37		蒲地蓝消炎口服液
38		西瓜霜润喉片
39		金嗓子喉片
40		金喉健喷雾剂
41		穿心莲内酯滴丸
42		牛黄上清丸
43		牛黄解毒片
44		牛黄清火丸
45		栀子金花丸
46		新癀片
47		清咽滴丸

续表

序号	临床症状	药物名称
48		复方鲜竹沥液
49		急支糖浆
50		肺力咳合剂
51		强力枇杷露
52		射麻口服液
53		牛黄蛇胆川贝液
54		通宣理肺丸/口服液
55		羚羊清肺丸/颗粒
56	咳嗽,黄痰,舌苔黄为主	清肺抑火丸
57		川贝枇杷膏
58		儿童清肺口服液
59		小儿肺热咳喘口服液
60		金振口服液
61		小儿清肺化痰颗粒
62		止咳橘红颗粒/丸/口服液
63		百蕊颗粒
64		养阴清肺丸/口服液(干咳为主)
65	恶心、呕吐、腹泻	藿香正气软胶囊/口服液
66	高热	羚羊角口服液
67		紫雪胶囊

针对 6 类症状 67 种中药

新冠病毒感染者用药目录第一版(西药部分)

序号	症状	药品名称
1	发热	对乙酰氨基酚混悬滴剂
2		对乙酰氨基酚干混悬剂
3		对乙酰氨基酚颗粒
4		对乙酰氨基酚口服混悬液
5		对乙酰氨基酚口服溶液
6		对乙酰氨基酚缓释片
7		对乙酰氨基酚片
8		布洛芬片
9		布洛芬缓释胶囊
10		布洛芬混悬滴剂
11		布洛芬颗粒
12		布洛芬混悬液
13		双氯芬酸钠肠溶缓释胶囊
14		双氯芬酸钠肠溶片
15		双氯芬酸钠缓释胶囊
16		双氯芬酸钠缓释片
17		双氯芬酸钠栓
18		吲哚美辛栓
19		精氨酸布洛芬颗粒
20		洛索洛芬钠片
21		小儿布洛芬栓
22		阿司匹林泡腾片
23		安乃近片
24		米格来宁片
25		去痛片

序号	症状	药品名称
26	发热、流鼻涕、鼻塞、打喷嚏等感冒症状	复方氨酚烷胺胶囊
27		氨酚麻美干混悬剂
28		酚麻美敏混悬液
29		复方氨酚甲麻口服液
30		复方对乙酰氨基酚片
31		小儿氨酚黄那敏颗粒
32		氨酚伪麻美芬片
33		氨咖黄敏胶囊
34		氯芬黄敏片
35	咽干咽痛	地喹氯铵含片
36	咳嗽咳痰	桉柠蒎肠溶胶囊
37		羧甲司坦口服溶液
38		福多司坦口服溶液
39		氨溴特罗口服溶液
40		氢溴酸右美沙芬胶囊/口服溶液
41		福尔可定口服溶液

针对 4 大类症状 41 种西药

附录五

新型冠状病毒感染咳嗽的诊断与治疗专家共识

中华医学会呼吸病学分会哮喘学组　国家呼吸医学中心
2023-01-16

　　咳嗽是新型冠状病毒SARS-CoV-2(简称新冠病毒)感染,特别是奥密克戎变异株感染急性期与恢复期最常见、最突出的症状,部分患者可发展为亚急性咳嗽(感染后咳嗽)甚至慢性咳嗽,严重影响患者的生活质量。新冠病毒感染咳嗽的发病机制、诊断与治疗与普通病毒感染咳嗽既有相似性,又有不同的特点。目前,国内新冠病毒感染普遍流行,为了及时指导临床医生对新冠病毒感染咳嗽的诊断与治疗,中华医学会呼吸病学分会哮喘学组与国家呼吸医学中心紧急组织有关专家,制定了本共识,包括流行病学与发病机制、临床表现、诊断与鉴别诊断、治疗及展望5个部分。

一、流行病学与发病机制

新冠病毒引起的感染,对全球健康产生了前所未有的影响[1,2]。无论是轻症还是重症,咳嗽均是新冠病毒感染最常见的症状,国外报道急性咳嗽发生率为 44%~72.5%[3,4]。咳嗽持续时间平均约 2 周[2,5,6],部分患者咳嗽可持续数周或数月。新冠病毒感染 2~3 个月后仍有咳嗽的患者占 20%~30%[1],甚至感染 1 年后仍有 2.5% 的患者存在咳嗽症状[7]。我国 2019、2020年早期新冠病毒感染住院患者的数据表明,79% 的患者有咳嗽症状,咳嗽中位持续时间是 19d,约 5% 的患者咳嗽持续 4 周或更长时间[6,8]。随着病毒的广泛传播,新冠病毒经历了数代变异,目前奥密克戎变异株已成为当前全球优势流行株,我国以奥密克戎 BA.5.2、BF.7 为主要传播毒株。相比之前的变异株,奥密克戎毒株传播力和免疫逃逸能力显著增强,但肺部致病力明显减弱,大多数患者主要表现为上呼吸道感染的症状,少数患者可进展至肺炎,甚至进展为重型与危重型感染。奥密克戎感染后急性咳嗽的发生率在轻症患者中为 57.5%~85%[9-12],在住院患者中约为 44.5%~61%[13-15]。最近中国咳嗽联盟组织的一项全国性调查结果显示奥密克戎变异株感染咳嗽在人群总体发生率高达 92% 以上(未发表的资料)。奥密克戎感染后 1~2 个月2.3%~7.2% 的患者仍有咳嗽[16,17]。

新冠病毒感染咳嗽的机制与普通病毒感染咳嗽的机制有类似之处,但也有其不同的特点。病毒感染引起气道及肺组织炎症细胞浸润并释放炎性介质,气道黏膜充血水肿,黏膜上皮损伤脱落,从而刺激咳嗽感受器诱发咳嗽。新冠病毒感染可导致气道黏液分泌增加,形成较多痰液,这也是新冠病毒感染急性咳嗽的一个重要机制[1]。新冠病毒主要依靠其表面的 S 蛋白上的受体结合域识别宿主细胞受体血管紧张素转化酶 2(ACE2),并与之结合感染宿主细胞。感觉神经元亦存在 ACE2 受体,因此新冠病毒可能侵袭迷走神经的感觉神经元与神经胶质细胞等,诱发神经肽与炎性介质释放,从而引起咳嗽及味觉和嗅觉障碍等。同时,参与新冠病毒感染与识别的上皮细胞及炎症细胞(如巨噬细胞、中性粒细胞、淋巴细胞等)可以释放多种细胞因子与炎性介质,包括干扰素、前列腺素类和三磷酸腺苷(ATP)等[1]。另外,神经肽与神经炎性介质可进一步招募和激活免疫细胞,导致肺部与气道炎症,增强咳嗽敏感性。

部分新冠病毒感染患者在急性期症状消失后,咳嗽迁延不愈,发展为亚急性甚至慢性咳嗽,其机制可能与感染造成的气管、支气管黏膜的损伤、非特异性气道炎症相关。临床上很多慢性咳嗽患者的最初诱因均与感冒有关[18,19]。与其他病毒感染类似,新冠病毒感染可能导致咳嗽反射通路上的外周神经和中枢神经的咳嗽敏感性增加[20-23]。既往研究显示病毒感染诱发的 γ 干扰素水平增高可以导致咳嗽敏感性增高[24-26],这可能是病毒感染导致感染后咳嗽与慢性咳嗽的重要机制。上呼吸道病毒感染亦可能诱发嗜酸粒细胞性气道炎症与气道高反应性[27]。有研究显示吸烟及消化系统症状(包括恶心、呕吐及腹泻)是急性期咳嗽发展为感染后咳嗽或慢性咳嗽的危险因素[8]。

少数奥密克戎感染患者可能发展为病毒性肺炎、肺血栓栓塞症或心功能不全、急性心肌炎,除了胸闷、呼吸困难外,这些患者亦可能表现出咳嗽、咯血症状。一些新冠病毒感染患者合并慢性咳嗽相关的基础疾病,如慢性支气管炎/慢性阻塞性肺疾病(简称慢阻肺)、支气管哮喘(简称哮喘)/过敏性鼻炎或鼻-鼻窦炎和支气管扩张症等,新冠病毒感染可能导致这些患者的咳嗽进一步加重。

二、新冠病毒感染咳嗽的临床表现与分类

新冠病毒感染急性期,发热、咳嗽、咽痛、肌痛、疲劳等症状最常出现,部分患者可伴有鼻塞、流涕、嗅觉和味觉减退或丧失等症状[28]。通常以咽干、咽痛或畏寒为初始症状,继而出现乏力、发热和咳嗽。在不同类型的新冠病毒感染,咳嗽均是常见的症状。急性咳嗽以刺激性干咳或咳少量黏液痰最为常见,常被冷空气、灰尘环境、刺激性气体等诱发或加重[29]。根据国内近期的全国性新冠病毒感染咳嗽调查结果,约三分之一的患者可以出现咳大量白色黏液痰、黏稠痰或者有痰不易咳出的情况,其机制可能与病毒感染触发气道黏液高分泌有关(未发表的资料)。出现咳黄色脓痰时提示可能合并细菌感染。急性咳嗽一般较轻,部分患者咳嗽剧烈,大多呈现自限性[29]。但是咳嗽也可能是发展为肺炎或者发生严重并发症(如心力衰竭等)的早期征象,必须引起重视。有慢性呼吸系统疾病(如慢阻肺、支气管扩张症、间质性肺疾病等)者常易继发下呼吸道细菌感染[30],引起的咳嗽症状常较严重。部分患者迁延不愈,可发展为感染后咳嗽甚至慢性咳嗽[1]。研究表明约 18% 的新冠病毒感染后

症状持续的患者会进展至亚急性或慢性咳嗽阶段[31]。新冠病毒感染咳嗽分类方法参考中国《咳嗽的诊断与治疗指南(2021)》的标准[29],成人咳嗽通常按咳嗽病程分为 3 类:急性咳嗽(<3 周)、亚急性咳嗽(3~8 周)和慢性咳嗽(>8 周);而按照咳嗽性质又可分为干咳与湿咳(以每天痰量 >10mL 作为湿咳的标准)。体检可见鼻腔黏膜充血、水肿、有分泌物,咽部轻度充血,严重者有脓苔附着,胸部体检多无异常。若上气道炎症向气管、支气管蔓延,患者可出现双肺呼吸音粗,有时可闻及湿性或干性啰音。发展至亚急性与慢性阶段后,胸部体检通常无异常,若闻及肺部湿啰音或 Velcro 音,应注意合并肺部感染、继发间质性肺炎或肺纤维化的可能。

三、诊断与鉴别诊断

参考中国《咳嗽的诊断与治疗指南(2021)》[29],根据咳嗽病程与分类对新冠病毒感染咳嗽进行诊断和鉴别诊断。诊断与鉴别诊断流程见图 1。

(一) 临床分类与诊断

1. **新冠病毒感染急性咳嗽**　根据病变的主要部位,急性咳嗽主要由急性上呼吸道感染与急性气管支气管炎引起。通常先表现为急性上呼吸道感染,如果患者出现剧烈咳嗽咳痰,通常表明已进展为急性气管支气管炎。个别年老体弱或合并基础疾病的患者有可能发展为重症或危重症病毒性肺炎,需警惕。主要临床特点:①新冠病毒急性感染阶段出现咳嗽,多为干咳或有少许白黏痰,部分患者咳大量白黏痰,合并细菌感染可表现为咳大

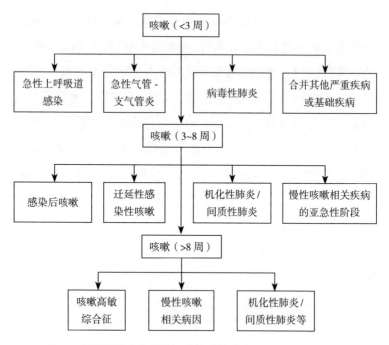

图 1　新型冠状病毒感染相关咳嗽的诊断与鉴别诊断流程图

量脓痰,可伴咽喉疼痛、鼻塞、头痛、味觉或嗅觉障碍等症状,病程在 2~3 周内;②有新冠病毒感染流行病学史;③胸部影像学一般正常,但部分患者可出现肺炎影像学改变;④发病早期血白细胞总数正常或降低,淋巴细胞计数正常或减少;⑤确诊需要新冠病毒核酸检测阳性或者抗原检测阳性。如有新冠病毒感染流行病学史及典型症状,无条件进行新冠病毒核酸检测或者抗原检测时,临床诊断亦可考虑。

2. 新冠病毒感染亚急性咳嗽(新冠病毒感染后咳嗽)　参考诊断标准:①起病时有核酸或者抗原检测阳性的明确新冠病

毒感染史;②在新冠病毒感染的急性期症状消失后,咳嗽仍然迁延不愈,干咳或咳少许白黏痰,持续 3~8 周;③胸部 X 线片或 CT 正常,或原有新冠病毒肺炎影像学改变明显改善;④血白细胞总数正常,淋巴细胞计数正常。

3. 新冠病毒感染慢性咳嗽(新冠病毒感染后慢性咳嗽)　少数新冠病毒感染咳嗽可发展为慢性咳嗽。参考诊断标准:①起病时有核酸或者抗原检测阳性的明确新冠病毒感染史;②在新冠病毒感染的急性期症状消失 8 周后,咳嗽仍然迁延不愈;③X 线胸片或胸部 CT 可正常;④血白细胞总数和分类正常;⑤排除慢性咳嗽其他病因[32,33,34]。新冠病毒感染后发展为慢性咳嗽,应注意肺纤维化的可能,但奥密克戎变异株感染诱发的慢性咳嗽临床特征及长期预后尚需更多的临床研究证据。

(二) 诊断原则与方法

新冠病毒感染咳嗽的诊断主要依赖于流行病学史与临床病史的询问以及体格检查,抗原或核酸检查为确诊条件。如无抗原或核酸检查条件,根据流行病学史与典型临床表现,可进行临床诊断。急性咳嗽通常不需要进行抗原或核酸检查外的实验室检查。但如果患者出现胸闷、气促、呼吸困难或剧烈胸痛,建议进行胸部影像学、凝血功能、心肌酶谱等检查。亚急性咳嗽可按感染后咳嗽进行处理,有条件者进行胸部影像学等检查,以排除肺部病变。慢性咳嗽参考慢性咳嗽病因诊断流程进行诊断与鉴别诊断,包括诱导痰检查、呼出气一氧化氮检测、肺通气功能与支气管激发试验等。由于我国新冠病毒疫苗的高接种率,不建议将新冠病毒血清特异性抗体检测阳性作为新冠病毒感染亚急性或者慢性咳嗽的诊断条件。

新冠病毒感染相关的咳嗽,除了因呼吸道感染引发咳嗽,也需要关注下列问题:①病毒性心肌炎或心功能不全:对于老年人或者有心血管疾病者,一旦咳嗽夜间明显,平卧位加重,需要考虑心功能不全的可能。患者除咳嗽症状外,常伴有呼吸困难的表现,双肺底可以闻及细湿啰音,结合基础疾病病史、胸部影像学、心电图、心肌酶谱、心脏超声和脑钠肽(BNP)等检查,诊断一般不困难。必要时可试验性抗心力衰竭治疗,观察咳嗽缓解情况进行鉴别。②原有基础疾病加重:新冠病毒感染后,支气管扩张症、哮喘和慢阻肺等可以急性加重,导致咳嗽迁延。患者常有明确的慢性气道疾病病史,除咳嗽外往往还有基础疾病的其他临床特点,结合胸部影像学和肺功能等检查不难鉴别。③其他:如新冠病毒感染后高凝状态导致肺栓塞,可表现为咳嗽、胸痛、呼吸困难与低氧血症等,需要密切关注。咳嗽的严重度评估包括视觉模拟评分(visual analogue scale,VAS)、简易咳嗽程度评分表(cough evaluation test,CET)、咳嗽生活质量评估如莱切斯特咳嗽问卷(Leicester cough questionnaire,LCQ,亚急性与慢性咳嗽评估使用)和咳嗽敏感性检查等,以评价病情严重程度和治疗效果,具体方法参见中国《咳嗽的诊断与治疗指南(2021)》[29]。

（三）鉴别诊断

1. 急性咳嗽

（1）其他上呼吸道病毒感染或病毒性肺炎:新冠病毒感染流行季节往往也是各种其他上呼吸道病毒感染或病毒性肺炎的高发时节。如流感病毒、呼吸道合胞病毒感染等,常常也有急性咳嗽症状。除流行病史外,鼻咽拭子、下呼吸道分泌物甲型流感病毒、乙型流感病毒等抗原检测是鉴别诊断的主要方法。

(2) 细菌性或其他病原体肺炎:在有或没有新冠病毒肺炎基础上合并细菌或者其他病原体感染,社区获得性肺炎的常见病原体可能性较大的包括肺炎链球菌、肺炎支原体或衣原体;有基础疾病或使用免疫抑制剂者,肺炎克雷伯杆菌和肠杆菌等也可为致病菌。可进行痰病原学检查,必要时可行支气管镜取肺泡灌洗液进行病原学检查以明确诊断和鉴别。

2. 亚急性咳嗽

(1) 百日咳:百日咳杆菌感染也可能造成剧烈咳嗽,不排除与新冠病毒混合感染。百日咳杆菌发作期以阵发性、痉挛性咳嗽为特征表现,每次痉挛性咳嗽发作持续数分钟,每日达数十次,日轻夜重。继而深长吸气,也称为"犬吠样"咳嗽。儿童患者常出现咳嗽后呕吐。但目前有典型症状者较少见。除流行病学史外,百日咳起病时比较少出现新冠病毒感染的高热。抗百日咳毒素抗体 IgG、PCR、细菌培养在诊断中有一定价值[35]。

(2) 迁延性感染性咳嗽:①起病时有明确的新冠病毒感染史;②在新冠病毒感染的急性期症状一度消失后,咳嗽仍然迁延不愈,为干咳或咳少量黄痰,可伴反复发热,持续 3~8 周;③X 线胸片或胸部 CT 正常,或在原有新冠病毒肺炎影像学改变明显吸收的基础上,出现新发的斑片阴影;④血常规白细胞总数增高,中性粒细胞计数增高;⑤病原学检查可见相应致病菌或非典型病原体;⑥抗感染治疗有效。

(3) 慢性咳嗽的亚急性阶段:病毒感染可以诱发嗜酸粒细

胞性支气管炎、咳嗽变异性哮喘、变应性咳嗽、上气道咳嗽综合征等[27]，有条件者可进行诱导痰检查、呼出气一氧化氮检测、肺通气功能与支气管激发试验等进行诊断。

3. **慢性咳嗽**　少数新冠病毒感染可诱发慢性咳嗽。除咳嗽外，如果伴有呼吸困难、气促或胸闷等症状，需要注意继发性肺纤维化的可能。新冠病毒肺部感染后，部分患者肺部吸收不完全，可能产生纤维化改变甚至诱发机化性肺炎，造成咳嗽持续。可以复查追踪肺部 CT 和肺通气功能与弥散功能改变，必要时可行支气管镜或经皮肺活检以明确诊断。但对于新冠病毒感染后诱发或者继发的其他慢性咳嗽病因，如咳嗽变异性哮喘、嗜酸粒细胞性支气管炎、上气道咳嗽综合征以及胃食管反流性咳嗽，可以遵循标准的慢性咳嗽病因诊治流程进行病因探查以及鉴别诊断，大多能得到有效诊治。

四、治疗原则

目前奥密克戎变异株感染主要局限在上呼吸道，一般不会导致肺部感染，但也有极少数患者可能侵犯到肺部和心血管等部位，特别是老年患者及合并基础疾病者。因此，对部分高危患者，治疗新冠病毒感染急性、亚急性咳嗽时首先要判断或排除是否有新冠病毒肺部感染和心血管并发症等；慢性咳嗽要询问既往新冠病毒感染病史、咳嗽与新冠病毒感染的时间关系等。

奥密克戎变异株感染咳嗽急性期与亚急性期以对症治疗为主，根据咳嗽性质选用镇咳药物或祛痰药物治疗。需要注意的是，有脑出血、脑血栓、血管瘤病史及高血压病史、肺气肿或肺大疱、咳嗽晕厥病史等患者应及早加用镇咳药物,避免用力咳嗽造成并发症。抗菌药物对新冠病毒感染咳嗽治疗无效,仅少数合并细菌感染或非典型病原体感染者,需要抗菌药物治疗。合并过敏、哮喘与慢阻肺等基础疾病者,使用糖皮质激素或联合支气管舒张剂吸入治疗。

(一) 镇咳药物治疗

轻度咳嗽一般不需要药物干预,如果咳嗽剧烈影响生活和睡眠,可以适当使用镇咳药物。咳嗽剧烈者,可以使用中枢性或外周性镇咳药,包括单独使用中枢性止咳药物(如右美沙芬、可待因)[36-39],或联合第一代抗组胺药/减充血剂(A/D 制剂)治疗病毒诱发的急性咳嗽与感染后咳嗽。我国的咳嗽诊治指南[29]以及美国胸科医师学会(ACCP)咳嗽诊治指南[40]均建议将 A/D 制剂用于治疗普通感冒引起的急性/亚急性咳嗽。第一代抗组胺药联合减充血剂或第一代抗组胺药、减充血剂联合镇咳药物的复方制剂可改善由病毒感染引起的咳嗽、喷嚏、鼻塞等症状[36,41-44],具有缓解感染后咳嗽严重程度和降低咳嗽评分的作用[36,45,46]。当前新冠病毒主要流行株奥密克戎变异株引发上呼吸道症状为主,其症状特点类似于流感症状[47],建议使用 A/D 制剂治疗新冠病毒感染诱发的急性/亚急性咳嗽,但直接的循证医学证据有待于进一步的临床研究。

亚急性咳嗽最常见的原因是感染后咳嗽(postinfectious cough)。感染后咳嗽常为自限性,多能自行缓解,但也有部分患者咳嗽顽固,甚至发展为慢性咳嗽。对部分咳嗽症状明显的患者建议短期应用镇咳药、抗组胺药加减充血剂等,如美敏伪麻、复方甲氧那明等[45]。

(二) 祛痰治疗

新冠病毒感染早期主要表现为干咳，不需要祛痰治疗。随着病情发展，气道黏液生成增加，痰量逐渐增多，相对黏稠，难以咳出，或出现黄色化脓性痰时可加用祛痰药物，降低分泌物黏稠度，增强纤毛的清除功能，从而帮助分泌物排出。常用药物包括愈创木酚甘油醚(guaifenesin)、氨溴索、溴己新、乙酰半胱氨酸(N-acetylcysteine)、厄多司坦和羧甲司坦等。

愈创木酚甘油醚可刺激胃黏膜，反射性引起气道分泌物增多，降低痰液黏稠度，并有一定的支气管舒张作用，达到增强黏液排出的效果，在新冠病毒感染轻症患者中可以减轻咳痰症状[48]。盐酸氨溴索和溴己新能破坏类黏蛋白的酸性黏多糖结构，使分泌物黏滞度下降。黏液溶解剂乙酰半胱氨酸可使黏液糖蛋白多肽链的硫键断裂，降低痰的黏滞度，同时还有抗氧化作用，用于黏液高分泌痰多的咳嗽患者。除了乙酰半胱氨酸，其他黏液调节剂厄多司坦、羧甲司坦和福多司坦亦有类似的作用。

(三) 抗病毒治疗

现有临床研究表明，奈玛特韦/利托那韦(Paxlovid)[49]和莫诺拉韦(Monupiravir)[50]均有降低新冠病毒载量及减低轻症感染向重症进展发生率的效果。目前，我国已将Paxlovid、莫诺拉韦、阿兹夫定纳入《新型冠状病毒感染诊疗方案(试行第十版)》[28]。对于Paxlovid，方案中明确其适应证为发病5d以内的轻、中型且伴有进展为重症高风险因素的成人，用法为300mg奈玛特韦片与100mg利托那韦片同时口服，1次/12h，连续 5d。方案中也明确警示对本品中的活性成分或辅料过敏的患者禁用,并不得与高度依赖 CYP3A 进行清除且其血浆浓度升高会导致严重和(或)危及生命的不良反应的药物联用,如哌替啶、雷诺嗪、氯吡格雷、替格瑞洛等,禁止联用的药物种类较多,用药前建议在 https://www.covid19treatmentguidelines.nih.gov/therapies/antivirals-including-antibody-products/ritonavir-boosted-nirmatrelvir-paxlovid-/paxlovid-drug-drug-interactions/ 上查阅。莫诺拉韦胶囊适用人群为发病 5d 以内的轻、中型且伴有进展为重症高风险因素的成年患者,用法为 800mg,1 次/12h 口服,连续服用 5d,不建议在妊娠期和哺乳期使用。

需要注意的是,目前针对新冠病毒感染的抗病毒临床药物研究均未将咳嗽症状作为研究终点,对新冠病毒感染咳嗽的治疗作用有待进一步的临床研究。因此,是否使用抗病毒药物治疗,应以临床评估患者是否存在新冠病毒感染转为重症的风险为指征,而非咳嗽"症状驱动"。

(四) 抗菌治疗

对轻型或中型新冠病毒感染患者不推荐常规使用抗菌药物(尤其是联合使用广谱抗菌药物)治疗或预防,除非存在明确的细菌感染征象[28,51]。

咳黄脓痰或外周血白细胞增高提示可能存在细菌感染,可考虑给予抗菌药物治疗[29]。有研究显示新冠病毒感染合并细菌感染的患者,最常检出的病原体是肺炎支原体、铜绿假单胞菌和流感嗜血杆菌[51]。在未得到阳性病原菌结果之前,可选用 β-内酰胺类、氟喹诺酮类等抗菌药物。选用抗菌药物的原则是应选择对大多数社区获得性肺炎病原体都有效的药物,建议尽量使用口服制剂[52]。

　　患有慢阻肺的新冠病毒感染患者更容易合并细菌和真菌感染[53]。若慢阻肺患者感染新冠病毒后出现急性加重的表现,具备慢阻肺急性加重抗菌治疗的临床指征:①同时具备呼吸困难加重、痰量增加和脓性痰3个主要症状;②具备脓性痰和另1个主要症状;③需要有创或无创机械通气治疗[54],应在采集病原学标本后立即给予合适的抗菌药物治疗。

　　具有支气管扩张症的患者感染新冠病毒后若出现急性加重的表现,在抗病毒治疗的同时也可加用经验性抗菌药物治疗,既往无痰培养结果的患者可以选择具有抗铜绿假单胞菌活性的抗菌药物,既往有痰培养结果的患者则根据既往结果选择敏感的抗菌药[55]。

(五) 抗炎治疗

　　轻症感染患者不建议使用口服糖皮质激素。既往荟萃分析结果显示,吸入糖皮质激素(ICS)治疗对普通病毒感染后咳嗽无肯定的疗效[56]。近年来研究显示,ICS用于新冠病毒感染患者可以减少重症发生率,改善总体临床症状严重程度,缩短恢复时间,但未对咳嗽症状进行单独的观察[57,58]。病毒感染可以诱发嗜酸粒细胞性支气管炎或气道高反应性[27],为嗜酸粒细胞性支气管炎症或咳嗽变异性哮喘的亚急性阶段,此类患者ICS或ICS/LABA(长效 β_2 受体激动剂)或白三烯受体拮抗剂治疗有效。因此,对于新冠病毒感染的亚急性咳嗽患者,有条件者可进行诱导痰细胞学检查、呼出气一氧化氮检查与支气管激发试验,如发现嗜酸粒细胞炎症或气道高反应性,建议使用 ICS 或 ICS/LABA 治疗。对于按普通感染后咳嗽治疗无效者,有哮喘或过敏病史或患者咳嗽伴有喘息,或体检闻及喘鸣音,有气道痉挛征象时,提示可能是嗜酸粒细胞性支气管炎或咳嗽变异性哮喘的亚急性阶段,可以经验性使用 ICS/LABA 吸入或雾化治疗或白三烯受体拮抗剂或小剂量口服糖皮质激素等[29]。

(六) 非药物治疗

新冠病毒感染咳嗽的非药物干预措施包括服用蜂蜜[59]、多饮温水和含服润喉制剂等。应避免吸烟,远离刺激性气味,保持空气湿度,卧位时头部垫高,从而缓解咳嗽。对于感染后咳嗽,研究发现服用蜂蜜显著减少了咳嗽频率与严重程度[40,60]。奥密克戎感染表现为上呼吸道感染症状为主,使用蜂蜜可能改善其病毒感染引发的咳嗽症状,但仍需更多的循证医学证据。物理治疗对咳嗽亦有一定的缓解作用。当出现顽固性干咳,可尝试控制呼吸法:将一只手放置在胸前,另一只手放在腹部,缓慢地从鼻腔吸气然后从口呼出,尽可能让呼吸变得缓慢、放松而流畅。还可通过"停止咳嗽练习"来缓解咳嗽:一旦有咳嗽的冲动,就尝试闭合口腔,同时做吞咽的动作。屏住呼吸片刻后,再用鼻腔轻柔地呼气和吸气[61]。

(七) 基础疾病的治疗

新冠病毒感染后咳嗽,一部分与病毒感染、气道损伤及气道高反应性等有关,也有一部分与患者原有的基础疾病有关,如慢阻肺、哮喘、慢性鼻炎/鼻窦炎、间质性肺疾病等,还有一部分患者在本次感染前已经有慢性咳嗽史。因此,对于这样的患者,需要进一步明确本次病毒感染后咳嗽发生的原因,并进行相应处理,一般可以遵循以下原则。

1. 维持原有呼吸系统基础疾病的规范治疗。例如慢阻肺或哮喘合并新冠病毒感染患者维持使用原有疾病药物治疗的预后明显好于未使用药物维持治疗的患者,因此慢阻肺[62]和哮喘[63]等原有呼吸系统疾病仍建议按原治疗方案进行相应的治疗,包括 ICS/LABA、ICS/LABA/LAMA(长效抗胆碱能拮抗剂)的使用,在感染期间原则上不建议减少药物剂量,如果病情加重,则需要适当增加剂量或按急性加重(发作)期进行处理。

2. 原有慢性咳嗽者,在新冠病毒感染急性期建议按病毒感染引起的咳嗽进行处理,部分咳嗽者可能因感染后咳嗽等因素持续 3 周甚至 8 周以上,按感染后咳嗽进行治疗,有条件者可行慢性咳嗽病因相关检查,按慢性咳嗽的病因进行相应的处理。

3. 其他基础疾病的处理:部分新冠病毒感染者,可以导致原有的非呼吸系统的基础疾病加重,如心功能衰竭[64]、血压升高[65]、肝肾功能不全[66,67]或脑血管疾病[68]等,可以表现为咳嗽加重,一方面要及时进行镇咳或祛痰等治疗,另一方面要针对基础疾病进行处理,如心力衰竭患者在明确诊断后可能采取扩血管和利尿治疗,高血压病患者应注意询问是否使用 ACEI 类药物,胃食管反流患者进行抑酸治疗,脑血管疾病患者注意误吸等。

(八) 中医中药

治疗新冠病毒感染咳嗽临床常见,虽然目前尚未见到有关针对新冠病毒感染咳嗽的中医专项研究报道,但据其发病特点、病因病机及证候表现来看,仍属中医"咳嗽"病范畴。认为其基本病机为疫毒外袭,导致肺失宣降,肺气上逆而作咳。新冠病毒感染后,以上呼吸道感染为主要表现者常见风寒袭肺证及风热犯肺证等;以下呼吸道感染,特别是合并细菌感染为主要表现者常见痰热郁肺证等;感染后迁延期(亚急性与慢性咳嗽期)干咳少痰,咳嗽敏感性增高可按风邪伏肺证、肺燥阴伤证等证候来治疗。本文参照《新型冠状病毒感染诊疗方案(试行第十版)》等文献[28,69-71],结合中医专家临床诊治经验,总结了新冠病毒感染咳嗽可能出现的常见证候类型及其临床表现,并将其治法方药介绍如下。

【风寒袭肺证】症见咳嗽声重,畏寒发热,咳痰稀薄色白,鼻塞、流清涕,头痛,舌苔薄白,脉浮或浮紧。治法:疏风散寒,宣肺止咳。方药举例:三拗汤(《太平惠民和剂局方》)合止嗽散(《医学心悟》)加减:麻黄,杏仁,紫菀,百部,桔梗,白前,荆芥,陈皮,生甘草。中成药举例:通宣理肺丸(颗粒、口服液)、杏苏止咳颗粒、三拗片、小青龙合剂(颗粒)等。

【风热犯肺证】症见咳嗽频剧,喉燥咽痛,咳痰不爽,痰黏或稠黄,鼻流黄涕,口渴,头痛,舌质红,舌苔薄黄,脉浮数或浮滑。治法:疏风清热,宣肺止咳。方药举例:桑菊饮(《温病条辨》)加减:桑叶,菊花,杏仁,连翘,薄荷,桔梗,芦根,生甘草。中成药举例:感冒止咳颗粒、桑菊感冒片、(蜜炼)川贝枇杷膏、蛇胆川贝枇杷膏、蛇胆川贝液等。

【痰热郁肺证】症见咳嗽,痰色黄稠而难排出,甚或痰中带血,胸闷,口干,口苦,咽痛。舌苔黄腻或黄白相兼,脉滑数。治法:清热肃肺,豁痰止咳。方药举例:清金化痰汤(《医学统旨》)加减:桑白皮,黄芩,栀子,知母,橘红,桔梗,瓜蒌仁,麦门冬,浙贝母,生甘草,茯苓。中成药举例:清肺消炎丸、(复方)鲜竹沥口服液、羚羊清肺丸、橘红丸、清肺抑火丸等。

【风邪伏肺证】症见咳嗽阵作,咳伴咽痒,干咳或少痰,咳痰不畅,常因冷热空气、异味、说笑诱发,身无明显寒热,舌淡红,苔薄白,脉弦或滑。治法:疏风宣肺,止咳化痰。方药举例:止嗽散(《医学心悟》)加减:紫菀,百部,桔梗,白前,荆芥,陈皮,生甘草。中成药举例:橘红痰咳颗粒、枇杷止咳颗粒(胶囊)、强力枇杷露等。

【肺燥阴伤证】症见干咳,痰少黏白,或声音逐渐嘶哑,口干咽燥,起病缓慢,舌红,少苔,脉细数。治法:养阴清热,润肺止咳。方药举例:沙参麦冬汤(《温病条辨》)加减:沙参,麦门冬,玉竹,天花粉,生扁豆,桑叶,生甘草。中成药举例:养阴清肺丸(颗粒、口服液)、百合固金丸(颗粒、片)、川贝雪梨膏等。以上为新冠病毒感染咳嗽临床常见证候的辨证治疗,若临床中涉及其他证候类型可参照《咳嗽的诊断与治疗指南(2021)》等[29,72]辨证论治。此外中医外治包括穴位贴敷、针刺、艾灸、拔罐、刮痧等在该病治疗方面也具有较好疗效,可单独或联合内治法辨证应用。

五、展望

咳嗽是新冠病毒感染最常见的症状之一,目前针对新冠病毒尤其是奥密克戎变异株咳嗽的研究资料不多,本共识在诊治方面的推荐意见多根据其他感冒或流感病毒或亚急性以及慢性咳嗽的研究文献,并结合专家临床经验形成的,循证医学证据不足,尚有众多的问题需要进一步研究。

1. 通过临床流行病学调查,明确新冠病毒感染相关咳嗽的流行病学及临床特征,感染后咳嗽与慢性咳嗽的发生率、危险因素、生活质量及心理影响,以及伴随的慢性疲劳、认识能力损伤、呼吸困难与咳嗽的关系等。构建前瞻性观察队列,明确咳嗽发生、转归与相关实验室指标的关系,探讨可预测疗效与预后的因素或生物标志物。

2. 新冠病毒感染相关咳嗽(尤其是亚急性或慢性咳嗽)的发生机制,可能涉及到新冠病毒感染诱发的神经源性炎症或迷走神经的活化。外周或中枢神经环路调控机制在其中的作用需进一步明确,是否不同类型患者存在迷走神经高敏或神经源性炎症的异质性? 新冠病毒感染相关咳嗽与其他呼吸道病毒感染后咳嗽的临床特征及发生机制是否存在差异?

3. 由于前期我国采取严格的防疫策略,国内病例很少,特别是近期出现的奥密克戎感染时间很短,针对新冠病毒感染相关咳嗽的药物与非药物治疗疗效的直接证据尚未建立,急需开展针对新冠病毒感染相关咳嗽的系列多中心、随机对照的药物和非药物干预性临床研究。同样,目前尚未积累充分的新冠病毒感染特别是奥密克戎感染中医辨证治疗经验与资料,各个地区由于气候、环境的因素,本共识提出的新冠病毒感染辨证类型及方剂不一定完全准确与全面,如目前发现有些患者在急性症状消失后出现痰湿阻肺类型,有些患者则表现为肺脾气虚,这些都值得进一步研究,同时本共识所推荐的方剂与成药对新冠病毒感染咳嗽的疗效亦还需要进一步的临床实践与临床研究来观察。

参考文献略。

索 引

索 引

55检